中医师承学堂

临床应用伤寒论解说

［日］大塚敬节　著

王宁元　译

U0307569

中国中医药出版社

·北 京·

RINSHO OHYOH SHOKANRON KAISETSU by OTSUKA Keisetsu

Copyright © 1966 OTSUKA Keisetsu

All rights reserved.

Originally published in Japan by SOGENSHA, INC., Osaka, Japan.

Chinese (in simplified character only) translation rights arranged with

SOGENSHA, INC., Japan

through THE SAKAI AGENCY and BARDON–CHINESE MEDIA AGENCY.

图书在版编目（CIP）数据

临床应用伤寒论解说 /（日）大塚敬节著；王宁元译 . —北京：中国中医药
出版社，2018.9（2023.5重印）

（中医师承学堂）

ISBN 978-7-5132-5144-0

Ⅰ.①临⋯ Ⅱ.①大⋯ ②王⋯ Ⅲ.①《伤寒论》—研究 Ⅳ.① R222.29

中国版本图书馆 CIP 数据核字（2018）第 175229 号

中国中医药出版社出版

北京经济技术开发区科创十三街31号院二区 8号楼

邮政编码　100176

传真　010-64405721

河北省武强县画业有限责任公司印刷

各地新华书店经销

开本 710×1000　1/16　印张 28.5　字数 431 千字

2018 年 9 月第 1 版　2023 年 5 月第 5 次印刷

书号　ISBN 978 – 7 – 5132 – 5144 – 0

定价　99.00 元

网址　www.cptcm.com

服 务 热 线　010-64405510

购 书 热 线　010-89535836

维 权 打 假　010-64405753

微信服务号　zgzyycbs

微商城网址　https://kdt.im/LIdUGr

官 方 微 博　http://e.weibo.com/cptcm

天猫旗舰店网址　https://zgzyycbs.tmall.com

如有印装质量问题请与本社出版部联系（010-64405510）

版权专有　侵权必究

著者简介

大塚敬节（1900—1980），日本著名汉方医学家。1923年毕业于熊本医学专门学校，1929年师事汤本求真学习汉方医学，1931年开设汉方专科医院，从此以复兴汉方医学为己任，不懈地工作。1934年参与创立日本汉方医学会，1950年参与创立日本东洋医学会，历任理事、评议员、会长、理事长等职务。1955年参与设立医疗法人金匮会、财团法人日本汉方医学研究所。1974年参与创建社团法人北里研究所附属东洋医学综合研究所，并担任第一任所长。五十年汉方一条道路，从事疑难病诊疗与研究，培育后续人才，且著述甚丰，为汉方医学复兴与发展构筑了坚实的基础。1978年被授予日本医师会最高优功奖。1981年被追授予日本文部大臣奖，以表彰其生前成就。

主要著作：《汉方诊疗三十年》《临床应用伤寒论解说》《伤寒论辨脉法平脉法讲义》《金匮要略研究》《金匮要略讲话》《从证候论治——汉方医学治疗的实际》《汉方诊疗的实际》（合著）《皇汉医学要诀》《东洋医学史》《汉方的特质》《与东洋医学在一起》《汉方与民间药物百科》《汉方医学 唯一的道路》《大塚敬节著作集》（共八卷）等。

译者简介

王宁元，医学博士，北京市中西医结合医院心内科医师。出生于中医世家，1985年毕业于河北中医学院，1988年毕业于陕西中医学院，师从杜雨茂教授，获得医学硕士学位，后入天津市第一中心医院急救医学研究所工作。2001年毕业于日本岐阜大学再生医学循环器内科，师从藤原久义教授，获得医学博士学位。2005年入中国中医科学院博士后工作站，师从陈可冀院士。

主要从事中医和中西医结合心血管疾病临床及研究，第一作者论文发表于中国中西医结合杂志、医学与哲学杂志、英国药理杂志（Br J Pharmacol）、美国心血管药理杂志（J Cardiovasc Pharmacol）、日本循环杂志（Circ J）、美洲中国医学杂志（Am J Chin Med）等刊物，主要出版物有《临床应用伤寒论解说》《金匮要略研究》《汉方诊疗三十年》《伤寒论辨脉法平脉法讲义》《一学就会心电图》《禅意生活》等。

所属学会：北京市中医药学会仲景学术专业委员会

北京市中西医结合学会

（e-mail：wanggifu@126.com）

中文版序

　　道法自然，中医东渡在日本生根发芽，江户时代的吉益东洞等，始学金元四大家却感临床疗效不济，继师孙思邈、张仲景方知经方《伤寒论》是瑰宝，因力推经方，在日本成就汉方医学。其后多数汉方家，行医前主学《伤寒论》，行医后终生不辍研究《伤寒论》，敬《伤寒论》为圣典，故在日本有"汉方医学，始于《伤寒论》，终于《伤寒论》"之说。事有不测风云，明治维新效法欧洲文艺复兴，视传统为粪土，决策消灭汉方。但道可道，非常道，岂知经方的科学性坚不可摧，逆境中汤本求真等毅然举起复兴的大旗，使汉方得以传承和弘扬。

　　大塚敬节先生继承了汤本求真先生的衣钵，高举日本汉方复兴大旗，为近代引领日本汉方发展作出了突出贡献。其著作颇丰，引中医药界注目，本书《临床应用伤寒论解说》更具代表性，不但显示了其研究经方的主要成果，而且表明了其学术观点。

　　大塚先生尽一生精力研究《伤寒论》，深谙在《伤寒论》注解书籍中，深奥难解者居多，因此著书力求平易，密切结合临床，并精选以方证为主的条文进行解说，是本书的特点。力主发展汉方必读懂《伤寒论》原文，为了读懂原文，对每一条文进行了校勘、注释、解说，并结合临床经验指出解读要点。

　　本书分为概论和《伤寒论》原文解说两大部分。大塚先生提出"初读《伤寒论》者，应该先从条文的解说读起，待产生了研究《伤寒论》的兴趣后，再深入读概论"，这一读书方法值得称赞，但值得特别推崇者，概论更显示了大塚先生的科研成果，对探讨经方理论、读懂《伤寒论》更具参考价值。

　　近来国内外中医学界渐渐认识到《伤寒论》研究史上存在误读传统，其主要症结即误认为张仲景据《内经》撰写了《伤寒论》，而大塚先生在上世纪初即探讨了这一问题，其主要观点陈述于概论，其中通过大量考证，对《伤寒论》版本的考证精详，对《伤寒论》原序考证尤为精详，明确指出："《黄帝内经》和《伤寒论》，是代表中国医学的两大古典医籍"，"《伤寒论》与《黄帝内经》是具有不同世界观的医学体系"，不仅显示了其继承和弘扬汉方的研究成果，亦显示了其学术观点，对厘清《伤寒论》的理论体系、读懂《伤寒论》原文、中日经方研究经验交流无疑有重大参考价值。

王宁元博士慧眼识珠，把本书译成汉语，功德无量，无疑将促进中日经方相互交流共同发展。

胡希恕名家研究室冯世纶谨识

2014 年 12 月 15 日

中文版译文体例说明

1.《临床应用伤寒论解说》简称《解说》。

2.《伤寒论》原文以《解说》所采用的正文为准，但考虑到中国现代读者的阅读习惯，将少数文字结合中国高等医药院校教材《伤寒论讲义》（上海科学技术出版社，1985年5月第1版）所列原文，如"沈"改为"沉"、"澁"改为"涩"、"胎"改为"苔"、"蘗"改为"柏"等。

3.《伤寒论》原文断句和分段以《解说》正文为准，原文部分标点符号亦仅将《解说》正文使用的顿号改为逗号。

4.《解说》日文训读语译部分的中文翻译略去，但对于该部分出现的作者的一些独特见解，则选出补入解说的相应部分。

5.《解说》所引用部分文献，原为古汉语写成，《解说》将其译为日语。现中文译本查阅原文献有困难，暂依据其日语内容复译为中文，待查阅到原文献后复原，但不免与原文献有出入，甚至多有错误，谨供参考，特此说明。

6.《伤寒论》原序的注解与语译分别在《伤寒论辨脉法平脉法讲义》与《解说》中出现，但内容略有不同，均遵照各自原文译出，于二书中文译本中收载。

7.《解说》中药方、药物、人名、书籍及其他索引均以日语五十音图为序，中文译本改以汉语发音拼音为序。

8.《解说》从正文解说部分至全书结束的注释序号为连续编号，但第40序号重复一次，为便于对照，中文译本保持原貌，未作修正。"临床的眼"第60、61序号重复一次，处理同注释序号。

9.《解说》中对药物的解说，均说明其科属，但文字用外来语片假名表示，翻译较为困难。为避免引起混乱，中文版暂将药物科属内容省略不译。

10.《解说》原文四逆汤作回逆汤、四逆散作回逆散、真武汤作玄武汤，考虑到中国读者阅读习惯，中文译本均分别改为四逆汤、四逆散、真武汤，但对于《解说》校勘等处的文字仍保留原貌。

11.《解说》原文丸作圆，如"乌梅丸"作"乌梅圆"、"丸如梧桐子大"作"圆如梧桐子大"，考虑到中国读者习惯，中文译本将"圆"改作"丸"。

12.对《解说》中出现的日本医家、医著，中文译本在首次出现处给予简略注解。

译　者

2014 年 12 月 1 日

序

从开始读《伤寒论》到现在，将有四十年了吧。这期间，我发表了一些关于《伤寒论》的论文，于1937年至1944年，在拓殖大学汉方医学学科担任《伤寒杂病论》课程教学，还为该讲座的结业生们就这部古典做过几次讲座。在战争结束之后，和年轻人们一起在我的书斋里持续读这部书。

古人有"汉方医学研究，始于《伤寒论》，终于《伤寒论》"的说法，我也想把《伤寒论》研究持续下去，直到生命的终点。

近些年，汉方医学研究活动有高涨之势，希望读《伤寒论》的人不断增加。在这种情况下，受创元社编辑部长保坂富士夫氏的要求，写下了该书稿，以作为这些读者的《伤寒论》入门讲义，同时也在内容方面使之具有供临床医生参考的作用，在编写过程中努力使之成为一部易于理解的《伤寒论》解说书。希望这部最古老的古典医籍作为一本最新的医学书籍而在当代显示其生命力。

在《伤寒论》注解书籍中，深奥难解者居多。这本解说书，我可以自负地认为是至今刊行的《伤寒论》注解书籍中最平易的一本。但是，我还是认为，初读《伤寒论》者，应该从条文的解说开始学习，在培养出《伤寒论》研究兴趣后，再去读概论部分。

1966年3月　著者

凡　例

（一）本书的前编是概论部分，后编是正文解说。在概论部分综合地论述了阅读《伤寒论》所必须具备的一些知识，正文解说部分则以《伤寒论》原文为中心对于认为在临床有重要价值的各条文进行解说。

（二）在正文解说部分，为了解说方便，列出每一条文的通用编号，首先为"原文"，对原文进行句读。原文之后为"校勘"，参照所列举的四种版本，辨别其异同。原文之后为"语译"，列出原文的日语训读，对难读的汉字注上假名。语译之后为"注释"，对需要解释的字词加以说明。"注释"之后为"解说"，对原文的意义进行解释说明。"解说"之后根据需要列"临床的眼"，附记临床的必要事项。另外，对条文后面出现的药方，按"药方名称""组成""校勘""解说"的顺序进行编译，必要时设"注释"项。另外，对于药方中出现的药物、炮制、度量衡等，综合起来在概论中加以论述，而在具体条文中省略相关内容。

（三）本书采用下述四种版本对原文进行校勘，尽量删去注文及后人的追加论述，但对于虽然认为是后人的追论但临床上必要的内容，仍予保留采用。

1.《宋版伤寒论》

依据宽文八年（即 1668 年，译者注）在日本刊行的《宋版伤寒论》，在本书中称为"宋本"。该版本系存诚堂药室定本，为多纪元坚（即丹波元坚，1795—1857，日本江户时代医家，译者注）的门人稻叶元熙（生卒年不详，日本江户时代医家，译者注）编纂的《新校宋版伤寒论》。虽然该版本被认为是现存《伤寒论》的善本，但我对此仍持有疑问。

2.《注解伤寒论》

依据四部丛刊子部的《注解伤寒论》十卷影印本。该书为宋代成无己所著，是最早的《伤寒论》注解著作。于校勘核对后，删去了注解部分，在本书中称为"成本"。

3.《金匮玉函经》

名为《金匮玉函经》，是《伤寒论》的异本。校勘依据人民卫生出版社据清初藏本影印刊行的《金匮玉函经真本》，在本书中称为"玉函"。

4.《康平伤寒论》

该书称为《和气氏古本伤寒论》，在日本以传抄的形式存在，传承了《伤寒论》的古代样式，在本书中称为"康平本"。我于1937年核对了四部抄写本后刊行了该书。相关详细内容可参考本书概论的"《伤寒论》的流传及其版本"一章。另外，本书的卷末附有康平本伤寒论（抄写本）全文的照片版，供参考。

（四）对于《伤寒论》原序，虽然其内容组成上存在问题，但还是列出全文并进行了解说。但是辨脉法、平脉法、伤寒例等篇，与《伤寒论》正文内容相比较，则应属于另外的系统，所以在本书则予以省略。另外，痉湿暍病篇的内容将列入目前正在计划编写的一部《金匮要略》解说中，本书则不再重复。

目 录

概　论

第一章　前言

在汉方医学古典医籍中，没有哪一部书像《伤寒论》这样拥有如此多的注释和研究著作。这个现象一方面显示出《伤寒论》的重要性，同时也意味着这部古典隐含着许多问题点。

关于《伤寒论》的重要性，先贤诸家从多个角度进行了论述，在此试举其中有代表性的两三例。

江户时代名医宇津木昆台[1]于《伤寒论》赞辞曰"自天地生以来，未见妙文如此者，此非圣作更为谁，当予盛赞"，把该书视为圣人之作。对于圣人之作的说法，在后面论述《伤寒论》形成时有考证内容，无论如何，在汉方医学古典医籍中能够与《伤寒论》地位等同的医书是空前而又绝后的吧，即使是能够相提并论者亦绝无。另外，喜多村栲窗[2]说医学之有《伤寒论》，犹如儒学之有《论语》《孟子》，意味着如同没有《论语》《孟子》的儒学不可想象一样，没有《伤寒论》就没有汉方医学。

还有，永富独啸庵[3]论述道"凡欲学古医道者，当先熟读《伤寒论》，而后择良师友事之，亲试诸事实。若五年，若十年，沉研感刻不休，则自然圆熟也。而后取汉唐以下之医书读之，则其信妄良窳，犹悬明镜而辨妍媸也，不然则虽读尽亿万卷之书，要无益于术焉"，强调不研究《伤寒论》，读一些信手而得的杂书徒劳无益，甚至说出"从事古医道者，无须滥读大量的书籍，一部《伤寒论》置于枕旁足矣"的极端之言。另外，还进一步指出《伤寒论》具备了治疗万病的法则，"伤寒中有万病，万病中有伤寒"，强调研究《伤寒论》能够懂得所有疾病变化的法则。

的确如独啸庵所云，《伤寒论》论述了疾病的变化法则和顺应这些法则的治疗方法，这是其他书籍中绝无的，也是《伤寒论》能够君临万卷医书之上之所以然。

《伤寒论》是一部如此重要的古典医著，同时也包含着一些深深的难解之谜。

不仅是关于《伤寒论》的形成过程不明朗，对于其著者张仲景这个人物也有疑问存在。我曾数次以该问题为研究对象进行了考证，本书也想努力揭开这个谜团。

我认为，在现存的《伤寒论》中，原文或者被称为正文的固有文字，与后人的传文、追述或者注文交错混杂在一起，而将这些内容清晰地分辨出来，应该是研究《伤寒论》的第一步。这是一件困难的工作，已经有了诸多先贤的苦心考证，我自己也有一些浅见，陈述于此，希望得到有识者的教示。

【注　释】

（1）宇津木昆台（1779—1848），名益夫，号昆台。因对神、儒、释、老、医五种学问均有心得，又称五足斋。著作有《古训医传》《日本医谱》等，该段文字引自《古训医传》。

（2）喜多村栲窗（1804—1876），名直宽，号栲窗。著作有《伤寒论疏义》《金匮要略疏义》等，该段文字引自《伤寒论疏义》序文"医之有伤寒论，犹儒之有语孟也"。

（3）永富独啸庵（1732—1766），名凤，字朝阳，号独啸庵。山胁东洋的门人，被吉益东洞称为"隐然如敌国"而甚至感到恐惧的人物，但于三十五岁逝世。著作有《漫游杂记》《吐方考》等。该段文字引自《漫游杂记》，是非常有名的文章，但如果看不懂汉文则几乎读不出其中的味道来。

第二章 《伤寒论》以前的中国医学

一、从巫医一体的分离

在谈论《伤寒论》的出现之前，先概括地谈一下《伤寒论》之前中国医学的状况吧。

中国是世界上最古老的文化发达国家，在春秋时代（公元前722年~公元前482年）以前，医学是怎样的状况，没有留下确实的记载，要想搞清楚这个问题很困难。根据传说，在黄帝时代，有岐伯、雷公、鬼臾区、少俞、少师、马师皇、桐君、俞跗、巫彭及岐伯的老师僦贷季等名医的存在，精通各自专门的学术。尧帝时代有名医巫咸，殷代宰相伊尹著《汤液论》，创造出用汤液（煎剂）治疗疾病的方法。当然，这些传说多在战国时代进行了润色，也有一些不足为信的内容。旧时代的历史学家将神农尝百草而发现医药、黄帝与其臣岐伯等一起发明医学原理等连同上述的传说作为史实看待。但是进入近代社会，历史学研究认为[1]三皇五帝（中国古代的天子，三皇和五帝）的名称和伏羲、神农、黄帝等古代帝王的说法均为战国时代（公元前403年~公元前221年）中期以后创作出来的，这样一来，连上述这些名医的实际存在也变得难以理解了。

根据《周礼》的记载，在周代就有了食医、疾医、疡医、兽医等四科的医官。有观点据此而认为在周代初期，医学已经从巫祝中分离出来，并且非常发达了。对于这种看法，狩野博士认为周代初期是不是存在从巫祝中独立出来的医官还有疑问[2]。桥本氏等也对周初是否实行了作为中央行政机关的六官分科制度持有疑问[3]。

战国时代名医扁鹊有一句名言被流传下来，即"信巫不信医者不治"，从这句话来考虑，可以想象到当时巫祝的势力还是很盛大，也就是到了这个时期，医学终于开始显示出从巫祝中分离出来的征候，所以也就可以想象到在此以前的中国医学是一种什么样的状态了吧。

还有，在被认为是战国时代著述的《山海经》[4]里，有巫彭、巫抵、巫阳、巫履、巫凡等人围绕着被杀死的怪物窫窳的尸体，手里拿着药，抵御死气求其再生的描写。另外还有巫咸、巫即、巫盼、巫彭、巫姑、巫真、巫礼、巫抵、巫谢、巫罗等于山之上下采集仙药的记载。看到这些记载和描述，所应该思考的是在巫祝以外并没有以医为职业的人的存在，原本是由巫祝兼而为医的吧[5]。这些是随着文化的发展而达到了巫医分离的阶段。综合上述主要观点，应该可以看作：在上古时期，巫与医没有明显的区别，从战国时代至汉代，进行了巫与医分离。

【注　释】

（1）《东洋文化史大系·卷一》，"神话传说时代"（桥本增吉）。

（2）狩野直喜著，《中国学文薮》，"续说巫补遗"。

（3）《东洋文化史大系·卷一》，"周代初期的传说"（桥本增吉）。

（4）《中国历史地理研究》著者小川琢治认为，《山海经》的山岳部分多有错简，可看作战国时代的著述。

（5）狩野直喜著，《中国学文薮》，"续说巫补遗"。

二、扁鹊的诊察与治疗方法

汉司马迁所著《史记·列传》中，有名医扁鹊的传记。

扁鹊，姓秦，名越人，被认为是今之山东省人。可是，名叫扁鹊的医者并非一人，中尾万三博士考证，在公元前700年后的三百年间，称为扁鹊的名医有数人存在，扁鹊传的记载在这一点上比较模糊。

《史记》秦越人扁鹊传的有些地方，感觉到是司马迁对当时的各种传说未加批判而如实采用的，并且在文笔上也有夸张和润色，所记载内容被发现有矛盾之处，但无论如何，我们根据这篇扁鹊传可以大概地推测战国时代所实行的医术。

扁鹊的诊察方法主要是望诊和脉诊。其中有名的使虢太子苏醒一事，在《伤寒论》原序的一开始便讲到了。当时使用的治疗方法是针和毒熨。所谓毒熨类似于用药液的温罨法。

另外，扁鹊对齐桓公说"您患有疾病，现尚在身体的表面，但会侵入内里的"。但桓公说"我没有患病"，不接受治疗的建议，并在扁鹊退出后对左右的大臣说"医者好名利，把不是疾病的说成疾病，以图建立功劳"。五日后，扁鹊又见到桓公，说"您的病现在在血脉，如果不治疗会更加侵入内里的"。桓公不高兴地说"我没有患病"，仍不予理会。又五日后，扁鹊再次见到桓公，说"您的病已经进入胃肠，如果不治疗会进一步加深"。桓公更不高兴，连话也不说了。其后又过了五天，扁鹊又见到桓公，看了一眼便跑掉了。桓公感到奇怪，便派人去问，扁鹊回答道："疾病在身体表面可用汤熨治疗，在血脉可用针刺治疗，在胃肠可用酒醪治疗。但是病入骨髓后，便无论如何也没有办法了。现在君公之病深入了骨髓，已经束手无策了。"其后五天，桓公病卧不起，再去寻找扁鹊，扁鹊已无踪影，桓公随后便病死了。

根据上述事情，可以得知扁鹊医术的轮廓，但拿扁鹊的医术与《伤寒论》比较，其间有很大的差异。可以推测来看，扁鹊时代尚未完全脱离巫祝气息的中国医学在战国末期（约公元前 320 年~公元前 250 年）快速地发展起来，至秦汉时代，达到了完成的状态。

后面将要讲到，可以认为，《黄帝内经》和《伤寒论》为汉代医学的集成，中国医学在汉代发展到了最高峰吧。[1]

【注　释】

（1）《中国哲学论》，胡适著。

三、淳于意与华佗

读《史记·列传》，其中记有汉初文帝时名医淳于意，并阐述了其诊断和治疗的方法。

淳于意是以仓公之名而广为人知的名医，与扁鹊秦越人同为齐国人，师事名医阳庆，传《黄帝内经》和扁鹊的脉书而治疗疾病。考察《史记》的记载，淳于意的诊察以脉诊为主，治疗以针灸为主，而将汤液内服（药物治疗）置于从属的地位。

现在了解淳于意医术的唯一资料是《史记》，后汉班固编纂的《汉书·艺文志》中说道，"太古有岐伯、俞跗，中世有扁鹊、秦和"，"汉兴有仓公（淳于意），今其技术晻昧"。可以想象，到了班固所处的时代，足以了解淳于意医术的资料已经没有了。

后汉末有名医华佗，《后汉书·方术列传》《三国志·华佗传》及《襄阳府志》均有传。华佗，字元化，精于外科手术，其使用麻沸散作为麻醉剂而施行开腹手术的记述很有名。同时华佗还明于养生术，百岁而犹如少壮之人。弟子有吴普、樊阿，吴普学得导引法的五禽戏[1]，樊阿被传漆叶青粘散[2]处方，久服可长命百岁不生白发。从这些记述可以推测，华佗对神仙方术也进行了研究。另外，据载华佗用过的药方仅数种，针灸施治也不超过数处。

根据以上的记述可以看到，无论淳于意的医术，还是华佗的方技，都与充满于《伤寒论》里的内容是不同的。

这样考虑下来，《伤寒论》应该是吸收汇总了与上述名医们完全不同的另外的医学流派而形成的吧。

【注　释】

（1）五禽戏，为一种导引术，模仿虎、鹿、熊、猿、鸟的动作，运动身体的关节，自我按摩。参考石原保秀著《皇汉医学及导引史的考察》。

（2）青粘，一名地节，又称黄芝。《神农本草经》载："味甘平，主心腹五邪，益脾气，安神忠和，和乐，久食轻身不老，延年神仙。"

四、《伤寒论》以前的医书

以上所列举的名医们的医术与《伤寒论》医学相比是不同的，那么在

《伤寒论》出现以前存在过什么样的医学书籍呢。

后汉班固《汉书·艺文志》中记载了以下的医书目录，据此能够一窥截止到公元100年左右什么样的医书存在过。即医经[1]七家二百一十六卷、经方[2]十一家二百七十四卷、房中[3]八家一百八十六卷、神仙[4]十家二百零五卷。

医经

《黄帝内经》	十八卷	残
《外经》	三十七卷	亡
《扁鹊内经》	九卷	亡
《外经》	十二卷	亡
《白氏内经》	三十八卷	亡
《外经》	三十六卷	亡
《旁篇》	二十五卷	亡

经方

《五脏六腑痹十二病方》	三十卷	亡
《五脏六腑疝十六病方》	四十卷	亡
《五脏六腑痹十二病方》	四十卷	亡
《风寒热十六病方》	二十六卷	亡
《泰始皇帝扁鹊俞跗方》	二十三卷	亡
《五脏伤中十一病方》	三十一卷	亡
《客疾五脏狂癫病方》	十七卷	亡
《金创疭瘛方》	三十卷	亡
《妇人婴儿方》	十九卷	亡
《汤液经方》	三十二卷	亡
《神农食禁》	七卷	亡

房中

《容成阴道》	二十六卷	亡

《务成子阴道》	三十六卷	亡
《尧舜阴道》	二十三卷	亡
《汤盘庚阴道》	二十卷	亡
《天老杂子阴道》	二十五卷	亡
《天一阴道》	二十四卷	亡
《黄帝三王养阳方》	二十卷	亡

神仙

《秘戏杂子道》	二十篇	亡
《上圣杂子道》	二十六卷	亡
《道要杂子道》	十八卷	亡
《黄帝杂子布引》	十二卷	亡
《黄帝岐伯按摩》	十卷	亡
《黄帝杂子芝菌》	十八卷	亡
《黄帝杂子十九家方》	二十一卷	亡
《泰一杂子十五家方》	二十二卷	亡
《神农杂子技道》	二十三卷	亡
《泰一杂子黄治》	三十一卷	亡

以上书目中，除《黄帝内经》流传下来以外，其他书籍全部佚失不传。但是可以考虑到的是《伤寒论》是不是吸收了其中"经方"流派的内容而形成的呢。宇津木昆台在其所著《古训医传》中推断今世之《伤寒论》即《汉书·艺文志》中记载的"风寒热十六病方"。当然是否果真如此，决定性的资料无处可寻，引以为憾。

-------------------------------- 【注 释】 --------------------------------

（1）医经，据《汉书·艺文志》，"医经者，原人血脉、经络、骨髓、阴阳、表里，以起百病之本，死生之分，而用度箴石汤火所施，调百药齐和之所宜。至齐之得，犹磁石取铁，以物相使。拙者失理，以愈为剧，以生为死"。

（2）经方，据《汉书·艺文志》，"经方者，本草石之寒温，量疾病之浅深，假药味之滋，因气感之宜，辨五苦六辛，致水火之齐，以通闭解结，反之于平。及失其宜者，以热益热，以寒增寒，精气内伤，不见于外，是所独失也。故谚曰：'有病不治，常得中医。'"

（3）房中，据《汉书·艺文志》，"房中者，情性之极，至道之际，是以圣王制外乐以禁内情，而为之节文。《传》曰：'先王之乐，所以节百事也。'乐而有节，则和平寿考。及迷者弗顾，以生疾而殒性命"。

（4）神仙，据《汉书·艺文志》，"神仙者，所以保性命之真而游求于其外者也。聊以荡益平心，同死生之域，而无怵惕于胸中。然而或者专以为务，则诞欺怪迁之文弥以益多，非圣王之所以教也。孔子曰：'索隐行怪，后世有述焉，吾不为之矣。'"

第三章　《伤寒论》的出现

一、《伤寒论》与张仲景

《伤寒论》是如何形成的，由谁、在什么时期写成的？在这里试就该问题作一探讨。

按照通常的说法，后汉末年，长沙太守张仲景撰用流传至今的医方、药术书籍，著成了《伤寒论》这部书。但是，这种通说里隐含着几个疑问。第一，关于被认为是著者的张仲景这个人物，仍是个"谜"。第二，围绕其作为立论根据的《伤寒论》序，仍有"谜"之存在。

所以，本章内容首先考虑一下张仲景这个人物。

推测张仲景生活时期为后汉末至三国时代，活跃在当时的名医有华佗，对于华佗，无论是《后汉书》还是《三国志》，均有其传记。可是，对于与华佗同时代的名医张仲景来说，在这些正史里几乎未留丝毫名迹。

于是，古矢知白[1]把张仲景当作一个完全虚构的人物，但其意义并不在于要提出否定名医张仲景存在的资料。

在宋版《伤寒论》（简称宋本）中有林亿等人所撰序文，序文引用了一本名为《名医录》书籍的内容，清楚地表明了张仲景的经历、事迹，其文如下：

"张仲景，《汉书》无传，见《名医录》云：南阳人，名机，仲景乃其字也。举孝廉，官至长沙太守。始受术于同郡张伯祖，时人言，识用精微过其师。"

这里举出的《名医录》已经佚失不传，该书为何人、于何时所著，均不清楚。另外还有几处关于张仲景的传说和零星断片资料，总结起来也仅仅到这种程度。

但是，查找后汉末年的长沙太守资料并未见到名为张机的人物。当时有一名张咨的人曾为长沙太守，被东吴孙坚所杀[2]，但张咨与张机并非同一人物。所以，在这一点上，对于张仲景这一人物，又打上了疑问号。

进一步又出现的问题是，张机和张仲景是不是两个不同的人，也存在疑问。

从附于本书后的照片可以看到，在《康平伤寒论》（简称康平本）中有“汉长沙守南阳张机著”等字样，但没有张仲景的名字。在宋本，这九个字在序文的最后（参考本页所附照片），而在正文的开始处有“汉张仲景述”字样。仅仅这点资料不能成为张机的字是仲景的根据。

于是，中茎旸谷的观点认为，张仲景与华佗为同时代人，张机是比他们略晚的后代之人[3]。但是，虽然这么认为，也并没有举出确切的证据，无力推翻《名医录》的说法。

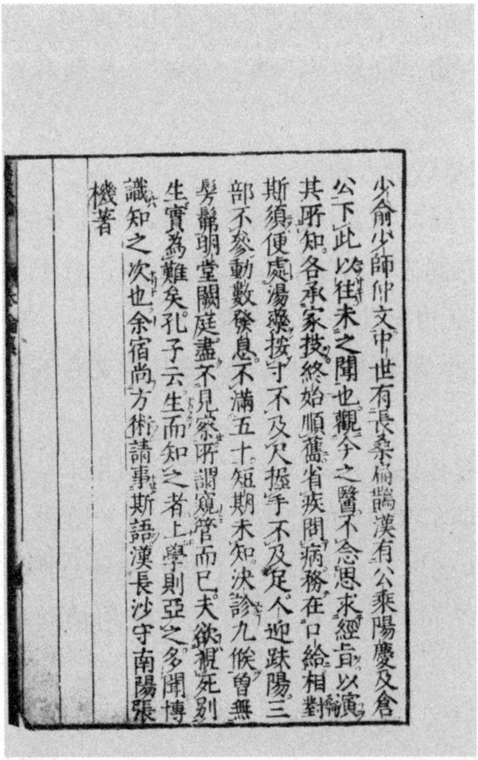
少俞少師仲文中世有長桑扁鵲漢有公乘陽慶及倉
公下此以往未之聞也觀今之醫不念思求經旨以演
其所知各承家技終始順舊省疾問病務在口給相對
斯須便處湯藥按寸不及尺握手不及足人迎趺陽三
部不參動數發息不滿五十短期未知決診九候曾無
髣髴明堂闕庭盡不見察所謂窺管而已夫欲視死别
生實為難矣孔子云生而知之者上學則亞之多聞博
識知之次也余宿尚方術請事斯語漢長沙守南陽張
機著

图 1　宋版《伤寒论》序文的最后部分

如上所述，关于张仲景，虽然存在多种疑问，但另一方面，也有几处资料传述汉末至三国时代有名医张仲景存在的事情。

其中之一为皇甫谧的《甲乙经》序。

我曾经写过一篇论文“从逸文看张仲景的医学”[4]，其中引用《甲乙经》序进行说明，摘抄如下：

“仲景建议王仲宣服五石散的时候，仲宣二十余岁。二十年后的建安二十二年，仲宣四十一岁时死亡。这样的话，仲景向王仲宣推荐五石散时应是建安二年的事情。根据《伤寒论》序的说法，仲景编著《伤寒论》时，在建安元年起未及十年，可以推断为八九年的时候吧（这个推断是错误的，后来经过考证，作了订正）。如果这样考虑的话，仲景在著《伤寒论》之前是喜欢使用五石散的，可以感觉到这个诊断具有预言的性质，对于帮助了解仲景医学的内容起到重要作用。（这是论证《伤寒论》原文表现的医学观与仲景医学是不同内容的一项资料，对此在后面有论述）

仲景向王仲宣推荐五石散的事情也见于《太平御览》，但仲宣的年龄与《甲乙经》的说法有异。王仲宣死时的建安二十二年，皇甫谧三岁，这些事情应该是皇甫谧从当时的人那里直接听到的，所以是可以信赖的。"

可是，也有人怀疑皇甫谧的序果真是皇甫谧写的吗？这样一来，关于王仲宣的事情在多大程度上是可信的呢？便又出现了疑问。

但在王冰[5]所写的《素问》序里有"汉有淳于公，魏有张公、华公，皆得斯道妙者也"文句，张公指的是张仲景，记述了从汉末至魏有名医张仲景的存在。

那么，后面再考虑一下《伤寒论》这部书是什么时候问世的。

从冈西为人博士的《宋以前医籍考》中得知，在梁代存在过"张仲景评病要一卷"和"张仲景辨伤寒十卷"[6]。关于这两部书，《隋书·经籍志》记载有"梁有，张仲景评病要方一卷"和"梁有，张仲景辨伤寒十卷，亡"。其中的"评病要方一卷"是什么内容并不清楚，"辨伤寒十卷"可能相当于今天的《伤寒论》吧。这样看来，在公元500年至550年左右，有张仲景所著名为"辨伤寒"的十卷本，但在隋代似乎又佚失不见了。但是，在同一部《隋书·经籍志》中记载有"张仲景方十五卷"之名，又在《旧唐书·经籍志》记载有"王叔和张仲景药方十五卷"之名，在《唐书·艺文志》记载有"王叔和张仲景药方十五卷"，同时还有"伤寒卒病论十卷"，等书目。如此看来，在唐代，已经有王叔和撰次名为"张仲景药方"与十卷本名为"伤寒卒病论"二书的存在。这里应当特别注意的是伤寒卒病论的"卒"字。多纪栎窗（即多纪元简，号栎窗，1755—1810，日本江户时代医家，译者注）及其他多位名家把"卒"字看作"杂"字之误。但可以认为"卒"字是对的，关于这一点将在后面论及。

根据以上所述，可以清楚地知道，《伤寒论》的形成与名为张仲景的人物有关，至少在公元500年左右，今世《伤寒论》一书的原型已经存在了。

-- 【注　释】 --

（1）古矢知白（生卒年不详，日本江户时代医家，译者注）著，《伤寒论正文复圣辨》，文化三年（1863 年，译者注）出版，有张机仲景论，认为张机仲景为隐语。

（2）《后汉书》"献帝纪"。

（3）中莖晹谷（1776—1866，日本江户时期医家，译者注）著，《伤寒论正解》凡例中记述"仲景氏者，华佗同时之人，其事迹，今无书之可征者焉，长沙守者，张仲景之误也，张机者，附言及旧注之作者，王叔和撰次之时，误为仲景氏之名"。

（4）《日本东洋医学会志》，第五卷，第一号。

（5）王冰，唐代人，作《素问》编次注释。

（6）人民卫生出版社，《宋以前医籍考》，五一三~五一四页。

二、《伤寒论》的形成

《伤寒论》是怎样形成的呢？那么，读《伤寒论》序文，就这一问题作一些思考吧。

从序文中读到："余宗族素多，向余二百。建安纪年以来，犹未十稔，其死亡者，三分有二，伤寒十居其七。感往昔之沦丧，伤横夭之莫救，乃勤求古训，博采众方……为伤寒杂病论"，叙述看到自己家族的一大半人，患伤寒病而死去，便发奋努力，集成自古传来的医方、医术，著成了《伤寒论》。

这里所说的伤寒，像是一种具有流行性、传染性并且重笃的疾患，让人联想起是不是肠伤寒之类的疾病。

在宋版《伤寒论》序中，记述有编著《伤寒论》时"撰用《素问》《九卷》《八十一难》《阴阳大论》《胎胪药录》并平脉辨证"，但在康平本这一段话为注文（关于这些书，在注解序文部分说明）。在我们今天能够看到的《伤寒论》原文中，并未见到所说的受到《素问》《九卷》（《灵枢》）《八十一难经》等影响的内容，反而在被认为是后人追加部分能够看到这样的内容，这一点应予注意。当然，即使如此，《伤寒论》是从古人经验积累中产生的，这一点毫无疑问。

我在这里，想就这篇序文是谁写的、什么时期写的等问题作一些探讨，并由此而试图找到《伤寒论》形成过程的线索。

在宋版《伤寒论》序的最后，有"汉长沙守南阳张机著"九字，于是便认为写这篇序文的是张机。但是在康平本，序的最后没有署名，这九个字出现于正文的开始处。这时，如果序文后面紧接着是正文的时候，在其间夹着的署名不论稍微朝前或朝后移动，就可以考虑为是序文的执笔者，或者被认为是正文的执笔者。宋本和康平本的异同也许就是从这里产生的。

我曾经写过"关于《伤寒论》研究的种种样态"[1]的论文，其中举出了三种说法：《伤寒论》序并非仲景所作；前半为张仲景所作，后半为王叔和所作；仲景自身所作。以下略记其要点。

1.《伤寒论》序并非仲景所作。

中西深斋[2]说，秦汉以前虽然有诸子百家，但并不给自己的著作写序。所以，《伤寒论》序文的文理脉络与正文的文理脉络是两个不同的东西，以此为理由，认为序文为后人所作而非仲景之笔墨。

对于这种说法，有如下的反论。《伤寒论》为由汉末至魏时期的著作，并不能将其与秦汉以前的诸子百家著作相比。另外，《伤寒论》正文或者原文部分并非张仲景的创造，而是张仲景将以前流传下来的东西进行"勤求古训，博采众方"所集大成者，所以，序文的文理脉络与正文的文理脉络不同并非不可思议。这一论点在关系到《伤寒论》形成过程上非常重要，在后面将进一步论及。

桃井桃庵也说，该序虽云仲景自序，但并非仲景的语意[3]。另外，序文中言及撰用《素问》《九卷》《八十一难》等，但正文中并未引用其内容。还有序文引用了《史记》"扁鹊传"，但仲景时期扁鹊传并不存在。以此等等为理由，认为序文非仲景所作，而是出自后人之笔。

桃庵的立论，也是站在《伤寒论》正文为张仲景所作的立场。所以，以序文与正文的语意不同、并无引用《素问》等内容为理由，认为序文为后人所作。但是桃庵在无视另一种观点，即：只有在《伤寒论》正文以外的被认为是后人追加的论述中，实际上存在着仲景所作的内容。另外，关于序文引用《史记》"扁鹊传"而仲景时期扁鹊传并不存在的说法是错误的。司马迁所著的《太史公书》在魏晋时代被称为《史记》，"扁鹊传"应该已经存在于《太史公书》中，不应成为问题。

另外，还有橘南溪[4]、原元麟[5]等，也认为《伤寒论》序非仲景所作，而是后人的伪撰。

2. 序文的前半为仲景所作，后半为王叔和所作。

山田正珍[6]《伤寒考》中认为，序中至"思过半矣"的前一半为仲景亲手所写，自"天布五行"以下为王叔和所作，并举出了七条论据。其一，"思过半矣"成为一篇的结尾，也是进一步议论的起点；其二，"天布五行"以下与这之前的文章在文理、体裁上完全是两个东西；其三，对同一个人，在文章的前半称越人，在后半称扁鹊，这不是同一个作者的口吻；其四，今之医者，用心在口头上哄骗患者，而不去努力探求医经的本源旨意，该段文字的意思在前半已经述及，而在后半又有重复，令人感到奇怪；其五，仲景学术中并无五行经络学说，在序文后半却论述及此；其六，仲景并未进行三部九候脉诊、名堂阙庭望诊而诊断疾病，却在后半论及这些内容（对该项的论述见于序文解说部分）；其七，"感往昔之沦丧"而执笔编著《伤寒论》，已经在前半完成了议论。

正珍所列举的理由值得倾听，其第五、六条论据，还是有商榷的余地，留待后叙，但是对于正珍这种前半后半作者不同的说法还应给予重视为宜。在《康平伤寒论》，序文的前半部分以十五字为一行，后半部分以十三字为一行，也在暗示着后半部分为后人的追加论述。

与正珍立场相同的还有伊藤大助[7]。

3. 序文为仲景自身所作。

这种说法的代表，可以举出片仓鹤陵[8]。鹤陵指出，元代吴澄《活人书辨》序认为，与《伤寒论》正文的文体相比，序文文体卑弱，其原因是因为正文为上世的遗书，由仲景编纂而成，序文与正文文体不同是当然的。鹤陵赞同这种说法，认为写《伤寒论》序的是张仲景。

我曾经收集了《伤寒论》《金匮要略》之外散在于其他古典著作中的张仲景逸文，进行考察探讨，其结果为，张仲景是受到三国六朝时代的医学风气影响而接受《黄帝内经》系统理论的医者，论述了其所重视的而《伤寒论》原文中并没有的世界观，如五行学说、五脏六腑学说、经络学说等。从这个立场来看《伤寒论》序，如果说该序文是由张仲景所写也就不足为怪了。

但是，撰次《伤寒论》的王叔和也与张仲景相同，是《黄帝内经》系统理论的医家，即使如正珍考证的那样，序文后半部分为王叔和所作，也是不奇怪的。只是并没有证明张仲景所作的决定性证据，也不存在判断王叔和追加的确切证据，所以，并不能够做出最终的断定。

这里可以说的是，《伤寒论》原文并非汉魏时代的作品，是更早时期的产物，仲景对其进行了编纂。在编纂过程中，仲景注入了自己的思考。进而，王叔和在撰次过程中又追加了自己的观点。其后又经过了怎样的流传直到今天，成为现在我们能够看到的《伤寒论》，这一点在下一章进行论述，首先从序文来推断《伤寒论》形成的年代吧。那么，我在本书的"《伤寒论》与张仲景"一项中，引用了旧作"从逸文看张仲景的医学"，根据《伤寒论》序，仲景编著《伤寒论》的时期是从建安元年始未至十年的时候，于是就推断为建安八、九年的时候。后来发觉这个推断是错误的，并保证今后考证后进行订正，在这里必须对这个问题有所交待了。为什么我的推断是错误的？原因是忽视了"往昔"二字。从建安元年起未及十年的时间内，家族的三分之二人口死亡，在追忆这件事情时而云"往昔"。那么，从用"往昔"这个词来追忆建安元年起至建安八、九年之间的事情来看，必须是过去了相当的岁月了。建安共有二十四年，其后汉朝灭亡进入三国时代，这篇序文的写作时间是在建安末年吗？也许是在进入三国时代以后。这样看来，这篇《伤寒论》序的成文时期可以推断为公元 200 年前后，佐证了王冰所认为的仲景生活在后汉末至魏时期的说法。

【注　释】

（1）作者稿，"关于《伤寒论》研究的种种样态（二）"，汉方与汉药，第三卷，第一号，1936 年 1 月。

（2）中西深斋（1725—1803，日本江户时代医家，译者注）著，《伤寒论名数解》，卷一。

（3）桃井桃庵（生卒年不详，应为日本江户时期医家，译者注）著，《伤寒论古训口义》。

（4）橘南溪（即橘春晖，本名宫川春晖，1753—1805，日本江户时代医家，译者注）著，《伤寒外传》。

（5）原元麟（生卒年不详，日本江户时代医家，译者注）著，《伤寒论精义》。

（6）山田正珍（1749—1787，日本江户时代医家，译者注）著，《伤寒考》。

（7）伊藤大助（1778—1838，日本江户时代医家，译者注）著，《伤寒论张义定本》。

（8）片仓鹤陵（1751—1822，日本江户时代医家，译者注）著，《伤寒启微》。

三、《伤寒论》形成的地理背景

在1941年刊行的拙作《东洋医学史》中，我在《伤寒论》的形成及其地理背景一节里，论述道："如果认为序文为仲景所作，正文为战国时代人的文笔，仲景是《伤寒论》集成者的话，序文与正文文体的不同、《医心方》[1] 引用的仲景方与《伤寒论》正文的差异等问题就可以解决。但是，如果这样把《伤寒论》正文当作战国时代的作品[2]，则其内容与扁鹊、淳于意等的诊断与治疗方法相差很大，甚至有隔世之感。为什么有这种不同呢？"对于这个问题，我在《东洋医学史》中发表了至今尚无人提及的一些个人见解。

"与在黄河流域，即今之中国北部发展起来的《黄帝内经》医学不同，《伤寒论》大概是以江南地域为背景所发生的医学吧。这种观点看上去完全像我个人的武断结论，但实际上并不是毫无依据的。在《素问·异法方宜论》云：'故砭石者，亦从东方来，故毒药者，亦从西方来，故灸炳者，亦从北方来，故九针者亦从南方来'[3]，说明中国医学的各种治疗方法是从各方土地之宜而发生的，请先留意这一点。其次，在《伤寒论》中，使用如吴茱萸、蜀椒等冠以江南地名的药物，又传作者曾为江南要冲地的长沙太守，另外成书于唐初的《千金方》[4] 里载有'江南诸师秘仲景方而不传'，还有，

《伤寒论》最看重的药物桂枝，在战国时代的南部中国做成桂酒，与蜀浆一起供奉神灵[5]，另《说文》里也有桂为南方的树木、为百药之长的记载。我综合上述各项认识到：以江南地域为背景所发生的医学，在汉末三国时代形成了集大成者，即为《伤寒论》。

可以这样考虑，《黄帝内经》是以中国北部为背景的医学，主要论述针灸治疗方法，古齐国相当于今之山东省的名医扁鹊和淳于意作为《黄帝内经》系统的代表医家，其所进行的诊断治疗与《伤寒论》学说流行区域的内容相比较，两者是不同的事物。

实际上，《黄帝内经》和《伤寒论》，是代表中国医学的两大古典医籍，前者作为针灸家的经典，后者作为汤液家的经方，都是不可缺少的。一个以中国北部为背景，一个以中国南部为背景，各自实现了独特的发展和成熟。这两个系统的医学在后世进行交流，带来了中国医学的繁复多彩。"

基于以上所述，我这样考虑，与以中国北部黄河流域为背景发展起来的医学不同，存在着以扬子江以南的江南地区为背景，具有与《黄帝内经》不同世界观的医学体系，以此为基盘而形成的医学即为《伤寒论》。意外的是，对于我这些推测性的一己之见，日本医学史权威的石原明、小川鼎三两位博士给予赞同，也分别论述了《伤寒论》是以江南地区为背景而形成的医学的观点[6]。

------------------------------ 【注　释】 ------------------------------

（1）《医心方》，平安时代代表性医籍，约于公元984年完成，为日本现存最古老的医书。书中大量引用了隋唐时期医书，其中引用"张仲景曰"的文章有十一处，举一例如"张仲景曰，欲疗诸病当先以汤涤荡五脏六腑，开通诸脉云云"，其文体、思想均与《伤寒论》正文完全不同。其他引文的样态亦如此。

（2）皇甫谧在其著作《甲乙经》序中把《伤寒论》看作是殷代宰相伊尹的《汤液论》的扩充论述，在日本医家中也有赞同此说者。另外，认为《伤寒论》是古代圣人所作的说法也存在。但是我认为这种把《伤寒论》作者推溯回古代的做法，无非是一种具有崇古思想的人们的一种迷妄。我曾读过一本著者不明、名为《伤寒论易简辨》（汉文）的书，饶有兴趣。其中有这样一段文字："《伤寒论》乃战国之书，其数取于《易》，其机合于《孙子》，且其字义、文法亦与《孙子》同轨而出。读《孙子》然后可通《伤寒论》，此为我之所得。"

（3）砭石，为石所作之针。毒药，这里指汤剂。灸炳，指灸。九针，指使用九种针进行的治疗方法。

（4）孙思邈《千金要方》中记述道：著《千金要方》时，欲引用《伤寒论》，搜寻时江南（指长沙一带）诸师将张仲景的方秘藏而不示人。三十年后在所著《千金翼方》中引用了《伤寒论》。

（5）藤田直人著《东西交流史研究》中"关于中国所传二三 Myth"条。

（6）石原明著，《医史学概论》。小川鼎三著，《医学的历史》。

第四章 《伤寒论》的流传及其版本

一、《伤寒论》的名称与含义

在叙述《伤寒论》的流传和版本之前，必须首先考虑一下《伤寒论》这部典籍的名称、含义问题。

在"《伤寒论》的形成"一节中，我讲到今天的《史记》是从魏晋时期开始被称作《史记》的，在汉代叫做《太史公书》。在中国的古典书籍中，这种例子较为多见，如《灵枢》原来称作《九卷》或《针经》。《伤寒论》也有这种情况，好像分别被称作过《张仲景辨伤寒》《张仲景方》《王叔和张仲景药方》等。《伤寒卒病论》之名称，最初出现于《唐书·艺文志》。从卷数来看，《伤寒卒病论》《张仲景辨伤寒》为十卷，其余为十五卷。于是，便有卷数不同会不会内容不同的想法。但是，将十卷本分为十五卷本并不困难，在古代经常会有这样的事情发生。另外，按宋本的顺序，《伤寒卒病论》共有十六卷。当然这里面还隐含有各种各样的问题，是必须加以详细追究、探讨的。在此先就卷数问题举例说明。

另可以考虑到的是，被称为《张仲景方》十五卷、《王叔和张仲景药方》十五卷的书籍，可能是被后世所称的《伤寒论》和《金匮要略》合编在一起的书籍吧。在唐代存在《伤寒论》和《金匮要略》合编在一起被称为《张仲景伤寒论》的书籍，王焘[1]在编撰《外台秘要》时参考该书，在多处引用其内容。在第十一卷可见今之《金匮要略》内容，第十四卷、第十五卷、第十六卷、第十七卷、第十八卷也有引用，均为《金匮要略》条文，但与现在的《金匮要略》原文的排列顺序不同。王焘所看到的《伤寒论》为十八卷或十八卷以上吧。

宋翰林学士王洙[2]在馆阁虫蛀古籍中发现的书,其标题为《金匮玉函要略方》,三卷本,上卷辨伤寒,中卷论杂病,下卷列举处方同时论述妇人病治疗。这样看来,卷数是一直存在着的问题,并且在名为《伤寒论》的书中编列有全本的《金匮要略》,在名为《金匮玉函要略方》的书中也有《伤寒论》编排在一起。现在被认为是《伤寒论》异本的《金匮玉函经》[3](简称玉函)大概是经过唐代人整理形成的,其与《金匮要略》不是同一书籍,实际是《伤寒论》。

考虑以上的情况,我们可以这样认为,《伤寒论》的名称、卷数等并不是不变的东西,曾有过多种变动。同时可以推测,《伤寒论》一书在古代就存在着内容各自略有不同的版本。关于这一点,在后面的流传版本部分要涉及,但对于为什么会出现这些异本,想引用津田左右吉博士[4]的多有启发的论述。我曾经认为,《伤寒论》里的后人追加论述和注解文字是为了各个朝代当时的人便于理解的方法和手段。在魏晋时代,《黄帝内经》系统的医学是中国医学的主流,而代表不同系统医学的《伤寒论》采用的形式是仅仅罗列条文,可以想象这样在理解上会有困难,所以张仲景、王叔和等人导入《内经》的世界观而编著了《伤寒论》,但这反而成为今天我们理解《伤寒论》的障碍。津田博士说:"(前略)将前代传来的词语涂以新时代的色彩,或者根据自己的解释改写文字,有的甚至根本没有值得一提的理由而对词句和表达方法进行改动。中国的学者,特别是古代的学者,对古人言辞或者著作中的辞句进行删削,相当程度地自由改写,而并非按照原词原字忠实地传抄,似乎并不罕见,至少没有认为作为学者进行这种改写是不应当的。所以,书籍出现多种异本的原因之一,应该是这种事情的后果。在用竹简制作的书籍不便使用并且数量极其稀少的时代,多采用记忆的方法,再依靠记忆而传写下来,因而,问题不知在什么时候就产生了。在态度方面,也缺乏不论是针对哪一点上,明确事实真相,最大限度地探求,并且进行传播的意识。对于学问,实际上成了学者自身追求名利的道具。这样一来,特别是对于古人的言辞,事实上是在渐渐地使用相违的词语和表现向世间做了形形色色的传达。"

该评论相当严峻,但我认为在研究《伤寒论》过程中可以作为参考,便引用于此。

（1）《外台秘要》四十卷，为在唐代宫廷图书馆任职的王焘所编撰，于公元752年完成。

（2）宋高宝衡、孙奇、林亿等《金匮要略方论》序的开始云："张仲景为伤寒杂病论合十六卷。今世但传伤寒论十卷，杂病未见其书。或于诸家方中，载其一二矣。翰林学士王洙在馆阁日，于蠹简中，得仲景《金匮玉函要略方》三卷。"

（3）多纪元简（即丹波元简，1755—1810，日本江户时代医家，译者注）在《伤寒论辑义》凡例中云："《金匮玉函经》亦是《伤寒论》之别本，同体而异名者，盖从唐以前传之。大抵与《千金翼》所援同。"

（4）津田左右吉著《论语和孔子的思想》中"从前汉时期书籍所看到的"一文。

二、是《伤寒卒病论》还是《伤寒杂病论》？

如在上一章所论及，《伤寒论》有多种名称，但《伤寒论》实际上是《伤寒卒病论》的略称，正确的名称应该是《伤寒卒病论》。可是，卒病的"卒"字是什么含义，却存在着问题。一般的说法是卒为"杂"字之误。排除独断草率的结论，就连以慎重而著名的考证学家多纪元简也论述道：卒为杂字之讹，出于《新唐书·艺文志》的"伤寒卒病论"已经是错误的[1]。因此，山田正珍[2]、森枳园[3]、喜多村栲窗[4]、柳田子和[5]等一流的学者们也都不加怀疑地认为卒为杂字之误。于是，便认为这是一部将伤寒和杂病在一起论述的书，杂病论部分相当于《金匮要略》。如上所述，有在《伤寒论》里将杂病一起论述，也有将杂病分开而仅为伤寒部分，这两种版本均存在。宋代林亿等看到十卷本的《伤寒论》便首先将其进行了校订，即成为宋版《伤寒论》的原型。但是，不知什么原因，变成了在序文的开始有"伤寒卒病论集"字样，另起一行为"论曰余每云云"的形式。所以，这个"集"字又有了问题。山田正珍等断定"集"字为"序"字之误。但是，在宋代以前好像存在过名为《伤寒卒病论集》的书，《素问》的新校正序[6]里也出现了

— 23 —

"伤寒卒病论集"一词，林亿等所看到的书里，是有这个"集"字的吧。

可是，再看《康平伤寒论》，有"伤寒卒病论"字样，无"集"字，而在作为"余每览越人云云"的旁注有"集论曰"三字。这样看来，也许还有过名为《集论》一书的存在。也可能是这个"集"字离开了原来的位置，移到了"论"字后面。

［宋版］	［康平本］
傷寒卒病論集	傷寒卒病論
	集論曰
論曰余每覽越人云云	余每覽越人云云

总之，名为《伤寒杂病论》的书籍，在《隋书·经籍志》《旧唐书·艺文志》《新唐书·艺文志》《宋史·艺文志》中均看不到，只是在宋版《伤寒论》序中可以看到"伤寒杂病论"字样，在康平本却为"伤寒卒病论"。虽然如上所述，尽管《伤寒卒病论》一书在《新唐书·艺文志》已经见到，但多纪元简等还是把"卒"字当做"杂"字之误。

尽管可以列出如何如何的理由，但回答仍尚嫌简单，并不能满足对"卒"字的解释。为什么有这个"卒"字，还是不明白。

我在写东洋医学史时，对于这个问题也很苦恼，现将相关文字摘录如下。

"据新唐志记载，《伤寒论》被称为《张仲景伤寒卒病论》。卒病即急性病之意，伤寒则为热性病之意。（中略）然后，将《伤寒论》与《金匮要略》和在一起称为《伤寒杂病论》，《伤寒杂病论》的名称，始见于宋林亿等校正的宋版《伤寒论》及《金匮要略》的序文中，即形成伤寒论十卷，杂病论六卷，合为《伤寒杂病论》十六卷的形式。虽然后世多纪元简、森立夫等认为'卒'为'杂'之误，'杂'字是正确的，但对于这种说法不能赞同"。

虽然在这里取"卒病"为急性病之意，但仔细考虑看，在杂病论的《金匮要略》中也出现很多急性病，将"卒病"解释为急性病并非得当。于是我也途穷无可回旋了。

二十多年后，到了1962年，在我的书斋召开的古典医籍研究会上，畏友山本成一郎[7]先生讲道，卒病之卒，或为引卒之卒，即率领、带领之意吧，提出"伤寒卒病"之意是不是指由伤寒这位首领率领、带领的一群疾病呢？

伤寒的确是大病，于是便有被伤寒引卒着的一群疾病，我很钦佩这个高水平的见解。

直到最近，我读了藤堂明保著《汉字语源研究》一书，书中对"卒"字作了如下表述。

"卒为'衣加十'的会意文字，是暗示形成队伍的兵卒的衣物，即号衣样服装的会意文字。把兵卒称为卒，因为它酷似率引的率字，表示率领一个队列者，具有归拢在一起的意义。作为动词含有扎紧、管束的意义。卒业的卒字训读为ォェル，唯一的含义是把至今的事情进行总结的意思。转义为结局、意想不到结果的形成的副词，也仍然残留了总结的基本含义"。

这样一来，卒的字义就清楚了，也证明了成一郎先生的见解是正确的。于是我二十余年的疑问得到了解决。

《伤寒卒病论》是一部将伤寒和如同由伤寒率领的士卒一样的中风及其他一群疾病进行按序整理、排列，总结其诊断和治疗的书籍。

这样考虑的话，今后《伤寒杂病论》的杂字不是可以按低级士卒样的疾病的意思来理解吗？如此一来，不管是"伤寒卒病论"还是"伤寒杂病论"，其意义不就是相同的了吗？大概只是到了后世，欲将《金匮要略》部分说成是杂病论，卒字的意思就变得无法理解了吧。

仔细考虑，实际上在《金匮要略》里出现的疾病并不仅是相当于"士卒"样的轻微疾病，也有与伤寒相提并论的大病，把这些疾病也笼统地整理为杂病，是怎么回事呢？

关于《伤寒论》与《金匮要略》的关系，放在解说《金匮要略》时论及，在此免于赘述。

【注　释】

（1）多纪元简著《伤寒论辑义综概》。

（2）山田正珍著《伤寒论集成》中有"旧本杂作卒，传写之误也"记述。

（3）森枳园（即森立之，字立夫，号枳园，1807—1885，日本江户后期至明治前期医家，译者注）著《伤寒论考注》。

（4）喜多村栲窗著《伤寒论疏义》总评记述道："卒病即雑病之讹，郭雍曰，仲景叙论曰，伤寒雜病论合为十六卷，而标其目者误书为卒病，非也。古书之传，其怠惰者，字画多则省其偏旁，或二字合而为一。故书雜字时，或为省力，略而为卒字。”归咎于抄写之人的怠惰，对这种解释也就一笑置之吧。

（5）柳田子和（即柳田活斋，生卒年不详，应为日本江户时期医家，译者注）著《伤寒论释解》。

（6）《重广补注黄帝内经素问》卷一开始部分记述：“新校正云，按王氏不解所以名素问之义，及素问之名起于何代。按《隋书·经籍志》始有《素问》之名，《甲乙经》序晋皇甫谧之文已云：‘《素问》论病精辨。’王叔和，西晋人，撰《脉经》云：‘出《素问》《针经》。’汉张仲景撰《伤寒卒病论集》云：‘撰用《素问》。’是则《素问》之名著于隋志，上见于汉代也。自仲景已前无文可见，莫得而知据。今世所存之书，则《素问》之名起汉世也。”这里将《伤寒论》作为汉代的书籍，将序言也作为汉代的作品，据此而认为“素问”之名称也起于汉代。当然对于该说法还有讨论的必要，但这并非本篇的目的，仍宜注意于“伤寒卒病论集”之“集”字。

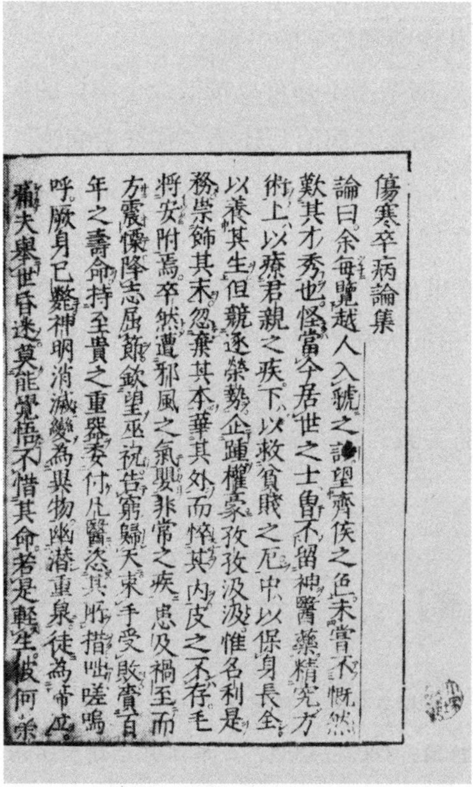
傷寒卒病論集
論曰余每覽越人入虢之診望齊侯之色未嘗不慨然
歎其才秀也怪當今居世之士曾不留神醫藥精究方
術上以療君親之疾下以救貧賤之厄中以保身長全
以養其生但競逐榮勢企踵權豪孜孜汲汲惟名利是
務崇飾其末忽棄其本華其外而悴其內皮之不存毛
將安附焉卒然遭邪風之氣嬰非常之疾患及禍至而
方震慄降志屈節欽望巫祝告窮歸天束手受敗賫百
年之壽命持至貴之重器委付凡醫恣其所措咄嗟嗚
呼厥身已斃神明消滅變為異物幽潛重泉徒為啼泣
痛夫舉世昏迷莫能覺悟不惜其命若是輕生彼何榮

图2　宋版《伤寒论》序文的开始部分

（7）山本成一郎，东京大学医学部药学科毕业的高才，对汉方医学研究很深，对《伤寒论》的解释也有独到见解。1964年3月24日突然逝世。

三、《伤寒论》的版本

现在我们能够看到的《伤寒论》的版本，有宋版《伤寒论》（简称宋本）、成无己的《注解伤寒论》（简称成本）、《金匮玉函经》（简称玉函）、《康平伤寒论》（简称康平本）等。那么，随着对这些版本的论述，对《伤寒论》的流传过程作一考察吧。

　　张仲景约在公元 200 年前后编撰了《伤寒论》，约百年之后，西晋的王叔和收集散佚的仲景旧论进行了撰次。虽然到了后世，王叔和受到"仲景之逆臣"这样的恶评，但是如果没有王叔和的撰次，《伤寒论》会以散佚的状态而彻底亡失的吧，所以应该说王叔和是仲景的忠臣，其功绩是必须得到赞扬的。把王叔和视为仲景之逆臣的人们，是因将仲景当作医圣而以圣人来对待，陷入了一种错觉。关于这一点将在后面论及。

　　王叔和，名熙，字叔和，高平人。著有《脉经》，传曾为西晋太医令。

　　接下来，于宋太祖开宝年中（970 年代），传节度使高继冲编录《伤寒论》而进上，但当时编录的书籍到底是什么样的，今天已经无法知道。

　　其后，奉宋英宗的圣旨，高保衡、孙奇、林亿等儒学者校正《伤寒论》，该书于治平二年（1065 年）刊行。此即为宋版《伤寒论》的原本，但当时的版本已经亡失，未能传至现代。至明代，赵开美以宋代原本为底本进行翻刻，该翻刻版传于后世，以此为底本，在日本也有数种宋版刊行。

　　在日本刊行的宋版中，最古的是宽文八年（1668）的刊行本。据冈岛玄提的跋文所述，是玄提的老师立伯以宋本为底本进行的翻刻，并由玄提在汉

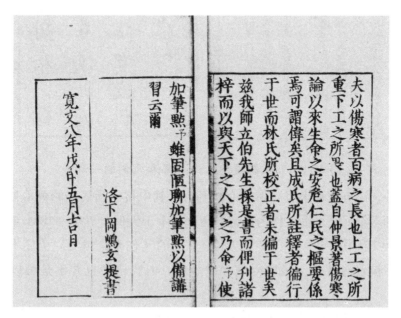

图 3　日本最早刊行的《伤寒论》的跋文

文旁加注了读法。然而跋文中有一段话值得注意，即：（在日本）成无己的《注解伤寒论》流传很广，但宋版《伤寒论》尚未普及，所以刊行此书。对于这种说法，尚遗留许多必须进行考证的重大问题，由于与本书目的相差太远，在此不予讨论。但是，涩江抽斋、森立之在共著的《经籍访古志》[1]中说宽文本并非佳刻本，但我不这么考虑，认为其仍为一善本。

至宽政九年（1797年），浅野元甫（1728—?，日本江户时代医家，译者注）整理出名为《校正宋版伤寒论》的三册本，关于该书的刊行，书的例言中写道："此编之原本题为《宋版伤寒论》，然实为明赵开美得宋版校刻所成。故其篇次亦非宋版之旧。其说详见于仲景全书凡例，然今宋版已不可得，故依据其原本。"该书以赵开美本为底本、参校成本而成。

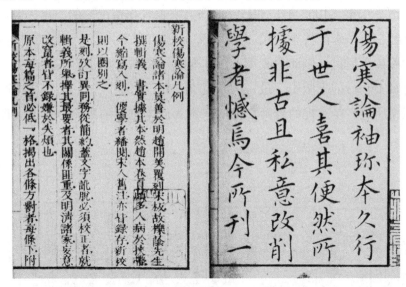

图4　《宋版新校伤寒论》序和凡例的一部分

此外，还有数种宋版《伤寒论》刊行，其中被认为最好的善本是稻叶元熙奉其师多纪元坚之命，作为存诚堂药室定本于天保十五年（1884年）刊行的《新校宋版伤寒论》[2]。该书以多纪元简的《伤寒论辑义》为底本进行编纂，虽然被普遍评价为最值得信赖的版本，但我认为也并不是可以全面信赖的。

在日本，被最广泛阅读的版本是《小刻伤寒论》，由香川修德（1682—1754，日本江户时代医家，译者注）于正德五年（1715年）刊行，该书是以成无己《注解伤寒论》为底本，删削了注解和药物炮制部分，进行编述而成的。因其携带便利而广泛流传。

《注解伤寒论》由成无己著，是最早的《伤寒论》注解著作。成无己于宋治平年间（1064—1067 年）出生于聊摄，后聊摄被金占，为金人。生于代代名医世家，传其明敏、该博，著作还有《伤寒明理论》《伤寒方论》等。

日本翻刻了《注解伤寒论》及包括《注解伤寒论》在内的"仲景全书"，但如前所述，冈岛玄提说宽文八年以前有成本流传，还是遗留一些有待考证的问题。

另于弘化四年（1847 年）刊行了《订字标注伤寒论》，该书虽然仍是《小刻伤寒论》的体裁，但经过对各种版本的校合，并加注汉文读法，是一种容易受到初学者欢迎的教材。

其他版本还有《金匮玉函经》，该书在唐代已经存在，多纪元坚也有提及。宋治平三年，由高保衡、孙奇、林亿等进行了校正，该书的"《金匮玉函经》疏"中记述道：国家诏儒臣校正医书，臣等先校定《伤寒论》，次校成此经。其文理或有不同于《伤寒论》者，然其意义皆通于圣贤之法，不敢臆断，故两并存之。

很明显这是《伤寒论》的异本。

该书虽然在日本没有像宋本、成本那样广泛流布，但也刊行了翻刻本。

最后是《康平伤寒论》。1936 年我得到了该书的传抄本，从各种角度进行了考察，后来又陆续得到两三种传抄本，将其与宋本、成本和《金匮玉函经》等进行校合，将其异同附记于栏框外，于 1936 年刊行出版。

也有一些认为该书是伪书的说法，所以必须在详细论述其内容的同时，说明该书并非伪书的理由。

-------------------------------- 【注　释】 --------------------------------

（1）《经籍访古志》卷七，有关于《伤寒论》记述："宽文本，既非佳刻，然今日尚存，盖仅足以观宋版仿佛者也。而近日流传渐稀。"

（2）《新校宋版伤寒论》凡例中记述："《伤寒论》诸本，无较之明赵开美复刻宋版为善者。故栎荫先生（即丹波元简，号栎窗，著有《栎荫先生遗说》，为其子丹波元坚录，译者注）撰《辑义》一书，实据其本。然赵本卷页颇多，人多病于挟带。今缩写而入刻，以为学者便利。宋人旧注皆不录，新校则圈示以别之。"

四、《康平伤寒论》的发掘

1936 年初秋，我在东京本乡的某书店，得到了名为《康平伤寒论》的上下两册的传抄本。

该《康平伤寒论》与宋本、成本相比较，最大的不同点是没有"辨脉法"和"平脉法"两篇。全书分为十五字、十四字和十三字一行，更于随处可见细字的嵌注和旁注。

于是我将《康平伤寒论》与宋本、成本等对照阅读，其间又得到了另一部《康平伤寒论》，不久又买到了《和气氏古本伤寒论》。《和气氏古本伤寒论》的内容与《康平伤寒论》基本上相同，只是书名不一样。然后我在 1936 年 12 月发行的《汉方与汉药》杂志发表了"关于《康平伤寒论》"一文，就一般流行的《伤寒论》与《康平伤寒论》的不同记述了自己的浅见。于翌年 1937 年经日本汉方医学会刊行了《康平伤寒论》，将该书与一般流行版本的异同记述在栏框外。因为当时发行部数较少，今天也成了稀有书籍，于是就将《康平伤寒论》的全文作为附录附于本书的卷末。

另外，为阅读《康平伤寒论》者便利，将一些向导性事项介绍如下。

《康平伤寒论》名称的由来，推测可能由于在江户时代宋本和成本《伤寒论》在日本广泛流行后，为表示其区别而命名的吧。《和气氏古本伤寒论》可能也是这样经江户时代人而命名的。在平安时代应该是仅称为《伤寒论》或者《伤寒卒病论》的吧。

康平是日本平安时代的年号，从 1058 年至 1068 年，是被称为日本扁鹊的丹波雅忠（1021—1088，日本平安时代医家，《医心方》作者丹波康赖的曾孙，译者注）活跃的时期。该书的编后页有雅忠的署名和康平三年（即 1060 年，译者注）的字样，因此便命名为《康平伤寒论》，又因和气嗣成（1275—1355，日本南北朝时代医家，译者注）于贞和二年（1346 年）写有编后页，可以认为因此而又诞生了《和气氏古本伤寒论》。

与康平本相同体裁的《伤寒论》在镰仓时代初期存在过，证明与其具有相同内容的书于镰仓时代前在日本存在过，关于这一点将在"《康平伤寒论》伪书说"一节中论及，这里需要说明的是，该书是在日本流传过的能够表现宋高保衡、孙奇、林亿等校正前状态的唯一的版本。

当然，该康平本（后略称）在长期的传抄过程中可能有误写和错简等存在，全面承认其所有的内容是危险的，大概十五字一行的文字是《伤寒论》的旧文，我在本书中采用的原文相当于此。比较其嵌注和旁注，看上去旁注的时期要更近一些，当然它们都是后人的注解。十四字一行的文字准于旧文，为准原文。十三字一行的文字最为年轻，多数文字与作为原文的旧文相比，其世界观和文体则属于另外一类。

那么，关于宋本和康平本序文之异同，将在序文的解说里论及，在此希望能够注意到的一点是，康平本序文的前半即到"思过半矣"，为十五字一行，而后半为十三字一行。其他详细内容请看解说部分。

康平本的序文无作者署名，"汉长沙守南阳张机著，晋大医令王叔和撰次"等文字出现在"伤寒例"的卷头。在宋本和成本，"伤寒例"前有"辨脉法"和"平脉法"两篇，康平本无此两篇。日本的先贤医家多把此两篇当作王叔和追加的内容[1]，对于康平本无此两篇这一点值得注意。推想一下，这两篇是经唐代人之手所追加的吧。"辨脉法"和"平脉法"两篇均为脉论，其内容与王叔和所著的《脉经》是不同的东西。它们也许是张仲景的脉论。参与争论的医家多数举出这两篇脉论与《伤寒论》原文的脉理相矛盾的地方，认为它们是经王叔和手之所为。但是，如前多次述及，《伤寒论》的原文并非由仲景所写，是仲景集录了传承的旧文编纂而成的，所以，作为旧文的原文之脉理与仲景自身的脉论即使不一致，也并非不可思议。

关于"伤寒例"，因为其大部分明显是王叔和的手笔，王焘在《外台秘要》中引用伤寒例时为"王叔和曰"[2]，考察"伤寒例"的论旨和文体，再从"今搜采仲景旧论云云"的口吻来推测，明显是王叔和所追加的内容。只是十三字一行的一部分运气论恐怕可以推测是隋唐人之手笔。

如果《康平伤寒论》是由江户时代的古方派医家所作之伪书的话，就应该首先删削掉"伤寒例"吧，同时王叔和的名字也应该消失吧。

"伤寒例"之后,在宋本、成本是"辨痉湿暍脉证",玉函为"辨痉湿暍"篇。可是,按照"痉湿暍"的性质,本是应该在《金匮要略》中论述的疾病,《金匮要略》比《伤寒论》更详细阐述了这些疾病,并且举出了药方。既然如此,为什么在《伤寒论》还有这一篇呢。对于这个疑问,读康平本可以解决。

在康平本为"辨太阳病 痉湿暍"的形式,对"太阳病"有"伤寒所致"之旁注。并另注有"此三种宜应别论,以为与伤寒相似故此见之",其主要的意思是,伤寒引起的太阳病,与痉、湿、暍三种疾病有相似之处,所以这三种病本应按照与伤寒不同的条理来阐述,在此则是为了鉴别而论及。

宋本、成本和玉函的真武汤在康平本则为玄武汤,因为玄武汤是借北方守护神玄武神之名而命名的,称玄武为正确,但传为避宋宣祖之讳而改玄为真[3]。另外,宋本等的四逆汤、四逆散,在康平本则为回逆汤、回逆散,四系回字传抄之误,应以回字为正确。从建中汤、理中汤等的命名方法来考虑,四逆汤的意思欠通,因为是使四肢厥逆回复的方剂,所以应当是回逆汤。

还有,在康平本将太阳病称为大阳病、将太阴病称为大阴病,太与大可以运用于相同的意义,本书则从习惯用法称太阳病、太阴病。

除以上所述,还在种种细微之处存在值得注意的问题,对此将在各论的相应章节述及,此处予以省略。

要而言之,康平本与宋本、成本和玉函等均为《伤寒论》研究不可缺少的传达古时样态的文献,是一部应当尊重的版本。

---------------------------- 【注 释】 ----------------------------

(1)多纪元简著《伤寒论辑义》卷一云:"辨脉法、平脉法、伤寒例三篇,叔和采撷群书,以己之意附之。其间虽有仲景之说,实为三百九十七法之外者。"

(2)"伤寒例"篇中从"伤寒之病,逐日浅深……宜须两审也"在《外台秘要》中以王叔和曰而引用。"夫阳盛阴虚……其不痛哉",也以王叔和曰而在《外台秘要》和《千金要方》中引用。

(3)山田正珍《伤寒论考》中有一段叙述如下。

"昔人以四神命方名者,并非有高妙之理。谓之青龙者,以麻黄之青故。谓之白虎者，以石膏之白故。谓之朱雀者，以大枣之赤故。谓之真武者，以附子之黑故。后世说者，附会阴阳五行而以为有深理者徒妄也。若青龙果有发散之意，则白虎岂非收敛剂。若白虎果有清凉之意，则真武岂非大寒剂。其说不通者如此"。

有问于四神说者，余答之以昔人之言，故附于此。

《礼记》曲礼篇曰：行时朱雀在前，玄武在后，青龙居左，白虎居右。孔颖达疏曰：朱雀、玄武、青龙、白虎者，四方星宿之名。玄武为龟，龟有甲，能为御侮之用。陈澔注之曰：行者军旅出，以朱雀、玄武、青龙、白虎四方星宿之名为旗章。《五杂俎》曰真武即玄武，与朱雀、青龙、白虎共为四方之神。避宋讳，改为真武。《宛委余论》曰玄武，为避宋宣祖之讳而名真武。

内藤湖南著《东洋文化史研究》的"宋元板话"篇中说：避天子之讳，并非避当时的天子名，而是避已经死亡的前代天子的讳。讳为死去的天子生前之名。

五、《康平伤寒论》伪书说

我是这样考虑的，《康平伤寒论》在《伤寒论》版本中是最具备古代形态的一种，以此足以得窥晋代《伤寒论》之遗型。还有渡边幸三、石原明两氏也认为《康平伤寒论》是存留古式的《伤寒论》异本。

但是也有人认为《康平伤寒论》为伪书，在江户时代怀疑该书是伪书的有水云元球（本名宫本茶村，1793—1862，名元球，号水云，日本江户时代后期考证学者、儒学者、汉诗人，译者注）。

我曾在1939年10月发行的《汉方与汉药》上发表了一篇名为"《康平伤寒论》知见补遗"的论文，现摘取其中一节如下。

"这次得到的是名为《和气氏古本伤寒论》的书，分上下二卷。同名《和气氏古本伤寒论》者由全四卷组成，这次发现证明该书也有与《康平伤寒论》相同的二卷本。我已在'关于《康平伤寒论》的沿革'[1]一文中论述道，《和气氏古本伤寒论》与《康平伤寒论》，其内容是几乎相同的。这次得到的书，其内容也和《康平伤寒论》相同，但有仙台称为井上桂园（生平不详，译者注）的医士和名为水云元球的人批写的文字。

井上桂园的批语写于安政元年（即1854年，译者注），记述了得到此书的来龙去脉。水云元球的朱批则写于万延元年（即 1860 年，译者注），记述将名为斋藤毅的人所藏的该书临摹抄本进行了校正，并对错误处以朱笔加以订正。井上桂园称，于好生堂出入数年后，由好生堂主人出示该书，但好生堂是怎样的存在尚不清楚而有待考证，并且水云元球与井上桂园的关系也不明了。桂园批语六年之后，水云元球校合了斋藤毅所藏的临摹抄本，订正了抄写的错误。从相关事实可以看出，虽然当时该书被视为珍本，但还是在爱好家之间传抄，并存在其临摹本"。

但是在该论文写出之后，我又得到了同是井上桂园序和水云元球扉页批语的《和气氏古本伤寒论》，该资料为一册的合本，有元球朱批如下：

按康平三年，当宋仁宗嘉祐五年，则此本在林亿等校订前数年，盖汉晋古本之样确存者，而其低书傍书与本经辨别者，大抵与近世古医方家之说相符，则此间不能无疑于赝作矣，友人伊能颖则曰，皇朝古写本绝无不付训点，而此本无之，亦难信之一证，其言颇当。

康申十月 水云元球

元球的该批语这样认为：该书虽然具备汉晋时代古本的样式，但出现低格而书、加有旁注，且经文与非经文分别的方式，符合近世古医方家的做法，不能不怀疑是否为赝品。另外，友人伊能颖则认为，日本的古抄写本，没有不加注汉文训读符号的，该书未加注汉文读法，则是不可信任的又一证据，此言诚为得当。

水云元球举出两个理由来怀疑该书系伪书，其一，经文和非经文的分别方式符合江户时代古医方家的做法。但这条理由并不准确。如果通览中西深斋以降诸家的做法，就会明白《康平伤寒论》的分别方法与古方家的方法有很大的不同。

其理由之二，该书无加注汉文读法。关于这一点，也可以考虑为即使原来有加注，但在传抄过程中，将无用的加注省略去了。

但是，可能为该书的残简且加有汉文训读符号的书（被认为是镰仓时代初期的物品）在某处收藏着，因某种原因现在不能公布。虽然非常遗憾，但毕竟有公布于世的可能。如果这本书能够得到展现，就可以消除元球等的疑问了。

　　怀疑该书的人中还有富士川游博士。我在 1937 年 5 月的日本医史学会例会上，作了"关于《康平伤寒论》的沿革"的报告，当时，富士川博士对我说，这本书扉页的文章很差，像是吾妻镜的文章。丹波雅忠这样的人不会写出那么拙劣文章的。该书像是镰仓时代以后人的伪作。

　　还有宫下三郎氏在"唐代《伤寒论》书志学的考察"[2]一文中，对《康平伤寒论》提出以下疑问。

　　其一，与孙奇等校正的《宋版伤寒论》相比，《康平伤寒论》异字非常少，很明显这是因为该书是以校正本为依据的，雅忠的扉页批语没有形成汉文体，值得怀疑，康平三年雅忠为典药头而写成侍医，不合情理；另外，贞和二年，和气嗣成尚未成为典药权助而具有教授书籍的高级地位，这些都是疑点。认为恐怕是幕府末期的国学者参照《医略抄》（丹波雅忠著，为《医心方》急救内容简编，由后人丹波元简于 1795 年刊行，译者注）和《真本千金方》，捏造了扉页批语。

　　我在"《康平伤寒论》的发掘"一节中论述了《康平伤寒论》的命名可能是经后世人之手而作的。进入江户时代后，宋本和成本等《伤寒论》广泛流行，也许是为了加以区别，同时也为了增加权威性，串联上丹波雅忠与和气嗣成的名字，模仿雅忠的《医略抄》序制作了扉页批语。但是在镰仓的某处，存在附有汉文训读符号的可以推断为该书残简的书籍，在可以明确其为镰仓时代初期物品基础上，便不能把它当作江户时代古方医家制作的伪书。仔细地探讨这本书会感觉到，能够作得如此程度的书籍，不用说在日本，即使在中国，恐怕除了王叔和之外没有人能够做得到吧。

【注　释】

（1）《中外医事新报》一二四五号。

（2）《汉方的临床》第九卷，第十号。

第五章 日本《伤寒论》研究的方向

一、医学的复古说

进入江户时代，儒学代替了佛教，与国家权利连接在一起，成为封建社会的指导性精神和思想，德川幕府所采用的儒学是朱子学（宋学）。在医学领域，江户初期以曲直濑道三（1507—1594，日本战国时代医家，译者注）为中心发展起来了李朱（李杲、朱丹溪，译者注）医学，该医学体系受到宋学的影响，是一种以阴阳五行、经络学说为理论基础的思辨性医学。

但是，伊藤仁斋（1627—1705，日本江户时代前期儒学者、思想家，译者注）提倡古学，排斥朱子学。在医学界，由名古屋玄医（1625—1696）倡导复古学说。名古屋玄医最初学习李朱医学，后来读《伤寒尚论》《医门法律》等书而有所悟，遂废李朱医学，提倡必须返回到张仲景之古说。当然，名古屋玄医自身还是残留了李朱医学的气息，其学说也有缺乏彻底精神的地方。

名古屋玄医之后，后藤艮山（1659—1733，日本江户时代医家，译者注）、香川修德、松原一闲斋（1689—1765，日本江户时代医家，译者注）、山胁东洋、吉益东洞等古方家辈出，取代了以李朱医学为宗的后世派，自此，以《伤寒论》为宗的古方派占据了医学的主流。

所谓后世派，因其宗金元时代形成体系的李朱医学，相对于以汉代《伤寒论》为宗的古方派而言，便称呼其为后世派。

这种意义上的古方派与后世派之区别，在中国并未见到，中国也没有相当于日本古方派的医学流派。

毋庸赘言，江户时代古方家的先贤们受到了伊藤仁斋、荻生徂徕

（1666—1728，日本江户时代中期儒学者、思想家、文献学者，译者注）等提倡复古的古学影响。香川修德入伊藤仁斋之门而修习经义，后来创立儒医一本说，主张儒学与医学其根本为一而不可二分。还有山胁东洋与徂徕的门人山县周南（1687—1752，日本江户时代中期儒学者，译者注）及周南的弟子泷鹤台（1709—1773，日本江户时代中期儒学者，译者注）交往，受到了徂徕的强烈影响。吉益东洞也师事周南，与鹤台为友，多受到徂徕学风的影响。山胁东洋的门人永富独啸庵，被吉益东洞称"我死后，取代我而掌握日本医界者恐为此人"而所惧者，也曾从山县周南而学。

　　如上所述，一流的古方派医家受到了荻生徂徕的影响，是一种应该引起注目的事实。

　　在日本，《伤寒论》引起关注，是在 1600 年代以后。真正的《伤寒论》研究，是在这些古方派兴起之后。

　　中国的《伤寒论》注解书，以成无己的《注解伤寒论》为开始，其中大部分书籍依据《黄帝内经》的世界观引入经络思想而解说《伤寒论》。

　　即使在日本，也有引用中国学者的学说借用经络思想而解说《伤寒论》者，但古方派医家认为《伤寒论》与《黄帝内经》，二者具有的世界观是完全不同的，因而，被古方派医家开启引领的日本《伤寒论》研究家们多数对用经络思想解说《伤寒论》的学说持有疑问，所以日本研究《伤寒论》的主流是否定引入《素问》《灵枢》世界观和经络思想的做法，主张《伤寒论》里有《伤寒论》的世界观，依据它来进行解释才正确，《伤寒论》研究是在倾向于这种风潮中进行的。

　　可是，无论如何，《伤寒论》的经文（或称为正文、原文）中有后人的追论和注解，其中有些明显地立足于《黄帝内经》的世界观，与《伤寒论》的世界观是对立的。因而，站在《黄帝内经》的立场来解释《伤寒论》者，对《伤寒论》的内容是全面肯定的，而与此相对，用《伤寒论》的世界观解释《伤寒论》者，采取的态度是将其中与《伤寒论》的世界观相矛盾的条文或词句作为后人的掺入文而舍去。在实际进行这种工作时，荻生徂徕等古文辞学派起到了重要作用。

　　这样，古方派医家认为，后世派医家所尊崇的经典《黄帝内经》没有价值而给予否定，到了吉益东洞，在否定五行学说的同时，甚至连阴阳学说也摒弃了。

阴阳学说和五行学说原本是分别发生的，后来互相结合发展起来。医学的五行学说认为木、火、土、金、水五行不调和而产生疾病，使之调和则为治疗的目的。经络思想认为人体有称为经络的气血运行通路，因为经络的不调和而产生疾病，治疗疾病应对其进行调和。

古方派医家认为这些五行学说、经络学说属于妄说而加以排斥。例如山胁东洋说，从少年时代就开始读《素问》《灵枢》，但对自己的事业并无裨益[1]。吉益东洞甚至把《素问》《灵枢》当作先秦的伪作[2]。这样一来，古方派医家否定了用《素问》《灵枢》的世界观来解释《伤寒论》的做法，由此诞生了必须以《伤寒论》来解释《伤寒论》这种日本独自的《伤寒论》研究方法。

【注　释】

（1）山胁东洋（1706—1762，日本江户时代医家，译者注）在《论业》中说："医之称古者有《素问》《灵枢》，魏晋以降，推戴为经，复无异论。尚德，自髫年读之，然于吾业无一当之者，遂生疑惑。该书之为，冠以岐黄，饰以阴阳，混之以神仙、养生，诱以脏腑经络，沽沽乎以此数者，说针灸之方。究竟不足为吾道之宗源。"

（2）吉益东洞（1702—1773，日本江户时代医家，译者注）在《医断》中说："《素》《灵》二书，托古人为先秦之伪作。周南先生曰，六朝以降之书，然其中有古语之法，学者宜择之。《难经》虽传为越人之书，其理言之最胜，故有害于道者亦多。以扁鹊传考之，亦仅伪作耳。"

二、《伤寒论》的注解书籍

由日本人编著的有关《伤寒论》研究的书籍有多少种呢？龙野一雄氏在《日本东洋医学会会报》第二期上发表了题为"《伤寒论》研究书目"一文，其中列出五百三十一种文献。但实际上要超出这个数字。

在此，从这些书籍中选出也在我所收藏之列的作为《伤寒论》注解书籍较为著名的、有特色的四十部加以介绍（昭和年代的书籍除外）。

（1）《伤寒论辨正》《伤寒名数解》

《伤寒论辨正》为中西深斋著，由三卷六册组成。对从"辨太阳病脉证并治法上"篇至"辨阴阳易差后劳复病脉证并治法"篇的每个条文加以解说，随处可见深斋独自的见解，是一部富于独创性的书籍。特别是对区别《伤寒论》的正文和后人的追论、注文进行尝试，应给予高度评价。但为汉文所著，并且未注训读符号，读起来很费力。

《伤寒名数解》为同一著者，由五卷五册组成，对寒五名、三阴三阳、伤寒中风、合病并病等记述了自己的见解。该书虽为汉文，但注有训读符号。

两部著述构成《伤寒论》研究的经纬，前者为经，后者为纬。

（2）《伤寒论集成》《伤寒考》

《伤寒论集成》为山田正珍著，由十卷组成。对原序、从"辨太阳病脉证并治上"篇至"辨阴阳易差后劳复病脉证并治"篇的每个条文加以解说。与《伤寒论辨正》不同的是，该书引用了许多中国及日本先人的见解，另外也对明确区别正文与后人追论付出了努力。该书虽为汉文，但注有训读符号，易于阅读。

同一著者尚有《伤寒考》一卷，该书在关于《伤寒论》考证方面对读者多有启发。汉文，注有训读符号。

（3）《伤寒论辑义》

多纪元简著，由十卷组成。对从"辨太阳病脉证并治上"篇至"辨阴阳易差后劳复病脉证并治"篇的每个条文加以解释，大部分是引用了中国有名著作的观点。由于没有清楚地说出自己的见解，也有时感到缺憾，但是少有武断，稳健，不愧为名著。汉文，注有训读符号。

（4）《伤寒论述义》

多纪元坚著，全五卷，另附有《伤寒论述义补》，成二册或三册本。对于《伤寒论》的综合论述也是应读之书，多卓见。汉文，注有训读符号。

（5）《伤寒论分注》《伤寒外传》

《伤寒论分注》为橘春晖著，具有简单、得要领的优秀注释。亦为汉文，

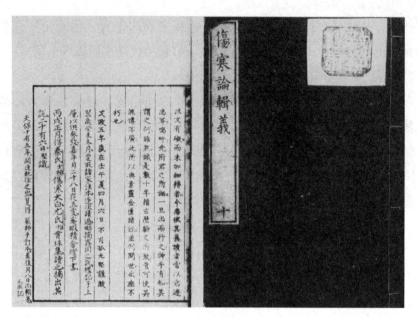

《伤寒论辑义》，有多纪元坚和稻叶元熙的扉页批注，书中批语亦多

注有训读符号。

同一著者作有《伤寒外传》，由上、中、下三卷组成，下卷中多有直接裨益于《伤寒论》研究的论述。亦为汉文，注有训读符号。

（6）《古训医传》

宇津木昆台著，由二十五卷组成，大致分为"医学警悟""风寒热病方经篇""风寒热病方纬篇""药能方法辨"等数类。"医学警悟"为《伤寒论》《金匮要略》概论，"风寒热病方经篇"为《伤寒论》注解，"风寒热病方纬篇"为《金匮要略》注解，"药能方法辨"则对《伤寒论》《金匮要略》出现药物的功能进行了论述。

该书为和文，以气血水学说为理论依据。

（7）《伤寒论绎解》

柳田子和著，由十卷组成，从序文直至辨脉法、平脉法、伤寒例均给予注解。大多数的注释书略去辨脉法、平脉法、伤寒例等三篇而从太阳病篇开始进行注释，但该书对全部的篇目进行了注释。汉文，注有训读符号。该书为一种稀有本。

（8）《伤寒论疏义》《伤寒论剖记》《经方权量略说》

《伤寒论疏义》为喜多村直宽（栲窗）著，由七卷十册组成，对序文有注解，但略去了辨脉、平脉、伤寒例、痉湿暍诸篇。汉文，未注训读符号。

同一著者有《伤寒论剖记》一卷、《经方权量略说》一卷，前者以考证《伤寒论》中被视为有问题的字句为主，后者则考证《伤寒论》中药物的用量。两书均为汉文，未注训读符号。

（9）《医经解惑论》《伤寒杂病论类编》

《医经解惑论》为内藤希哲（1701—1735，日本江户时代医家，译者注）著，由上、中、下三卷六册组成。内藤希哲将《神农本草经》《黄帝明堂经》《内经》《扁鹊难经》《仲景金匮玉函经》作为医术之五经，认为该五经持有同一个世界观，并以此为基本立场编写了《医经解惑论》。希哲巧妙地引入《内经》《难经》等的世界观，从张子和的《儒门事亲》里得到启发，采取了运用脏腑经络思想来解释《伤寒论》的立场，在这个意义上，起到了将《内经》和《伤寒论》结合在一起的作用，但在日本的《伤寒论》研究领域仅仅处于支流的地位。但是，读该书而得到的临床方面启发绝非一二。

《伤寒杂病论类编》由内藤希哲开始编写，希哲去世后由门人完成。如果把《医经解惑论》看作总论的话，该书则宜看作各论，全书由十三卷、十二册组成，是一部具有特色的《伤寒论》研究书籍，有益于临床的卓见随处可见。该书的发行部数少，现属于珍本。

以上两书，均为汉文，注有训读符号。

（10）《伤寒论脉证式》《伤寒药品体用》

《伤寒论脉证式》为川越衡山（1758—1828，日本江户时代医家，译者注）著，由八卷六册组成。该书继承了中西深斋《伤寒论辨正》的系统，但行文平易，容易懂。该书虽为汉文，但注有训读符号，便于阅读。

同一著者还有《伤寒药品体用》一书，虽然将《伤寒论》的药物分为体和用来论述其作用，但多为文字游戏而已。

（11）《伤寒论刘氏传》

白水田良（1713—1784，日本江户时代医家，为庆长初年自明代蜀郡白水县迁移至日本的刘云贞七世孙，姓名及书名即来源于此，译者注）著，由四卷四册组成。该书将《伤寒论》分为三百八十五条，认为其中的二百六十八条为正文，一百一十七条为后人所追加内容，并对正文加以注释。该著者认为，正文是战国时代以来扁鹊仓公等所传，晋代王叔和及唐、宋诸家之言论附加于其上。该书为汉文，未注训读符号。

（12）《伤寒论特解》

斋静斋（1729—1778，日本江户时代儒学家、医家，译者注）著，但静斋于执笔中途去世，门人花井孟一（生卒年不详，日本江户时代医家，译者注）继续编著，后孟一亦去世，续由静斋门人浅野元甫完成。该书由十卷七册组成，选出《伤寒论》条文一百二十条作为正文，将其他条文视为后人的掺入文。对正文的注解极为详细，以至过于烦杂而令人生厌倦。该书为汉文，注有训读符号。

（13）《伤寒论国字辨》

浅野元甫（1728—?，日本江户时代医家，译者注）著，根据《伤寒论特解》，将正文和掺入文分开，并用和文进行平易的注释，面向初学者。该书由十一卷七册组成。

（14）《伤寒论国字解》

云林院了作（1735—1778，日本江户时代医家，译者注）著，收录了《伤寒论》全文，对难认的汉字注有假名，并附有简单的注解，也是一部适合于初学者的书。

（15）《伤寒论古训传》

及川东谷（生卒年不详，日本江户时代医家，译者注）著，虽说是遵吉益东洞先生的遗意而著，但其内容与东洞学说有很大的不同。该书由五卷五册组成，有一定程度的卓见。

中川壶山（修亭）认为该书冒用东洞之名，也许如此。全书用汉文写成，注有训读符号。

（16）《伤寒论实义》

早川宗庵（生卒年不详，日本江户时代医家，译者注）著，由五卷五册组成。我的藏书是奥田谦藏先生的旧藏，为一珍本。国会图书馆也有一部。

宗庵认为《伤寒论》论述的是阴阳升降理论，凡有违于该法则的内容均为后人所加，所以该书将《伤寒论》的正文和伪撰区别开来。汉文，注有训读符号。

（17）《伤寒论通断》

东海林泰明（1755—1816，日本江户时代医家，译者注）著，十册本。书中的重点放在挑剔山田正珍《伤寒论集成》和中西深斋《伤寒论辨正》的错误上，行文气势猛烈，有一定程度的卓见。该书为汉文，注有训读符号。

（18）《伤寒论方法琐辨》

冈田省吾（1787—1856，日本江户时代医家，译者注）著，由三卷三册组成。著者系吉益南涯门人。虽然南涯有《伤寒论精义》《伤寒论正义》等著述，但为基于门人笔记而编撰的抄写本。《伤寒论方法琐辨》为制版本，使用气血水学说解说《伤寒论》，用和文写成，易于阅读。

（19）《伤寒论精义外传》

和田元庸（1780—1837，日本江户时代医家，译者注）著。元庸系吉益南涯门人，以该书延续其师之学说，多处用图进行说明，是一部很好的著作。

（20）《伤寒论正文复圣解》

古矢知白著，是一部运用《易》学理论来解释《伤寒论》的著作。金古景山（生卒年不详，有疑与古矢知白为同一人，译者注）的《伤寒论水火交易国字辨》也运用《易》学世界观解说《伤寒论》，《伤寒论正文复圣解》则更为彻底。1941年以我的藏本为底本制作了复制本，当时我写了解说。可是后来才知道，该书已经于文久三年（1863年，译者注）出版了二卷六册的版本。全书用和文写成，阅读方便，但有时苦于难以理解。

（21）《伤寒论正文解》

和田东郭（1742—1803，日本江户时代医家，译者注）著，由八卷四册组成，从临床家的立场进行了浅显的解说，略去了深奥的考证内容。全书用和文写成，易于阅读。

（22）《伤寒论夜话》

原南阳（1752—1820，日本江户时代医家，译者注）著，由四卷五册组成，和文写成，易于阅读，是一部佳作。但解说截止到少阳病篇，以后的内容未出版。

（23）《伤寒论张义定本国字辨》

伊藤大助著，将著者的上下二卷《伤寒论张义定本》用和文加以解说，共三卷三册，但在太阳病篇的中途便中止了。

（24）《伤寒论阙疑》

古林见桃（生卒年不详，日本江户时代医家，译者注）著，由八卷六册组成，并不符合书名的"阙疑"二字，是一部特点较少的注解书。全书用汉文写成，注有训读符号。

（25）《伤寒论精义》《伤寒论图说》

《伤寒论精义》为原元麟著，由五卷六册组成，借用元麟自己的话来评价这部书，便是"不假古今注解，亦断绝己之臆测，直接持《伤寒论》而解说《伤寒论》"。全书用汉文写成，注有训读符号。

同一著者尚有《伤寒论图说》，以图解的方式解说《伤寒论》的大意。

（26）《伤寒论正解》《证法格略谱》

《伤寒论正解》为中荃旸谷著，八卷之外附有"图说"和"附录"，由上下两册组成。

其凡例记述道："本书所以名之曰正解，以其改误字错简、正经传旧注、加之以注解者也。盖其正之、解之，不依诸注家之说，不示家严之新解，专以《周易》为本，证于事实。故以唐宋以降之医眼而视之，则其近乎异端，然以圣人之道而视之，则焕然为三代之大道也。"可见其毅然进行了改废之举措。

同一著者尚有《证法格略谱》，将伤寒、中风、三阴三阳之别归纳为表。

（27）《伤寒论古训口义》

桃井桃庵著，由八卷四册组成。全书用和文写成，易于阅读。该书亦为毅然举行改废，难以认同的条文有很多。

（28）《家刻伤寒论》

广冈子长（生卒年不详，应为日本江户时代医家，译者注）著，由八卷五册组成。名为家刻，但并没有像前述二书一样进行条文的改废，以慎重的态度来确定正文，并加以稳健的注解，是一部启发颇多的好著作。全书用汉文写成，注有训读符号。

（29）《复古伤寒论征》

天泰岳（生卒年不详，应为日本江户时代医家，译者注）著，据序文记述，著者为斋静斋的门人。该书由《复古伤寒论》一卷一册和《复古伤寒论征》六卷三册组成，为《伤寒论特解》的分支。

（30）《伤寒论章句》

全一册，为吉益南涯（1750—1813，日本江户时代医家，译者注）挑选《伤寒论》正文，分类整理章节而成，是一部归纳总结得很好的著作。

（31）《修正伤寒论全论》

中川修亭（壶山）（1771—1850，日本江户时代医家，译者注）著，全四册。第一册以南涯的《伤寒论章句》为基准而分节，第二册和第三册进行考证，第四册收载药方。

另外，修亭还著有铜版《伤寒全论》一书，与《修正伤寒论全论》是不同的两本书。

（32）《简易伤寒论》

北条若斋（生卒年不详，应为日本江户时代医家，译者注）著，类似《伤寒论章句》的体裁，特点是简单而得要领，便于阅读。在泛泛学习过《伤寒论》后再读此书，有助于在头脑里梳理。

其他，中西深斋的《删定伤寒论》、大久保常安（生卒年不详，应为日本江户时代医家，译者注）的《伤寒论古义》、伊藤大助的《伤寒论张义定本》、古矢知白的《伤寒论正文复圣解》等均为抽取《伤寒论》正文的著作。

（33）《辑光伤寒论》

我藏有的是上下卷二册本的《补正辑光伤寒论》，该书为吉益东洞的遗教由其门人藤田大信、鹤田真、向田迪等三人整理补正而形成的。

从被切割的条文断片可以看到，就连"太阳之为病，脉浮头项强痛，而恶寒"也被视为不合古义而舍去，整本书就按照这样的调子，成为最彻底简易的课本。用汉文写成，注有训读符号。

（34）《伤寒论私撰》

法桥的佐井闻庵（生卒年不详，应为日本江户时代医家，译者注）所著，该书曲解《伤寒论》，陷入了岂有此理的邪道。竟然有这种迷乱的著述，感到惊异。

（35）《伤寒论韵语图解》

冈田静安（1770—1848，日本江户时代医家，译者注）著，由三卷六册组成。由音韵的研究而进行《伤寒论》解说，是一部内容特别的书。

（36）《伤寒论举踣》

野吕天然（1764—1834，日本江户时代医家，译者注）著，四册，是一部研究方法颇为特殊的著作，对《伤寒论》的字句从字的起源开始论述，例如在"辨太阳病脉证并治"处注解曰："辨从两辛从刀辛自辛也刀判断之也会意太本作夵后省作太从一从人从二云云"，而用这种样式进行解说。并且其药方不区分是后世方、民间药，还是兰方（从荷兰传入的医药，译者注），列举了一些异样的东西。

（37）《伤寒论签注》

山边文伯（生卒年不详，日本江户时代医家，译者注）著，由三卷三册组成。文伯虽然是吉益东洞的门人，但从著述内容来看，其以经络学说立论，与东洞之说完全不同。该书凡例中讲道："今三阳三阴，暂从旧说录经络之意，然而必不可拘泥于此。"又道："近世倡古医而讲仲景之书者，或拘泥于其论，而不知其处方之妙，或删削其论，而不知其法论之幽深。夫立方必有意，其意从论出，解其意然后能得其方"，从这些论述的观点便可推知书中内容。该书用汉文写成，注有训读符号。

（38）《翼注伤寒论》

宫义方（生卒年不详，应为日本江户时代医家，译者注）著，由五卷五册组成，不区分正文和后人追论，对"伤寒例"以下各条加以注释。用汉文写成，注有训读符号。

以上所举均为已经出版的版本，此外尚有为数众多的传抄本、门人笔录集、著者的原稿本等，其中也有优秀的著作，下面试举出两三例。

泉菴內藤先生編註
盛菴小島先生纂註
傷寒論類編
文政二年己卯歲
秋九月開彫　省菴藏板

傷寒論類編序
舘林醫員大島仲和携傷寒論類編來示
予且請序予取而閲之乃其伯父小島伯
玉據其師內藤希哲遺稿而補其不足訂
其未定將以行于世有志而未果至仲和
更讎校刪定始成全書者也蓋傷寒論之
為書也自經王氏撰次以来千有餘年予

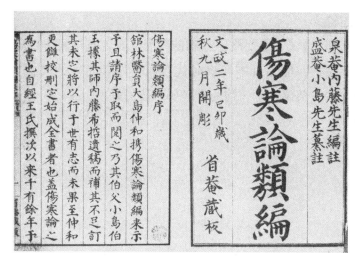

图 5　《伤寒论类编》序文

（39）《伤寒论剔髓》

著者不详，在后藤家系，如果要想明白如何考察《伤寒论》，必须读此书。书中以椿庵先生曰、衡阳先生曰、栗庵先生曰的样式，列录着后藤艮山流派历代医家的注释。该书为上下二卷，用汉文写成。

（40）《伤寒论识》

浅田宗伯（1815—1894，日本明治时代医家，译者注）著，由六卷七册组成。根据自己的见识，推敲吟味《伤寒论》的条文，加以考证和注解。用汉文写成，为一部名著。

傷寒論識卷之一
信濃　淺田惟常識　允甫著
傷寒者何傷害風寒之謂也凡疾病之害人身莫
甚於風寒焉小之自表而裏自陽而陰大之自己
而人自家而國至其甚者陰陽錯雜傳變反掌
癘疫僵尸險証百出殆不可端倪矣故称其在己
者曰寒疾指其傳人者曰天行温疫也孟子公孫
丑篇云有寒疾不可以風穆天子傳云戊寅天子
東狩于沢中逢寒疾郭璞注云遇風寒得病素問
云熱病者傷寒之類也小品方云傷寒雅士之辞

图 6　浅田宗伯著《伤寒论识》

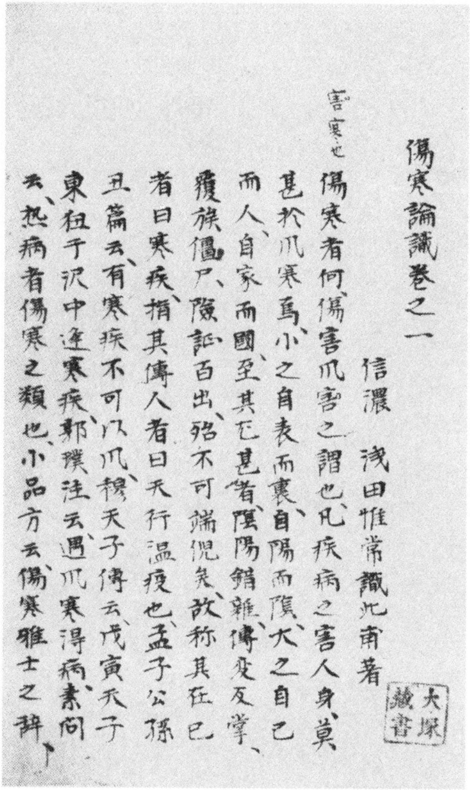

另外，还有森立之的《伤寒论考注》、村井椿寿（即村井琴山，1733—1815，日本江户时代医家，译者注）的《伤寒论讲录》等，虽然是大部头著作，但侧重于考证，有益

于临床的论述较少。

　　关于《伤寒论》《金匮要略》药物的专著，有吉益东洞的《药征》、内藤尚贤（生卒年不详，应为日本江户时代医家，译者注）的《古方药品考》、浅田宗伯的《古方药议》等，均为有必要一读的好书。

第六章　《伤寒论》的篇章构成

一、各种版本的比较

《伤寒论》的构成因各种版本不同而有差异，试就本书稿校勘采用的四种版本之异同进行比较。宋本，采用的是宽文八年（即 1668 年，译者注）在日本刊行的《宋版伤寒论》。成本，据四部丛刊子部的《注解伤寒论》。《金匮玉函经》采用的是人民卫生出版社出版被称为《金匮玉函经真本》的清初藏本的影印本。康平本来自大塚藏书。

宋本全十卷，篇章构成如下：

第一卷……辨脉法第一。平脉法第二。

第二卷……伤寒例第三。辨痉湿暍脉证第四。

　　　　　辨太阳病脉证并治上第五。

第三卷……辨太阳病脉证并治中第六。

第四卷……辨太阳病脉证并治下第七。

第五卷……辨阳明病脉证并治第八。辨少阳病脉证并治第九。

第六卷……辨太阴病脉证并治第十。辨少阴病脉证并治第十一。辨厥阴病脉证并治第十二。

第七卷……辨霍乱病脉证并治第十三。辨阴阳易差后劳复病脉证并治第十四。辨不可发汗病脉证并治第十五。辨可发汗病脉证并治第十六。

第八卷……辨发汗后病脉证并治第十七。辨不可吐第十八。辨可吐第十九。

第九卷……辨不可下病脉证并治第二十。辨可下病脉证并治第二十一。

第十卷……辨发汗吐下后病脉证并治第二十二。

成本亦由十卷组成，基本上同宋本，但在"辨不可发汗病"以下比宋本简略得多，在第十卷，将本方与加减方一同收载。另外，在成本附有成无己的注解，卷首载有图解运气图。

《金匮玉函经》由八卷组成，篇章构成如下：

第一卷……证治总例。

第二卷……辨痉湿暍第一。辨脉第二。辨太阳病形证治第三。

第三卷……辨太阳病形证治下第四。辨阳明病形证治第五。辨少阳病形证治第六。

第四卷……辨太阴病形证治第七。辨少阴病形证治第八。辨厥阴病形证治第九。辨厥利呕哕病形证治第十。辨霍乱病形证治第十一。辨阴阳易差后劳复病形证治第十二。

第五卷……辨不可发汗病形证治第十三。辨可发汗病形证治第十四。辨不可吐病形证治第十五。辨可吐病形证治第十六。辨不可下病形证治第十七。辨可下病形证治第十八。

第六卷……辨发汗吐下后病形证治第十九。辨可温病形证治第二十。辨不可火病形证治第二十一。辨可火病形证治第二十二。辨不可灸病形证治第二十三。辨可灸病形证治第二十四。辨不可刺病形证治第二十五。辨可刺病形证治第二十六。辨不可水病形证治第二十七。辨可水病形证治第二十八。论热病阴阳交并生死证第二十九。

第七卷……方药炮制。

第八卷……续方药炮制。

康平本是如何分卷的并不明确，其篇章如下：

伤寒例

辨大阳病 痉湿暍

辨大阳病

辨大阳病

辨大阳病·结胸

辨阳明病

辨少阳病

辨大阴病

辨少阴病

辨厥阴病

辨厥阴病·霍乱

辨阴阳易差后劳复病

通览以上篇章可以看到，宋本和成本的第一卷出现有"辨脉法""平脉法"二篇脉论，在《金匮玉函经》的第二卷仅有辨脉法一篇，而康平本无此二篇。

在本书"《康平伤寒论》的发掘"一节中已经论述道，"辨脉法""平脉法"二篇与《伤寒论》的正文相比较，属于完全不同的系统。多纪元简认为该二篇是王叔和从众书中拾集而成的。橘春晖[1]认为，辨脉法、平脉法二篇异于本论的脉义，与王叔和的《脉经》近似，推测或为后人依据《脉经》而制作了该二篇，或为王叔和根据该二篇而创作了《脉经》。还有，川越衡山认为辨脉法、平脉法二篇可能是高继冲在编录《伤寒论》时附加进去的[2]。这是个卓越的见解，也许是高继冲发现了仲景的脉论，而将其增补进了《伤寒论》。

我考虑"辨脉法""平脉法"二篇或许是仲景的脉论。我在论文"从逸文看张仲景的医学"[3]中论述了仲景的医学与在《伤寒论》本论里展开的医学属于不同的系统，另外在本书的"《伤寒论》与张仲景"一节中也触及了这个问题。所以，即使认为这二篇脉论是仲景的著述也不足为怪。

宋本和成本的第二卷卷首和康平本的开始出现"伤寒例"篇，该篇是由王叔和所追加的内容[4]，也与《伤寒论》本论属于不同的系统。但是，在《金匮玉函经》里未载"伤寒例"篇，代之以"证治总例"篇出现于第一卷。读这篇"证治总例"，其内容、其文体与在《千金要方》里见到的文章很相似，这恐怕是经隋唐人之手所成之物吧。

在宋本、成本的第二卷，"伤寒例"篇后有"辨痉湿暍脉证"篇，在玉函经第二卷卷首也有该篇，在康平本"伤寒例"篇后有"辨大阳病痉湿暍"篇。关于痉（宋本作痓）、湿、暍，其证治在《金匮要略》中有详细论述，为什么还要在这里出现呢？因为在《伤寒论》中即将论述的太阳病（康平本作大阳，其他诸本作太阳）与痉、湿、暍三种疾病相似，在此叙述其不同。康平本作"辨大阳病痉湿暍"是正确的。

所谓痉，为破伤风样以痉挛为主诉的疾病；湿，指风湿性关节炎、神经痛之类的疾病；暍，指日射病。

那么，从这里开始进入《伤寒论》本论，便改写了篇目。但是，在宋本、成本的第七卷以下，有"辨不可发汗病脉证并治"等以下八篇，在《金匮玉函经》的第六卷以下，更追加了"辨可温病形证治"等以下十篇。

可是，这些篇的大部分内容在《伤寒论》其他篇里已经出现了，只是赋予标题而进行了再次分类汇集，这些可能是后人所作吧。在康平本无上述诸篇。

在《金匮玉函经》第七卷、第八卷有"方药炮制"篇，在此将方药一括而集录起来。但在这里出现的药方中，有其他版本所未见的，如调气饮、猪肚黄连丸、青木香丸等，这些大概是隋唐时代的方剂吧。

-------------------------------- 【注　释】 --------------------------------

（1）《伤寒论外传》卷下记述曰："辨脉、平脉二篇，其论别是一家，自与本论脉义有异。今取二篇熟读之，其文体或六四或有韵，此操觚者之流翻弄文辞之伎俩也。与兴道之古文，其体其实非为同类。其义若似，多近王氏之《脉经》。盖后世之人据《脉经》而作此二篇，冠于本论之前？或王氏据二篇之义以著《脉经》？要而言之，其义与本论有异，决不可混杂于本论。"

（2）川越衡山著《伤寒论脉证式》。

（3）《日本东洋医学会志》第五卷，第一号。

（4）参考本书第四章第四节"《康平伤寒论》的发掘"。

二、三阳三阴篇的构成

《伤寒论》的本论在太阳病以下，从太阳病开始至厥阴病结束的三阳三阴篇为《伤寒论》的骨干。

但在三阳三阴篇里，太阳病篇约占了一半。这样是否可以说，在三阳三阴的疾病中太阳病最重要、其所用方剂最多呢？实际上并非如此。太阳病篇并非仅论述太阳病的诊断治疗，在该篇里，对从太阳病到由太阳病变化的三阳三阴病的诊断治疗均进行了论述。为此，太阳病篇分为上中下三篇。

太阳病篇之后是阳明病篇，然后是少阳病篇。少阳病篇仅有数个条文，但并不意味着少阳病不重要，因为应该在少阳病篇阐述少阳病性质的内容已经在太阳病篇出现了，在少阳病篇仅仅是不再重复论述而已。

太阴病篇也以数个条文而结束，这也是因为应该在太阴病篇论述太阴病性质的内容已经在太阳病篇、阳明病篇出现了，所以在此便予以省略。

在三阴病篇中，少阴病篇所占篇幅较大一些，这是因为少阴病从他病转变而起病者较少，多数少阴病于发病当初即具备了少阴病的脉证。

通览三阳三阴篇可以感觉到，各篇并不是毫无联系、片片断断的章节，而是彼此起伏的完整的一篇文章。

宇津木昆台在《古训医传》中强调应该把《伤寒论》当作一篇完整的文章来读。吉益东洞在《辑光伤寒论》里讲道：《伤寒论》诸篇是各自独立的文章，不应该互相参照比较进行解释。在这一点上，二者观点是完全对立的。但是，《伤寒论》是前后相照应的一篇大文章，论述正而顾及变，使人看到病状流转变化的无限的可能性之处，这个特点贯穿全书，所以必须抓住这个关联性来读《伤寒论》。

那么，《伤寒论》三阳病和三阴病的命名借助了《素问·热论》六经病之名，二者所指含义是不是相同的，或者在某一点上是相通的。关于这个问题，山田正珍在《伤寒考》中这样论述道：

"仲景设三阴三阳以统表里之脉证者，盖据《素问·热论》也。然而其所论大有不同。尝细思之，其所谓'一日巨阳受之，头项痛，腰脊强'者，即仲景麻黄汤之证。其'二日阳明受之，身热，目疼，鼻干，不得卧'者，即仲景大青龙汤之证。此二证虽有轻重之别，但俱为表证。其'三日少阳受之，胸胁痛而耳聋'者即仲景小柴胡汤之证，半表半里者也。其'四日太阴受之'以下三阴之证，或腹满而咽干，或口燥舌干而渴，或烦满而囊缩者，均为仲景大承气汤之证，虽有深浅之别，但俱为里证则同一。故其治疗之法，三阳者可汗而已，三阴者可泄而已，汗下之外，别无治法。虽汗下治法有异，但皆为发于实热之病，故仲景约而统之以三阳。而在三阴则与之有别，论发于虚寒之病而从阴阳之正名，如此则发于虚寒之病不可尽其归属。故三阴三阳之次序，于《素问》可，于《伤寒论》则不合。"

另外矢数有道氏在《汉方医学总论》中有如下论述：

"《伤寒考》所说三阴三阳的部位，与针灸学所论的三阴三阳经络几乎是一致的，即太阳病为足太阳膀胱经、手太阳小肠经循行部位，少阳病为足少阳胆经与手少阳三焦经、阳明病为足阳明胃经与手阳明大肠经循行部位，同样，太阴病为足太阴脾经与手太阴肺经、少阴病为足少阴肾经与手少阴心经、厥阴病为足厥阴肝经与手厥阴心包经循行部位，出现各自相应的病证。并且其病证表现的部位比起手之三阴三阳经部位，足之三阴三阳经部位则更明显。"

那么，如果把三阳三阴病看作纬（横线），则可以把中风和伤寒作为贯穿于此的经（纵线）。中风为良性、轻证，伤寒为恶性、重证。所以，伤寒的病情进展快速，稍有误治，便呈现重笃的症状。《伤寒论》三阳三阴篇所讲述之伤寒，具备了如本书各论第三章所述的性质，其与王叔和所记述的"伤寒例"中出现的伤寒，是完全不同的东西。

如前所述，《伤寒论》讲述疾病的变化和对于这种变化对应的治疗方法，并以此为例，阐释一般疾病的治疗法则。像这样将疾病从发病到痊愈，或直至死亡，追逐着时间过程而进行论述的做法，无可类比者，诚为空前而绝后。读《伤寒论》者，必须留意这一点，就像要在病人身上读出《伤寒论》那样地去顾念倾心。

但是，不能够忘记的是，即使在三阳三阴篇里，也存在着由王叔和及其他后代医家添加的条文和注文。

如前已述，在康平本，作为旧文的原文（亦称经文）写为十五字一行，后人的追论（亦称传文）则为十四、或者十三字一行。注文用细体字，形成嵌注或旁注。对于这些内容，请参考本书本论的各条文校勘部分及书后所附加的《康平伤寒论》进行研究讨论。

三、原文、追论、注文的辨别

读《伤寒论》时，可以看到"疑非仲景方""疑非仲景法""疑非仲景"等词句。这些词句在康平本被视为注文，但是并不清楚为何人所加。当考虑到这些注文在宋以前就存在时，就会知道在古代就已经注意到了《伤寒论》中混入了与仲景流派医学不同的内容。同时也可以想象到，医学界一直认为《伤寒论》本体是仲景流派医学的主流。关于这一点，存在着各种各样的问题，在"《伤寒论》的出现"一章已经陈述了我的一己卑见，便不再重复，但想强调的是，从古代开始，关于《伤寒论》里存在掺入文一事，已经成为一个问题。

历代医家在解释《伤寒论》过程中对于遇到的前后矛盾、或意思难以明白的地方，便会认为有衍文存在、有错简存在，而给予删削。但明代的方有执著《伤寒论条辨》，表明了自己的立场，认为王叔和损毁了《伤寒论》原有的面目。从此之后，便产生了王叔和为仲景逆臣的看法。

在《重刻伤寒论条辨序》中有如下论述：昔注《伤寒论》者，晋有王叔和，宋有高保衡、林亿，金有成无己，伤寒本得叔和而明，然林、成之注，皆偏信于叔和，而叔和时时窜乱原书，杂以己意，已不可得知仲景之本然。

如前所述，在日本，《伤寒论》研究的主要流派，由于受到荻生徂徕等提倡的古文辞学派的指导，尝试着《伤寒论》的复古，编著出正文《伤寒论》、原文《伤寒论》这一类著作，形成了对王叔和以降的追论的严格区分及严厉批评。

白水田良著有《伤寒论刘氏传》，将《伤寒论》文章分为正文、仲景之言和后人所记。其中正文六十六条，每条列举治法，认为其为自古所传，可能出自扁鹊、仓公。仲景之言二百〇二条，列举了治疗案例，此为仲景阐述自古所传的正文并展示其治疗案例部分。以上的二百六十八条系仲景所论定的内容，为《伤寒论》之旧文。后人的追记为一百一十七条，系晋唐以降之人随其不同类别的内容而附记的文字，并非《伤寒论》的旧文。

还有由斋静斋及其门人完成的《伤寒论特解》认为，《伤寒论》三百九十条中，有一百二十条为正文，其余为后人所追加托附。即文章简劲而正大者为正文，虽类似于正文而实拙陋者、舒缓不收者、繁琐冗杂者，皆为后人追加托附之文。但是，有时即使为正文，由于混杂进了后人的注文，表现为或舒缓不收、或繁琐冗杂，如果除去注文则又成为简劲的文章，对于这种情况的存在，该书却未加以注意，结果就连应当认定为正文的条文也当作后人的追加托附之文而清理了。

　　到了中西深斋的《伤寒论辨正》，遂指出即使在正文中也存在后人附加的字句。及至浅田宗伯的《伤寒论识》，书中随处可见"此处字句为注文""此系混入经文者"等批语。

　　引起注意的还有，《伤寒论》中经常出现"阴阳"两字，但仅就此"阴阳"二字进行比较来看，在原文（正文、经文）、后人的追论（传文）、和注文中，其用法是不同的。

　　为便于研究，另将《康平伤寒论》中出现的注文分为嵌注、旁注，以各篇为序附录于下。

附《康平伤寒论》注文一览

（一）序
　　〔嵌注〕1　撰用素問九卷八十一難陰陽大論胎臚藥錄並平脉辨證
　　〔旁注〕1　集論曰
（二）伤寒例
　　〔嵌注〕1　冬時嚴寒萬類深藏君子固密則不傷寒觸冒之者乃名傷寒耳
　　　　　　2　是以辛苦之人春夏多溫熱病者皆由冬時觸寒所致非時行之氣也
　　　　　　3　是以一歲之中，長幼之病，多相似者也
　　　　　　4　便更與作病也
　　〔旁注〕1　陰陽大論云
　　　　　　2　以傷寒爲毒者以其最成殺厲之氣也
　　　　　　3　此非其時而有其氣

4 不在證治

5 大實堅

6 可半日中盡三服

7 言能飲一斗與五升

（三）辨大阳病痓湿暍

〔嵌注〕1 此三種宜應別論以爲與傷寒相似故此見之

2 此病傷於汗出當風或久傷取冷所致也

3 此亦以夏月傷冷水水行皮中所致也

〔旁注〕1 傷寒所致

2 丹田有熱胃中有寒

3 值天陰雨未止

4 病在頭中寒濕故鼻塞

5 茋遲（一本无）

（四）辨大阳病（上）

〔嵌注〕1 若不上衝者不可與之

2 桂枝不中與之也觀其脉證知犯何逆隨證治之

3 本云桂枝湯今加附子

4 本云桂枝湯今去芍藥

5 本云桂枝湯今去芍藥加附子

6 脉微緩者爲欲愈也脉微而惡寒者此陰陽俱虛不可更發汗更下更吐也面色反有熱色者未欲解也

7 本云桂枝湯三合麻黃湯三合併爲六合頓服

8 本云桂枝湯二分麻黃湯一分合爲二升，分再服今合爲方

9 本云當裁爲越婢湯圭支湯合之飲一升今合爲一方桂枝湯二分越婢湯一分

10 本云桂枝湯今去桂枝加茯苓白术

11 欲攻其表此誤也

〔旁注〕1 陽浮者熱自發陰弱者汗自出

2 方用前法

3　風池風府

4　此無陽也

5　以復其陽

（五）辨大阳病（中）

〔嵌注〕1　諸湯藥皆仿之

2　汗出多者溫粉撲之

3　若復服汗多亡陽遂虛惡風煩躁不得眠也

4　且薨花不治利麻黃主喘今此語反之疑非仲景意

5　此當發其汗服藥已微除也

6　大陽病證不罷者不可下之爲逆

7　若發汗不徹不足陽氣拂鬱

8　當汗不汗其人躁煩○不知痛處乍在腹中乍○四肢按之不可得

9　何以知汗出不徹以脉濇故知也

10　加減方疑非仲景方

11　所以然者以內外俱虛故也

12　但陽脉微者汗出而解但陰脉微者下之而解

13　一方加大黃二兩若不加恐不爲大柴胡湯

14　此本柴胡下之而不得利今反利者知醫以丸藥下之非其治也

15　不解更作

16　當微利

17　本云柴胡湯今加龍骨等

18　十餘日振慄自下利者此爲欲解

19　小便當數而反不數及不多

20　陽盛則欲衄陰盛則小便鞕陰陽俱虛竭身體則枯燥

21　小便利者其人可治

22　本云桂枝湯今去芍藥加蜀漆牡蠣龍骨

23　何以知之脉浮而汗出解

24　更加桂枝二兩也本云桂枝湯今加桂五兩所以加桂者以能泄奔豚氣也

25　若不而者不可與○但欲嘔胸中痛微溏者此非柴胡湯證以嘔
　　故知極吐也

26　所以然者以大陽隨症瘀熱在裏故也

〔旁注〕1　脉促者表未解也

2　此爲逆也

3　無少陰症者

4　服湯已渴者此寒去欲解也

4　下之爲逆

5　衄乃愈

6　在表當解之薫之

7　以汗出不徹故也

8　虚故也

9　有表裏證

10　名曰水逆

11　爲逆

12　亡津

13　中風

14　法當腹中急痛

15　過經

16　潮熱者實也

17　過經

18　血自下則愈

19　穀氣下流故也

20　失其常度兩相薫灼

21　亡陽

22　弱者發熱

23　到經不解

24　追虚追實

25　焦骨傷筋

26　此爲實實以虛治

27　火逆之也

28　氣從小腹上衝心者

29　關上

30　此爲小逆

31　過經

32　小便不利者爲無血也

33　血證諦也

34　爲有血也

35　不可餘藥

36　若不下者更服

（六）辨大阳病（下）

〔嵌注〕1　浮則爲風數則爲熱動則爲痛數則爲虛

2　白散亦可服

3　本云人參湯作如桂枝法加半夏柴胡黃芩復如柴胡法今用人參作各半劑

4　汗出爲陽微假令純陰結不得復有外證悉入在裏此爲半在裏半在外也脈雖沉緊不得爲少陰病所以然者少陰不得有汗今頭汗出故知非少陰也

5　表解者乃可攻之

6　強人服一錢匕羸人者服半錢

7　表裏但虛陰陽氣並竭

8　面色青黃膚瞤者難治今色微黃手足溫者易愈

9　一方云忍之一日乃愈

10　但以胃中虛客氣上逆故使鞕也

11　附子瀉心湯本云加附子半夏瀉心湯甘草瀉心湯同體別名耳生薑瀉心湯本云理中人參黃芩湯去桂枝术加黃連並瀉肝法

12　理中者理中焦此利在下焦

13　復不止者當利其小便

14　日再夜一服

15　解表宜桂枝人参湯攻痞宜大黄黄連瀉心湯

16　諸亡血虛家不可與瓜蒂散

17　熱結在裏

18　此方立夏後、立秋前乃可服正月二月三月尚凜冽亦不可與
　　服之與之則嘔利而腹痛○諸亡血虛家亦不可與得之則腹痛
　　下利者但可溫之當愈

19　其表不解者不可與白虎湯

20　日再夜一服

21　日再夜一服

22　晝三夜一

23　此本一方二法以大便鞕小便不利去桂也以大便不鞕小便不
　　利當加桂附子三枚虛弱家及產婦宜減服之

24　初服得微汗則解能食汗出止復煩者將服五合恐一升多者宜
　　服六七合爲妙

25　一名復脉湯

〔旁注〕1　胃中空虛客氣動膈

　　　2　無大熱者此爲水結在胸脅也

　　　3　此本有寒飲也

　　　4　此爲欲解也

　　　5　此爲熱入血室

　　　6　此爲未解也

　　　7　此爲陽微解必有表復有裏也脉沉亦有裏也

　　　8　此雖已下之不爲逆也

　　　9　此爲結

　　　10　此爲痞

　　　11　此表解裏未和也

　　　12　平旦服

　　　13　加半錢

14　無陽則陰獨

15　關上

16　本以下之故

17　此非熱結

18　表未解也

19　此爲胸中有寒飲也

20　晝三夜二疑非仲景法

21　臍下心下鞕

22　恐多也

(七) 辨阳明病

〔嵌注〕1　所以然者以胃中冷水穀不別故也

2　汗出而解者此水不勝穀氣與汗共並脈緊則愈

3　所以然者胃中虛冷故也

4　所以然者脈遲故也

5　當問其小便日幾行若本小便日三四行今日再行故知大便不久
出今爲小便數少以津液當還入胃中故知不久必大便也

6　得下餘勿服

7　初服湯當更衣不而者盡飲之若更衣者勿服之

8　鄭聲重語也

9　若一服利則止後服

10　若不尿腹滿加噦者不治

11　尿如皂莢汁狀色正赤一宿腹減黃從小便去也

12　若有燥屎者可攻腹微滿初頭鞕後必溏者不可攻之

13　得湯反劇者屬上焦也

14　漸加以知爲度

15　負者失也互相克賊名爲負也

16　於寒濕中求之

17　半日服盡

〔旁注〕1　此欲作固瘕

2　以其人本虛攻其熱必噦

3　此欲作穀疸

4　此必大便鞕故也

5　有潮熱者此外欲解可攻裏也汗出者此大便已鞕也

6　不鞕者不可與之

7　脈弦者生澀者死微者但發潮熱

8　此爲風

9　下之愈

10　沉爲在裏

11　脉浮發熱

12　小結胸

13　此爲津液內竭

14　疑非仲景

15　此爲熱越

16　此爲瘀熱在裏

17　所以然者本有久瘀血故令喜忘

18　所以然者本有宿食故也

19　寸關尺

20　渴者此轉屬陽明也

21　此爲實也

22　其脉不負者爲順也

（八）辨少阳病

〔嵌注〕1　知犯何逆以法治之

〔旁注〕1　此屬胃胃不和煩而悸

2　上關上

（九）辨大阴病

〔嵌注〕1　宜服回逆輩

2　以脾家實腐穢當去故也

3　本云桂枝湯今加芍藥

〔旁注〕1 屬大陰也

（十）辨少阴病

〔嵌注〕1 小便白者以下焦虛有寒不能制水故令色白也

2 以二三日無裏證故發微汗也

3 若一服愈餘勿服

4 半夏有毒不當散服

5 服湯脉暴出者死微續者生

6 若无膽亦可用

7 脉病皆與方相應者乃服之

〔旁注〕1 屬少陰也

2 溫服七合

3 自下利者此爲有水氣也

4 脈弦遲者此胸中實當吐之

（十一）辨厥阴病

〔嵌注〕1 厥者手足厥冷者是

2 蚘厥者其人當吐蚘

3 蚘上入其膈故煩

4 又主久利

〔旁注〕1 消渴

2 吐蚘

3 此爲藏厥

4 此爲藏寒

5 煩者蚘聞食臭出

6 寸

7 爲難治

（十二）辨厥阴病 霍乱

〔嵌注〕1 無豬膽以羊膽代之

2 日三回夜一服

〔旁注〕1 利止亡血也

　　　　2　霍亂

　　　　3　小和利之

　　　　4　其脉即來

（十三）辨阴阳易差后劳復病

　　〔嵌注〕1　此爲愈矣婦人病取男子褌燒服

　　　　　　2　若有宿食者内大黄如博碁子五六枚服之愈

　　〔旁注〕1　胸上有寒當以丸藥溫之

以上，嵌注为一百零六处，旁注为一百一十七处。

第七章 《伤寒论》的药物

一、药物的功效与炮制

在《伤寒论》中出现的药物约有九十余种，与《金匮要略》相比少了许多。下面就这些药物的功效与炮制试作简略的介绍。关于药物的功效，因陈邦贤著《新本草备要》简明而得要领，故多引用该书的论述。

阿胶

用牛、驴等的皮作的胶。《新本草备要》记述其功用道："为滋养润补药，又为止血药，外治皮肤损伤及皲裂、火伤等。"该药具有滋养、滋润、强壮、止血、缓和、镇静等作用。

茵陈蒿

《新本草备要》记述其："治风湿，利小便，为疗黄疸之药。"该药具有消炎、利尿、利胆的作用，用于肝脏损害。

乌梅

将成熟前的梅果实用煤烟熏制而成，具有止呕吐、驱蛔虫、下气、除热、镇静的作用。

铅丹

在柴胡加龙骨牡蛎汤中使用，我用该方曾引起一例患者铅中毒，出现数日流口水的症状，后来便没再使用。浅田宗伯等也去该药物而使用柴胡加龙骨牡蛎汤。

黄芩

《新本草备要》记述其功用为："泻火除湿，用为清凉解热药，并有利尿之效能。"

《伤寒论》的方剂中，凡名为泻心汤者，均配有黄芩。仅据此亦可知，黄芩具有除心下痞的功效，也是一种健胃剂。

市售品已经去除了根的软木部分，切片即可用，无需特别炮制。

黄蘗

也写作黄柏。《新本草备要》记述其功用道："用为变质、强壮及健胃药，又可外用为眼科药与皮肤病药。"该药具有消炎、健胃、整肠、收敛的功效，也有抗菌作用。

黄连

《新本草备要》记述其功用为："对细菌有抗生作用，用为苦味健胃药，及赤痢、肠炎、眼结膜炎等"，当然，这仅是黄连功用的一部分。黄连具有止血、镇静、消炎的作用，用于存在眩晕、兴奋、出血、炎症等状态的场合。

市售品已经烧去了须根，切片即可用。

海藻

《新本草备要》记述其功用道："用为利尿药，又能消瘿瘤。"瘿瘤，即俗称的"瘤子"。

薤白

《名医别录》云："薤白味苦，温，除寒热，去水气，温中散结"，"中"指身体的内里。该药具有散凝结、治疗胸背痛、利尿的作用。

葛根

《新本草备要》记载："用于发汗清凉及解热药。"据此可知葛根具有使汗出、退热、解除郁闭于体内之热的作用。另外该药可以缓解肌肉的紧张，治疗肩凝、背凝。还有调整肠道的蠕动，治疗腹泻，缓和里急后重的功效。

葛根于切后使用，市售品多切成骰子形状。

滑石

《新本草备要》记述其功用为："为粉药之赋形药"，此为误。滑石具有消除尿路炎症、缓和刺激症状、使小便通畅的作用。

瓜蒂

现在栽培品的瓜蒂苦味小，不能作为催吐剂来使用。过去使用过一种叫做真桑瓜的蒂，现在找不到了。

熬成黄色后使用。

栝楼根

也写成栝吕根、瓜吕根。天花粉即其粉末。

《新本草备要》记述其功用为："用为消渴润燥药，及为排脓生肌消肿药物。"所谓消渴、润燥药，意为止咽喉干渴、滋润身体的药物。所谓排脓、生肌，为排出脓液、有益肉芽发生之意。所谓消肿，为治疗肿物之意。另外栝楼根还有缓解肌肉紧张的效果。

无需特别炮制，可切片使用。

瓜蒌实（仁）

瓜蒌的种子。

《新本草备要》称其"用为祛痰镇静药"。该药还有消炎、解热和镇痛的作用。

无需特别炮制，可切片使用。

甘遂

《新本草备要》称其功用为："主治水肿药"，该药为峻下剂，具有利水作用。

干姜

姜的干燥根茎。《新本草备要》记述其功用为："温中祛寒，燥湿消痰，用为祛风消化药。"温中的"中"，指身体内里、内脏；"痰"指病理性水分；祛风指驱除肠内气体的作用。据此可知，干姜具有刺激内脏而温之、促进新陈代谢、去除蓄积于体内的病理性水分、排除气体、帮助消化的功效。

无需特别炮制，可切片使用。

甘草

《新本草备要》记述道："用为缓和药，以治咳嗽及咽痛，又为矫味剂，以能协和诸药。"所以，甘草用于急迫的疼痛、痉挛和咳嗽等，具有缓和的作用。还作为难以服用药物的矫味剂，协助其他药物发挥作用。另外，甘草还有强化肝脏解毒作用的功效。

甘草或切片生用，或炙用，炙用则将长棒状甘草焙烤后切片。

桔梗

《新本草备要》记述其功用为："用为刺激性祛痰药。治感冒、咳嗽、喘息、肺结核、胸膜炎等。"桔梗有排脓、祛痰的功效。

枳实

应为橘的未成熟果实，但在日本使用的是橙的未成熟果实。

《新本草备要》记述枳实功用为："有祛痰、利尿、发汗、消化之功效。"该药为一种芳香性健胃剂，有柔和肌肉紧张的作用。

枳实的炮制方法为"浸于水，炙呈黄色"、"炙干"。推测其意为，该药质硬，浸于水使之软而易于切片，然后炙而使其干燥。

杏仁

杏的种子。

《新本草备要》记述道："用作镇咳祛痰药及调味药。"据此可知，杏仁用于治疗咳嗽、祛痰，还是其他药物的调和剂。其实该药还有治疗血行停滞、使小便通利、去浮肿、镇痛、润燥的功效。

杏仁的炮制方法为"汤渍去皮尖及两仁者""去皮尖熬黑"，意为将杏仁置于开水中轻渍，去涩皮和胚芽，然后去两瓣仍为一体者。也有再熬而至色黑者。所谓熬，指炒去水分。

但现在一般带皮尖使用，用时细切。

苦酒

即米酿造的醋。在《新本草备要》中，"醋"项下有一名为苦酒，并记述其功用为："散瘀血、消痈肿，用为消散积块药，及解鱼肉、蔬菜与诸虫毒。"

桂枝

肉桂的枝皮，非大树干皮，为较小枝之皮。稻叶若水云："桂枝为梗小条者，非身干粗厚处。"但现在日本市售的桂枝为桂皮，并非桂枝，用之也能取效。

过去也曾使用过土佐（日本旧国名，今高知县，译者注）、纪州（日本旧地名，今和歌山县、三重县一带，译者注）等地产肉桂树的根皮，现在则很少作为汉方药来配制药剂了。

《新本草备要》记述桂枝功用为："发汗解肌、调和营卫，为治冲逆之要药。"据此可知，桂枝具有使汗出、去体表之邪气、改善气与血之循环、调和阴阳、治气上逆的功效。

桂枝的炮制为"去皮"。本来要使用皮，为什么还要去皮呢？此处"去皮"应指去除表面既无味道亦无气味的粗皮而言。

鸡子黄

为家鸡的蛋黄，《新本草备要》记述为："清热补阴，用作解热解毒药。"

芫花

芫花的花蕾。《新本草备要》称其功用为："用为水肿及祛痰药。"熬制后用。

胶饴

将米蒸熟，加入麦芽经糖化制作的糖，也称饴糖。《新本草备要》称其功用为："补虚弱，益气力。"该药有滋补强壮的效果和缓解急迫症状的作用。

香豉

也称淡豆豉、豉，为大豆经发酵而制成。其制作方法在李时珍《本草纲目》里有详细记载，但因较为繁琐，所以一般以普通纳豆的干燥品代之。

《新本草备要》记述淡豆豉的功用为："用为发汗药，又用为催吐药。"但失之确切。香豉有滋养的效果，是一种消化剂，又有消炎、解热和镇静的作用。

香豉与石膏相同，以绢绵包裹而煎。

粳米

糙米，具有滋养、缓和、止渴的功效。

厚朴

《新本草备要》记述厚朴的功用为："下气散满，用治霍乱中暑，及健胃利水药。"据此可知，该药具有治疗气之上逆、改善气之循环，缓解肌肉紧张而治疗痉挛的功效。

厚朴的炮制为"炙去皮"。炙即烤焙，同甘草的炮制方法。去皮则同桂枝炮制方法，即去粗皮。

吴茱萸

吴茱萸的果实。《新本草备要》记述吴茱萸的功用为："祛风寒湿、下气、开郁，用为冲动、祛风、收敛、杀虫药。"风、寒均指外邪，湿为水毒。除针对风寒湿外，吴茱萸还可用于治疗气之上冲，祛除气之郁滞。作为刺激性药物而发挥作用，具有摇撼推动沉滞，去除肠内气体的功效，也有收敛、杀虫的作用。基于这些机制，该药还有健胃、镇痛和利尿作用，用于治疗头痛、呕吐。

五味子

北五味子的果实。《新本草备要》记述五味子的功用为："用为祛痰、滋补收敛药。"

无需特别炮制，可直接使用。

柴胡

柴胡的根，《新本草备要》记述柴胡的功用为："用为退热药，又为虐疾特效药。"这样论述并不恰当。柴胡能够强化肝脏机能，治疗胸胁苦满，具有解热、镇痛、镇静、利尿的功效。

无需特别炮制，可切片使用。

细辛

《新本草备要》记述细辛的功用为："用于三叉神经痛的药物，又为解热发汗药。"细辛能够促进新陈代谢，改善血液循环，具有利尿作用，还有镇咳、镇痛的功效。

栀子

栀子的果实，《新本草备要》记述栀子的功用为："用于血症药，泻火，止血，止烦呕。"

栀子可用于治疗身热、胸中窒塞、心胸痛等症，具有镇静、止血、消炎、利尿、解热等功效。另外还有极轻微的泻下作用。

栀子破开（擘）后使用。

赤小豆

赤小豆的种子。《新本草备要》记述赤小豆的功用为："用为利水药及肿疡药。"该药具有解毒、利尿和排脓作用。

赤石脂

含有氧化铁的陶土。作为收敛剂使用，具有止血、止泻的功效。《新本草备要》记述为："用作收敛药。"

粉碎后使用。

芍药

芍药的根。没有必要将芍药分成白芍和赤芍。

《新本草备要》分成白芍和赤芍，记述赤芍"散瘀活血，治疗肿疮疡药，又为镇痛调经药"，由此可知芍药具有治疗血液瘀滞和各种肿物的作用，另外，该药也用于疼痛和月经不调。《新本草备要》又记述白芍功用为："用于腹痛痢疾等症，又有解热之作用，用于感冒与肺病。妇人之调经药中，亦可用之。"可见其作用与赤芍没有大的差别。

芍药无需特别炮制，可切片使用。

生姜

姜的根茎，生用，不剥皮，切片使用。

《新本草备要》记述生姜的功用为："用为健胃镇吐药，姜皮行水，治浮肿胀满。"由此可知，生姜具有芳香性健胃剂的作用，止呕吐，改善体内水分代谢，用于治疗浮肿和腹部膨满。

生姜应为烹调时所用的鲜生姜，汉药店里出售的生姜是干生姜。

生地黄

地黄的根。市售品为干地黄或熟地黄，药店里并无生地黄，如果要使用生地黄，只能自己栽培或储藏。所以，使用生地黄时多为干地黄。

《新本草备要》记述生地黄的功用为："泻火清热，止吐衄，疗温痢，用作解热药。"所谓泻火，指治疗炎症。清热为下热之意。吐衄指吐血、衄血。温痢，指热性腹泻。另外，该药还有强壮、滋润、缓和、补血、镇静、镇痛的效果。

生梓白皮

梓是什么植物，并不清楚。

在市售品中，并没有梓白皮，而是使用桑白皮（桑树的根皮）代之。该药有利尿作用。

炮制方法中有"切"，可切片使用。

商陆根

商陆的根。《新本草备要》记述其"用于水肿症，为利尿药"。

炮制方法中有"熬"，熬后使用。

蜀漆

常山之苗的叶和茎。《新本草备要》记述常山的功用为"用于截疟药"。所谓截疟药，指截断疟疾发热的药物。该药也有镇静效果。

蜀漆应"洗去腥"，即洗去腥臭气而使用。

蜀椒

花椒的果壳。《新本草备要》记述蜀椒的功用为"用作解毒杀虫药，又作健胃药"。该药为促进血液循环的刺激性药物，具有健胃、整肠、祛风的效果。

炮制方法中有"出汗"。所谓出汗，即炒之，将所出之油看作汗。炒后使用。

食蜜

即蜂蜜，同白蜜，具有滋养强壮、缓和的功效。

秦皮

《新本草备要》记述其功用为"用为眼疾药，又为泻痢药"。具有消炎、下热、收敛的功效。

水蛭

即生活在河里吸人血的蚂蟥。水蛭具有溶解陈旧性凝血的功效。
以火炙，干燥后使用。

清酒

为兴奋剂，具有使血液循环旺盛、促进药物吸收的功效。

石膏

为天然含水硫酸钙。《新本草备要》记述石膏功用为"用为清凉解热药"。石膏还有镇静、抑制兴奋、止口渴、治疗烦躁的功效。
石膏的炮制方法为"碎，绵裹"，即将石膏碾碎后，以绢绵包裹而煎。《伤寒论》形成时期之绵应为蚕丝制作的绢绵，而非棉花织品。

旋覆花

旋覆花的花。《新本草备要》记述旋覆花功用为"下气消痰，用为健胃祛痰药"，这里所谓"痰"为水毒之意吧。

葱白

葱的白茎。《新本草备要》记述其功用为"用治兴奋、祛痰、发汗、利尿、止血、杀虫药，又外用于疮疡、痛风等"。

大黄

大黄的根茎。《新本草备要》记述大黄"专用为缓下剂，又用为健胃剂，治消化不良及大便秘结等症"。
大黄除泻下作用外，也有消炎的功效。
大黄去皮以清酒洗后使用，也有不以清酒洗而使用者。

大戟

大戟的根，为兼有利水作用的峻下剂。《新本草备要》记述其"专用为下泄剂，又用为治痰饮药"。泻下剂即泻药，痰饮指水毒。

代赭石

天然赤铁矿石，《新本草备要》记述其"用为收敛药"，该药有补血、收敛、止血的功效。

打碎使用。

大枣

枣树的成熟果实。《新本草备要》记述其药效为"用于缓和强壮药"，据此可知，大枣具有类似于甘草的治疗急迫症情的缓和作用，在治疗急迫性剧烈咳嗽、腹痛、痉挛、心悸亢进等病症同时，还有强壮功效。

大枣的炮制为"擘"，实际为用小刀样物破开，因为逐个破开很费工夫，近年便采用切制的方法。

太一禹余粮

也称禹余粮，为一种褐铁矿石，《新本草备要》记述其功用为"专用为止血药及其他贫血、萎黄病等"。该药为收敛剂，有止血、止泻的功效。

打碎使用。

泽泻

泽泻的块茎。《新本草备要》记述泽泻的功用为"用于水肿、利尿、中暑等"，泽泻除具有利尿作用外，还有止口渴、治冒眩等功效。所谓冒眩，指头有戴物感、眩晕的证候。

无需特别炮制。

竹叶

淡竹的叶，具有镇静、镇咳、利尿、退热的功效，也有使上逆气机降下的作用。

知母

知母的根茎。《新本草备要》记述知母的功用为"用为解热、镇静及利尿药"。

猪胆

猪的胆囊，具有利胆、健胃、镇痉、镇痛、解毒的功效。猪胆汁即猪的胆汁，用猪胆即可。猪肤即猪肉。

猪苓

《新本草备要》记述猪苓的功用为"行水利湿、消肿止泻，专作利尿药"。猪苓不仅有利尿、解热、止渴的功效，也有镇静作用。
炮制方法为去除外面的黑皮，但市售品的黑皮并未去掉。

通草

也称木通。木通具有利尿的功效。

葶苈子

《新本草备要》记述葶苈子的功用为"用为利尿及祛痰药"。
炒用。

当归

当归的根。《新本草备要》记述当归的功用为"补血活血、润燥滑肠，用于调血通经。为女科要药"。该药还有治疗贫血、止血、温暖身体、滋润、调经、镇痛、镇静的功效。

桃仁

桃的种子。《新本草备要》记述桃仁的功用为"破血行瘀、润燥通便，用治咳嗽、血病风痛"。所谓破血、行瘀是指化行瘀血（停滞之血）。另外，该药还有滋润作用，改善大便的通行，治疗咳嗽，治疗因血而变生的疾病，治疗身体各处的疼痛等功效。

桃仁的炮制方法为"去皮尖"，即去除涩皮和胚芽后使用。

人参

人参的根。《新本草备要》记述桃仁的功用为"用为强壮药，凡肺痨、神经衰弱、阳痿、遗精、衰老、贫血与肾脏病及子宫病，及一切体力消耗所起之病皆可用。于神经衰弱之头痛眩晕，尤有特效。能兴奋人体的新陈代谢，尤其含水碳素之新陈代谢有关，且有利尿作用"。另外，人参还有改善消化吸收、增进食欲、制止呕吐和腹泻的功效。

日本有栽培的人参。另外，也以竹节人参、土人参为代用品。

人参无需特别炮制，可切片使用。

贝母

贝母的鳞茎。《新本草备要》记述贝母的功用为"专用于祛痰镇静药"，其功效与桔梗相似。

白头翁

白头翁的根。《新本草备要》记述其功用为"清热，凉血，用为月经闭止及热性下痢药"，该药具有解热、消炎、收敛、止血的功效。

白粉

粳米的粉末，具有缓和、滋养的功效。

炮制方法为"熬香"，即炒、焙后使用。

白蜜

即蜂蜜，同食用蜜，具有滋养强壮的功效。

麦门冬

《新本草备要》记述麦门冬的功用为"用为缓和、滋养及祛痰药、解热药"，该药还有滋润、利尿的功效。

炮制方法为"去心"，即去掉根中心部丝样硬心。以前曾有去心的市售品，现在无踪影可寻了。

巴豆

巴豆的种子，为峻下剂。

巴豆的炮制方法为"去皮心熬黑研如脂"，即去表面的皮和胚芽，炒黑后入研钵研磨，使之成脂状。

半夏

半夏的球茎。

《新本草备要》记述半夏的功用为"用为咳逆及吐逆之镇静药"。所谓咳逆，为从下突举向上的剧烈咳嗽。吐逆，为剧烈呕吐。半夏不仅具有镇静这些症状的功效，还有降下上逆之气、利尿、去除病理性水分的作用。

半夏的炮制方法为"洗"，大概是洗去外侧软木层之意。另有"破如枣核"字样，意为破开如枣核大小。

白术

《伤寒论》中使用了白术，但在中国白术为白术的根茎。在日本将苍术的老根称为苍术，将剥去软木层的肥大嫩根称为白术。

《新本草备要》记述白术的功用为"补脾燥湿，用作健胃药及利水与解热药"。汉方医学的"脾"并非现代医学的脾脏，而是指帮助胃消化的脏器，所以白术具有帮助消化、强壮胃的机能、祛除蓄积于体内的病理性水分、除热的作用。

另外，白术还有镇痛的功效。

白术无需特别炮制，可切片使用。

茯苓

《新本草备要》记述茯苓的功用为"用为利水药，以治水肿与淋病；又为强壮药，用于衰弱者。茯苓皮专能行水，治水肿、肤胀"。这里的淋病指尿淋漓不畅快的病症，为一般的膀胱、前列腺、尿道等疾病，并非属于性病的淋病。肤胀指浮肿。

另外，茯苓有镇静的功效，有抑制兴奋和悸动之力。

茯苓无需特别炮制，可切片使用。

附子

乌头的幼根，因附着于母根，所以称作附子。市售品中称为白川附子者，其母根也连在一体。附子为有毒植物，如果用法、用量错误，则会出现中毒症状，有时甚至会发生死亡。但是如果能够巧妙地运用，则有显著的效果，是一个重要的药物。

《新本草备要》记述附子的功用为"用为强心药，兴奋药，又用于慢性消化不良及利尿发汗等"。

附子用于新陈代谢衰退病症，具有促进新陈代谢、镇痛、镇痉、强心、强精的功效，特别是对于阴证病人是一种重要的药物。

附子的炮制方法有"生用、去皮、破八片"和"炮用、去皮、破八片"。生用，即直接使用，去皮后破成八片而使用。炮用则将附子炮后再使用，方法是用湿纸包住附子，埋置于热灰中，而使有毒成分乌头碱分解。

芒硝

一般的芒硝为硫酸钠，但对正仓院（日本镰仓时代收藏医药物品场所，遗址在奈良市，译者注）的药物进行研究考证，发现古代的芒硝为硫酸镁。

芒硝具有利尿和泻下作用。

虻虫

吸动物血的虻虫（牛虻）。同水蛭，具有溶解陈旧性凝血的功用。

虻虫的炮制方法为"去翅足熬"，即去除翅与足，以火炒，干燥后使用。

牡蛎

牡蛎的贝壳。《新本草备要》记述牡蛎的功用为"用于制酸健胃药"。该药还有镇静、强壮的功效。

牡蛎的炮制方法为"熬"，即置于火上。

麻黄

《新本草备要》记述麻黄的药效为"乃兴奋交感神经药，专用为发汗剂，又能除去支气管之痉挛而用于喘，麻黄根则止汗"。由此可知，麻黄具有兴奋交感神经作用和促发汗、治疗哮喘的功效。另外，麻黄还有利尿、治疗肌肉关节疼痛的作用。

麻黄的炮制方法为"去节"。麻黄的地上部分多节，即去除这些节后使用。据说麻黄节有止汗作用。

但是大部分市售品麻黄是带节切段的。

麻子仁

又写作麻子人。大麻的种子，为黏滑性缓下剂。

龙骨

古代哺乳动物的骨骼化石。《新本草备要》记述龙骨的功用为"镇惊安寐，用作强壮药"。所谓镇惊，即抑制因神经过敏而易惊的病症，安寐，安眠之意。由此可知，龙骨具有镇静兴奋的功效。

无需特殊炮制，打碎后使用。

连轺

连翘的根，其果实为连翘，但《伤寒论》用连轺，并注有"连翘根是"。《新本草备要》记述连轺的功用为"疗癣及其他诸疡之内服药"，连轺还有利尿、消炎的功效，用于皮肤病。但也有连轺为连翘别名之说。

二、药物的用量

对于《伤寒论》药物的用量，自古以来就不断地在研究论述，我相信小岛学古、喜多村栲窗、山田椿庭等考证学派学者的立论是正确的。在这些先贤们学说的基础上，我进行了药量的换算，内容如下。

按照小岛学古的说法，古代以十黍为一累，十累为一株，然后增加至两、斤，此为"时世通用权"。但是在医用药方，用其十分之一，叫做"神农之称"。

于是，取日本产黍粒大者一斤，称其重量，相当于五钱五分六厘八毫。据此而算出铢和两，一铢为一厘四毫五丝，一两为三分四厘八毫。

陶隐居在《本草序例》中记述道，古秤只有铢和两，无分的名称，现在以十黍为一铢，六铢为一分，四分为一两，十六两为一斤。

以上述内容为依据，尝试制作了如下的一览表。

（本节中出现的黍、累、铢、两、斤、钱、分、厘、毫等重量单位的文字均按照《解说》原文中的日语汉字，不作翻译，相关数字同。如原文"五錢五分六釐八豪"，照写为"五钱五分六厘八毫"，译者注）

铢

（汉代）	（江户时代）	（昭和时代）
一铢	一厘四毫五丝	约 0.05g
二铢	二厘九毫	约 0.1g
三铢	四厘三毫五丝	约 0.16g
四铢	五厘八毫	约 0.2g
五铢	七厘二毫五丝	约 0.27g
六铢	八厘七毫	约 0.3g
七铢	一分〇一毫五丝	约 0.37g
八铢	一分一厘六毫	约 0.4g
九铢	一分三厘〇五丝	约 0.48g
十铢	一分四厘五毫	约 0.5g

两

（汉代）	（江户时代）	（昭和时代）
一两	三分四厘八毫	约 1.3g

二两	六分九厘六毫	约2.7g
三两	一钱〇四厘四毫	约3.9g
四两	一钱三分九厘二毫	约5.2g
五两	一钱七分八厘	约6.6g
六两	二钱〇八厘八毫	约7.8g
七两	二钱四分三厘六毫	约9.0g
八两	二钱七分八厘四毫	约10.4g
九两	三钱一分三厘二毫	约11.7g
十两	三钱四分八厘	约13.0g

斤

（汉代）	（江户时代）	（昭和时代）
一斤	五钱五分六厘八毫	约20.8g
二斤	十一钱一分三厘六毫	约41.7g

分

分有两个含义，一个是分割几份之意，非重量单位。另一个含义是六铢为一分，列表如下。

（汉代）	（江户时代）	（昭和时代）
一分	八厘七毫	约0.3g
二分	一分七厘四毫	约0.6g
三分	二分六厘一毫	约1.0g
四分	三分四厘八毫	约1.3g
五分	四分三厘五毫	约1.6g
六分	五分二厘二毫	约2.0g
七分	六分〇九毫	约2.3g
八分	六分九厘六毫	约2.6g
九分	七分八厘三毫	约2.9g
十分	八分七厘	约3.2g

（江户时代，1603～1867 年；昭和时代，1926～1989 年，译者注）

药升

据陶隐居之说，药升上径一寸、下径六分、深八分。由于药物的轻重不同，以此来换算成斤、两很困难。

小岛学古记述道：考察张仲景的方剂，发现对于芒硝、麦门冬、半夏、赤小豆、生梓白皮、甘李根白皮、吴茱萸、小麦、杏仁、麻仁、虻虫、蛴螬、䗪虫、五味子、苇茎、薏苡仁、瓜瓣、酸枣仁、竹茹等药物均使用药升。胶饴、生地黄、马尿、人乳汁、泔紫苏煮汁、冬瓜汁、人粪汁、土浆、硬糖、盐、蜜、清酒、苦酒、白酒等为一般世间用量，不使用药升。另外，粳米几合也是一般世间用量。

斗	一升一合余	约 2000mL
升	一合一勺余	约 200mL
合	一勺余	约 20mL
一人盏	约 · 升	
一中盏	约五合	
一小盏	约三合	

一刀圭——方寸匕的十分之一，一个梧桐子大约为 0.2g。

一方寸匕——用长宽深均一寸的匙子取散末而不洒落的程度。但药物的轻重不同，一方寸匕有 1.5g 者，也有 2.5g 者，现折算为 2.0g。

一钱匕——用汉代货币五铢钱取散末而不洒落的程度。其分量也因药物的轻重不同而不能确定，现折算为 1.0g。

一撮——为四刀圭，约 0.8g。

梧桐子大——一方寸匕的散末蜜和为丸，可成十个梧桐子大。

弹丸大——十个梧桐子大，约 2.0g。

鸡子黄——十个梧桐子大，约 2.0g。

巴豆——不仅因粒大小而重量不同，略陈旧者其脂质含量减而变轻。《本草序例》中记载，巴豆去胚芽和涩皮者十六个相当于一分，但今称取之，十六个的重量为八分余，约 3.0g。

附子、乌头——据《本草序例》记载，将一个去皮者算作半两，约0.5g。这也有大小之分，难以确定下来。

枳实——《本草序例》记载二枚为一分，二枚的重量约0.3g。但是喜多村栲窗却认为把二枚算作五分为宜，重量约1.5g。但是，现在我们使用的枳实与《伤寒论》形成时期的枳实并不相同，这便形成了一个问题。并不仅限于枳实，对于我们现在使用的药物来说，如果该药物与汉代该物并非同一种东西，那么随意地奢谈药物的用量是没有意义的。但是，也有必要知道大致的标准。

大枣——《本草序例》中将三个算作一两，约1.0g。

半夏——《本草序例》中将一升算作五两，约5.0g。

蜀椒——《本草序例》中将一升算作三两，约3.0g。

吴茱萸——《本草序例》中将一升算作五两，约5.0g。

石膏鸡子大——多纪元坚将其算作三钱，约9.0g。

杏仁十枚——称量去皮者，其重量为八分，约3.0g。

麦门冬一升——参照半夏一升，其重量为五两，约5.0g。

栝楼实一枚——其重量为一斤，约16.0g。

栀子一枚——相当于三分，约1.0g。

竹叶一把——据《本草序例》，将一把算作二两，约2.0g。

正文解说

《伤寒论》原序

傷寒卒病論

余每覽越人入虢之診，望齊侯之色，未嘗不慨然歎其才秀也。

【校勘】

成本和玉函无此序文。宋本的书名"伤寒杂病论"之后有"集"字。"余"之上有"论曰"二字。康平本将"集论曰"三字作为旁注。今从康平本将此三字从原文中删削。

【注释】

（1）越人——战国时代名医扁鹊的名字。

（2）虢——战国时代的国名。

（3）齐侯——齐桓公，齐国在今之山东省。

【语译】

越人扁鹊路过虢国时，看到不断有悲叹太子死亡的情形，便指出太子并非真的死亡，遂施予治疗而使其苏醒过来。另外，滞留齐国时，仅凭望见齐桓公面色便可诊断疾病之所在，这些记载出自《史记》扁鹊传（可参看概论第二章"《伤寒论》以前的中国医学"的第二节"扁鹊诊察与治疗的方法"）。我（序文作者）每当看到这些传记时，都感到扁鹊的才能出众而优秀，没有一次不慨叹而激动的。

旁论中提及的"集论"这本书，今日未传，大概该书出现了这里所引用的扁鹊传记。

这里特意记述名医扁鹊的事迹，为后面言及现在的医者不精励修业之事埋下伏笔。

"伤寒卒病论"的含义已在概论部分叙述。

怪當今居世之士，曾不留神醫藥，精究方術，上以療君親之疾，下以救貧賤之厄，中以保身長全，以養其生。

【校勘】

康平本"疾"作"病"。

【注释】

（4）当今居世之士——当今，即现代。居世之士，指世间的士。士，为修文习武之人的总称。

（5）方术——医方、药术。

【语译】

该条指责世间之士被名声和利欲夺其心志而轻视身体健康的现象。

现代修文习武之人，不在医术的研究上倾注心智。本来钻研医术，于上可以为君主和父母治疗疾病，于下可以救济贫穷和卑贱者的困苦，并且还可以保护自身的身体健康，达成长寿。但不可思议的是世间之士并不为此而努力，这是为什么呢？

但競逐榮勢，企踵權豪，孜孜汲汲，惟名利是務，崇飾其末，忽棄其本，華其外而悴其內，皮之不存，毛將安附焉。

【注释】

（6）荣势——荣华、权势。

（7）企踵权豪——羡慕那些握有权力者，自己也焦急地想成为那样。

（8）孜孜汲汲——勤奋不懈怠的样子。

（9）崇饰其末，忽弃其本——追求细枝末节的权势、过分地装模作样地粉饰外表，却粗糙地对待身体，动摇了健康之本，置生命于不顾。

（10）悴——憔悴、没落之意。

（11）皮之不存，毛将安附焉——该语见于《左传·僖公十四年》一章，引用于此。如果没有皮，毛也就失去了依附的地方，比喻身体的健全才是真正的名与利，俗语所谓"生乃万物"之意。

【语译】

该条继前条之后继续指责羡慕荣势权豪而粗糙地对待身体健康者。世间之士专心于竞相追逐荣华与权势，羡慕权豪，不知休止、不懈怠地努力，一味追求名与利。如此装模作样地粉饰末节而忽视其根本，装饰华丽的外表而使内里憔悴，不可能保全健康、达成长寿。这样就像失去了皮却还希望有毛依附的地方一样，颠倒了主客本末的位置。

卒然遭邪風之氣，嬰非常之疾，患及禍至，而方震慄，降志屈節，欽望巫祝，告窮歸天，束手受敗。賫百年之壽命，持至貴之重器，委付凡醫，恣其所措。

【校勘】

在康平本，该条前有"哀乎趨世之士又馳競浮華不固根本"十五字。今从宋本，将该十五字置于"蠢若游魂"之后。康平本的"恣"前有"而"字，无"凡"字，以符号□表示缺字。

【注释】

（12）邪风——外邪。

（13）婴——患、触犯之意。

（14）非常之疾——大病。

（15）震栗——因恐惧而哆嗦颤抖。

（16）钦望巫祝——巫，指神社的巫婆、女巫。祝，指神社的主祭、祠官、神官等。钦望，指非常恳切、期待的样子。

【语译】

没有什么预兆，突然为外邪侵犯，罹患伤寒样的大病，自身猝然被疾病所迫、为疾病而痛苦，心生恐惧而哆嗦颤抖，平生的志向不知消逝在何处，素有的高节也一下子折服，恳请于祈祷师，惟望挽救生命。当医者进一步告知病情危笃时，并没有理会到平时所关心的事情有偏误，认同于这是天命、没有办法而绝望，袖手空待死亡。人持有百年的天寿而降生于世，所具有的身体犹如高贵的重器，却委任于医术低劣的医者，由其荒唐敷衍处置而丧命。

咄嗟嗚呼，厥身已斃，神明消滅，變爲異物，幽潛重泉，徒爲啼泣。痛夫，舉世昏迷，莫能覺悟，不惜其身，若是輕生，彼何榮勢之云哉。

【注释】

（17）咄嗟呜呼——均为感叹、叹息的声音。为啊、啊连续之声，表示非止一次地、再三地感叹。

（18）神明——精神、心。

（19）重泉——同梁泉或黄泉，指地下，即人死后去的地方。

【语译】

啊，啊，其肉身已死，精神消亡，变为另一种姿态，幽然潜入冥暗之乡，甚至一家一族相继聚于此，哇哇哭泣，悲哀至极，实为沉痛之事。世间一般之人，皆为名利所迷惑，未能醒悟到底自身为何物，不珍惜自己的生命，举止所措轻率，这种状况哪里有荣华权势可言呢。

而进不能爱人知人，退不能爱身知己，遇灾值祸，身居厄地，蒙蒙昧昧，蠢若游魂。哀乎，趋世之士，驰竞浮华，不固根本，忘躯徇物，危若冰谷至於是也。

【校勘】

康平本"驰竞浮华"前有"又"字。又从"哀乎"以下至"不固根本"十二字，在康平本置于"毛将安附焉"之后。今从宋本。

【注释】

（20）蒙蒙昧昧——蒙昧或者愚昧之意。

（21）蠢——同愚。

（22）若游魂——同今之俗语丢了魂的壳子，即精神浮游，犹如痴愚的样子，呆而无主见。

（23）趋世之士——世间竞相追求名利之士。

（24）浮华——指修饰外表。

（25）忘躯徇物——忘掉了身体与生命的重要，心为物欲所吸引。

（26）危若冰谷——就像走在结着冰的深谷，指危险之意。

【语译】

并且不仅不能积极地向前，治疗君亲们的疾病，解救贫贱者的困厄，爱他人而知他人，就连消极地退而求其次，维护自己的健康，保全长寿，爱己之身而省知自身为何也做不到。即使遭遇灾祸，自己的身体处于危险之境地，也愚昧地犹如丢掉了灵魂的空壳，呆痴而无主见，不能采取恰当的处置。这是很悲哀的事情。世间竞相追求名利的人们，奋力驰求作为外表修饰的权势，而不去培固实为根本的身心健全。如此一来，忘掉了贵重的身体，为物欲而眩目，过着一种如履冰谷的危险生活，于是便形成了这样的结果。

序文到这里为一段落。

余宗族素多，向餘二百。建安纪年以来，犹未十稔，其死亡者，三分有二，伤寒十居其七。

【注释】

（27）宗族——同一族、一门。

（28）建安纪年——建安，为东汉献帝的年号。纪年，为纪元之年，即建安元年。

（29）稔——同年。

（30）伤寒——大概指西医伤寒病等恶性疫性疾病。

【语译】

我家一族原来有二百余人之多，但从建安元年以来，还没到十年的时间，竟死亡了三分之二，死者的十人中之七人为罹患伤寒而亡。

感往昔之淪喪，傷横夭之莫救，乃勤求古訓，博采衆方，撰用素問、九卷、八十一難、陰陽大論、胎臚藥錄、并平脈辨證，爲傷寒卒病論。雖未能盡愈諸病，庶可以見病知源。若能尋余所集，思過半矣。

【校勘】

康平本"撰用"至"平脉辨证"二十三字为嵌注文，因有关于本书概论部分内容，特别置于该处。"伤寒卒病论"五字，宋版为"伤寒杂病论合十六卷"，今从康平本。

【注释】

（31）淪喪——淪，同没。淪喪，即死亡。

（32）横夭——应该存活的人年轻时死亡。

（33）九卷——指《灵枢》。

（34）八十一难——《八十一难经》。

（35）阴阳大论——在"伤寒例"中，可以看到"阴阳大论曰"的条文，该书籍未传至现在。

（36）胎胪药录——胎胪，罗列之意。药录，即药物的记载。推测此书为记载药物的本草书籍，亦未能流传下来。

（37）平脉辨证——推测为论述脉学的书籍。也有人不以为是书名，而读作"平脉象辨证候"，平同评。以上从《素问》至《平脉辨证》的书籍，在汉朝末年至三国时期是存在的，所以撰用这些书籍作成《伤寒卒病论》的这种说法，大概是三国六朝时期人的雕饰吧。

【语译】

哀叹以往众多的死亡和面对年轻者夭亡而空无挽救手段情形，感到不能让这种状态延续，于是努力探求古人的训示，采集多种处方，编撰成《伤寒卒病论》（其间撰用了素问、九卷、八十一难、阴阳大论、胎胪药录和平脉辨证等）。虽然该书的内容还不能全部治愈诸多的疾病，但至少可以达到见病而知其病源程度吧。如果能够对我收集的内容进行探寻追究，大概可以意外地得到诸多的收获吧。

以上告一段落，该序文于此到了结尾的程度。山田正珍说，截止到这里，是张仲景的手笔。在康平本，截止到此为十五字一行，后面从"夫天布五行"以下为十三字一行。山田正珍把以下部分当作王叔和所写内容。

夫天布五行以運萬類，人禀五常以有五臟。經絡府俞，陰陽會通，玄冥幽微，變化難極。自非才高識妙，豈能探其理致哉。

【注释】

（38）天布五行——五行学说认为，天生五行，五行生万物。布，指五行透彻地敷布于天地间的每一个角落。五行，即木火土金水，这种五行之气的聚散使万物生成，而又消灭。在《伤寒论》原文中，见不到可以认为是受到五行学说影响的内容，这里可以认为是后人的追加论述，用五行学说加以雕饰。

（39）运万类——运，指生、长、化、收、藏的活动。万类，指天地间包罗万象的所有事物。

（40）五常——仁义礼智信为五常，其化为有形即五脏。

（40）经络府俞——经络为气血运行的通道。府为气血集聚会合之所。俞为气血所注之处。

（41）玄冥幽微——指幽暗而深不可透见其底。

（42）理致——道理。

【语译】

天敷布木、火、土、金、水五行之气于天地间，使包罗万象的所有事物生长、变化、收藏。人接受天之仁、义、礼、智、信五常之气而生，五常之气化作有形则为五脏。通过气血运行通路的经络、气血聚散门户的府俞，阴阳之气会合并且通畅条达。人生而保有其命，但生命的阴阳变化微妙而难以测知，如果不是才能优秀、智识精妙的人，如何能够探求到这些道理的极致呢。

上古有神農、黃帝、岐伯、伯高、雷公、少俞、少師、仲文。中世有長桑、扁鵲。漢有公乘、陽慶及倉公。下此以往未之聞也。

【注释】

（43）神农、黄帝——一起被尊崇为医药方术之鼻祖。从岐伯至少师五人，为黄帝的臣，系传说中的名医，其实际存在与否尚有疑问。仲文之名在史籍医传中并未见到，但有一种说法推断其为鬼臾区。鬼臾区亦黄帝的臣子，为传说中的名医。

（44）长桑——扁鹊的老师。

（45）公乘阳庆——阳庆为仓公的老师，公乘为官名。

【语译】

上古有诸如神农、黄帝、岐伯、伯高、雷公、少俞、少师、仲文等名医，中世有长桑、扁鹊，汉代有官为公乘的阳庆和仓公，但从此以下尚未闻有何名医。

觀今之醫，不念思求經旨以演其所知，各承家技，終始順舊，省疾問病，務在口給。相對斯須，便處湯藥，按寸不及尺，握手不及足。人迎跗陽三部不參，動數發息，不滿五十。短期未知決診，九候曾無仿佛，明堂闕庭，盡不見察，所謂窺管而已。

【注释】

（46）经旨——医经的意义。

（47）口给——只在口头上巧妙地应付、蒙骗患者。

（48）相对斯须——面对病人的时间须臾短暂。

（49）汤药——相对于针灸治疗，以服药为主的治疗称为汤液治疗。汤药，指汤液，内服药之意。

（50）按寸不及尺——寸，即寸口脉。寸口脉有广义和狭义之分，广义的寸口脉指手的桡骨动脉，狭义的寸口脉指桡骨动脉的切诊部位分为寸口、关上和尺中三部分，相对于关上、尺中，而称其为寸口。这里的寸是指广义的，包括了寸、关、尺三部分。一般认为，这里的尺，也并非指尺中，而是尺肤之意。尺肤，一说为手腕尺骨侧的皮肤，一说为腹部的肌肤。

但是我还是认为应该解释为狭义寸口，尺也考虑为尺中。因为这句话主要讲的是临床诊察的粗漏，可以理解为虽然诊寸口脉，但不留意尺中脉。但将脉分为寸、关、尺三部分，赋予其意义而进行诊断，这样的内容与《伤寒论》原文的本意属于不同的系统。

（51）人迎、跗阳——关于人迎脉，也有不同的说法，这里指喉结两侧之脉。跗阳指足背部足背动脉之处。在《伤寒论》本文中没有论述人迎、跗阳之脉。

（52）三部——三部，也有两种意思。一说将身体分为上中下三部分，即上部人迎、中部寸口、下部跗阳；另一说为寸、关、尺三部之脉。在这里两种说法似乎都通。

（53）动数发息——动，指脉的搏动。数，指搏动的数目。发，指脉之搏动而出。息，指脉之搏动而去。

（54）短期——一般将短期解释为死期，即生命绝亡的时期。我取短时期之意。

（55）九候——于寸口、关上、尺中三部脉，以浮、中、沉而取，成为九候。

（56）明堂阙庭——明堂，即鼻。阙，即眉间。庭，即颜面。

【语译】

该条论述了该文写成时代医者与古时医者在素养方面的差异。观察现在的医者，不思追求医经的意义，即不研究古典医著，只在口头宣讲自己有限的知识，各自接承家传的办法，一生中只是重复同一种治疗方法，没有进一步的深究和发展。临床诊察之际，只是在口头上巧妙地应付、蒙骗患者。所以，对病人的诊察敷衍马虎，看病人须臾瞬间了事，随即开方处药。脉诊粗略，虽诊寸口脉却不诊尺中脉，虽诊手部脉却不诊足部脉。并不是寸口脉加上人迎脉、趺阳脉，三部脉合参而进行诊断。切脉时间过短，不足脉搏五十动的程度，未得三部九候的真似，不能将纷乱之脉象判别清楚而进行诊断。又在望诊上不能详察面色，就像通过针孔看天。像这样用自己狭少的知识和见解看广阔之处，当然不会得到正确的诊断。

夫欲视死别生，實爲難矣。孔子云，生而知之者上，學則亞之，多聞博識，知之次也。余宿尚方術，請事斯語。

【语译】

扁鹊诊虢国太子之死，认为太子并非真正的死亡，而促使其苏醒。面临像扁鹊遇到的如此危重的病人，分别其生死病态实际是很难的事情。孔子所说，生后不通过学习便知此事者属上，但这是凡人所不能企及的。通过学习而达到多闻博识，虽较之为次，但这是我们经过努力可以达到的境地。我很久以来尊崇医术，服膺孔子的这番话语，希望能够精通医之学术。

序文至此而结束，宋本序文的最后有"汉长沙守南阳张机著"九字。于康平本，九个字不在此处，而出现在"伤寒例"篇的开始。

太阳病　上篇

第一条

【原文】

太陽之爲病，脉浮，頭項强痛，而惡寒。

【校勘】

康平本太阳作大阳。以下太阳、太阴的"太"字在康平本均作"大"字，今从习惯用法而作"太"。玉函无"脉浮"二字，改行有"太阳病其脉浮"。

【注释】

（57）太阳——运用在这里的"太"和"大"具有相同的含义，即甚、非常、有余、开始等意思。我认为太阳病的含义是指阳病的开始。《素问·热论》的太阳经病与《伤寒论》的太阳病，其内容未必相同，但《伤寒论》太阳病里见到的头痛、项强等症状，是沿太阳经而出现的。太阳经是人像犬一样趴下时受日光照射最充分的部位，太阳病即该部位发生疼痛、强硬。

（58）脉浮——脉诊时，即使轻轻地用手指端触及，也能够立即感觉到，例如，浮于水面的木片，用手指尖试图往下压时，反而有一种往上突顶的上浮感。这种脉的状态称浮脉，可见于身体表面出现病状时。

（59）头项强痛——头痛和项强之意，指头痛、颈部发硬、硬直（日语为"强张"，指柔软的东西变硬了，译者注）。

（60）恶寒——俗称的发冷，即使盖上被子也哆哆嗦嗦发冷。

【解说】

《伤寒论》所指的太阳病是一种什么样的病证呢，该条首先明确了太阳病的大纲。

这里列举的脉浮、头痛、项强、恶寒等症状，是感冒、流感及其他急性热病在发病初期所看到的，当出现这些症状时，我们称为有表证。所谓表证，即在身体表面显现的病状。在《伤寒论》，作为一般原则，存在表证时使用泻下剂为禁忌。关于这一点，也有例外的情况，在后续的文章里经常重复出现以唤起注意。

上述四个症状系太阳病的特征，这些症状均具备的疾病被命名为太阳病。那么，被称作太阳病的疾病是否都总是具备这四个症状呢？也并非如此，也有这些症状中的一个两个欠缺，而代之以所出现的其他症状。对于这个问题，再试作解释如下。

在太阳病的症状中，最重要的是脉浮。但是，仅仅脉浮并不能称作太阳病，因为即使在少阳病、阳明病、太阴病、少阴病，虽然为数不多，也可显现浮脉。所以，在脉浮之外，如果不存在另一个太阳病特征性症状，便不能诊断太阳病。与此相同，对于头痛、项强、恶寒等太阳病出现的症状，在仅存在一个症状的情况下，也不能马上断定为太阳病。

所以，应根据何种症状与何种症状的结合来判断是否为太阳病。

例如，脉浮，若有头痛、恶寒，则为太阳病；脉浮，若有发热、恶寒，亦为太阳病；脉浮，若有项硬直、恶寒，亦为太阳病；脉浮，若有发热、恶寒、身体痛，亦为太阳病；脉浮，若有头痛、发热、恶寒、关节痛亦为太阳病。

在上述四种症状之外，又追加了发热、身体痛和关节痛，这三种症状也是太阳病的指征。另外，项部发硬的症状，如果扩大其范围，因为可以出现至背部的硬直，所以这种背部的硬直紧张感也成为太阳病的指征。

恶寒，在词解部分已讲道，即发冷，即使盖上被子也哆哆嗦嗦发冷。但也可表现为保暖时没有异常感觉，只在脱衣服后、或外出当风时感觉发冷，《伤寒论》把这样的状态称为恶风。在太阳病也有恶风取代恶寒而为主诉的情况。该条文举出较剧烈的恶寒症状，轻症的恶风也包括在其中了。这与举出头痛而省略了身体痛、关节痛、腰痛，举出项部紧张感而省略了背部紧张感为同一笔法。

那么，发热是太阳病的重要指征，为什么反而没有列举出来呢？应当就这个问题作一思考。在《伤寒论》，发热与体温上升并不是相同的含义，即使体温计显示为38℃，也有不以为其热，而判断其为寒的场合。关于这一点打算在后面论述，这里要讲的是即使体温上升，但有恶寒、脉沉迟、尿清澄无着色、面色苍白怕冷、未诉发热相关症状，这种情况也不是热而是寒。但是，恶寒发热时，恶寒的同时有热感，通常是恶寒先行，或者在中间感觉到发热。即使像患感冒那样也是恶寒先行于发热。该条文列举出恶寒而未举出发热，是因为可以预计恶寒之后出现发热的缘故。如果虽然有发热而不伴有恶寒，则不是太阳病。所以，在这种情况下，恶寒比发热更为重要。

在以上所列举症状之外，还有同时出现咳嗽、口干、腹泻、便秘等症状的时候，这些情况也可以称作太阳病吗？这对于初学者来说可能存有疑问。随着内容的进展，这些问题会渐渐阐明，如果回答的话，就是可以称作太阳病。但此时已非单纯的太阳病，成为合病、并病或伤寒。

但是，即使脉浮、头痛、项强三项具备但没有恶寒或恶风时，不能称作太阳病。在《伤寒论》该条原文中，前面三项症状与恶寒之间置一"而"字，表示恶寒是特别重要的症状。但是，恶寒是在少阳病、少阴病也时时可以见到的症状，所以并不能仅以恶寒为太阳病的征候。

以上症状出现于身体的表面，所以称之为表证，相比较而言，呕吐、腹泻、腹痛等是从身体内部出现的症状，故称之为里证，可以对比观察。

有一种说法认为太阳病是指体表有热邪的情况，这是因为太阳病时主要在体表出现热状的缘故。

【临床的眼】

（1）在诊察发热患者时，不论在什么样的情况下，都必须询问有无恶寒或恶风。如果有恶寒或恶风症状，即使便秘也不能使用泻下剂，这是一般原则。

（2）如果患者是婴幼儿，问诊有否恶寒、恶风，难以得到正确的回答，有意识障碍的患者也是如此，此时，认真仔细地观察一下患者的举动，可以区别恶寒的有无。

（3）一旦太阳病诊断确立，便知治疗适于汗解。汗解亦称发表。通过使汗出而祛除病邪的方法叫做汗解或发表。汗解或发表时使用的方剂有桂枝汤、麻黄汤等。

第二条

【原文】

太陽病，發熱汗出，惡風，脉緩者，名爲中風。

【校勘】

玉函"出"字后有"而"字，"脉缓者"作"其脉缓"，无"名"字。今从宋本、康平本、成本。

【注释】

（61）发热——《伤寒论》如有发热则意味着表证之热。少阳病和阳明病之热不称为发热，仅在太阳病称为发热。

（62）恶风——恶寒的轻症，如果加以温暖后哆嗦感消失，但若当风则会感觉到发冷。

（63）脉缓——缓，相对于紧而言，徐缓之脉，意味着病状为缓势。

（64）中风——《金匮要略》出现的中风指现在的脑出血及类似的疾病，《伤寒论》的中风指类似感冒等良性热病。

【解说】

本条论述太阳病中的轻症良性中风病。已在前条太阳病大纲进行了论述，本条为避免重复而省略了脉浮、头痛等证候。因此本条内容很容易理解，语译如下：

在太阳病中，脉浮缓，伴随发热而汗出，诉头痛或项强，恶风，称为中风。

相对于下一条文出现的伤寒之脉紧，这里中风之脉为缓，缓为舒缓之意，意味着其病势缓慢，其病状平易。伤寒脉之紧急，与其证之峻剧是相应的。

恶风，相对于下一个伤寒条文里举出的恶寒，表示该证为良性轻症。

本条首先列出证候，在其下举出脉象，这是为了表示根据脉象来鉴别类似证候。前一条将脉象列在证候之前，是根据脉象来表示病邪的位置。

【临床的眼】

（4）本条所谓汗出，并非汗出如流，多为一般冒汗的程度。如果疏忽大意，便可能看不到、丢失这一点。另外，还必须与服用解热剂后的发汗进行区别，这里所说的汗出不是人为操作的出汗，应该是自然的过程。

第三条

【原文】

太陽病，或已發熱，或未發熱，必惡寒，體痛，嘔逆，脉陰陽俱緊者，名曰傷寒。

【校勘】

宋本"曰"字作"为"。玉函"脉"字前有"其"字，无"者名"二字。今从成本、康平本作"曰"字。

【注释】

（65）体痛——流感、急性肺炎、肠伤寒等疾病在初期出现肩、腰、四肢等部位疼痛，即为体痛。

（66）呕逆——自腹部上逆恶心欲吐的状态。

（67）脉阴阳俱紧——诊脉时轻浅触诊候阳，深沉触诊候阴。伤寒之时，轻浅触诊与深沉触诊脉均呈紧象，此为阴阳俱紧。紧脉与缓脉相反，为较强拉曳感的脉象，有形容犹如将绳索拧紧后突然松手，绳索恢复原状时感觉指下砰砰然的脉象。这种峻剧而带有紧状之脉势为伤寒的特征。脉阴阳俱紧则表示伤寒时在表之邪气已涉及里的状态。

【解说】

相对于前条的中风，本条举出、呈示的是太阳病中恶性的重笃的伤寒之证。就像第一条所述，恶寒发生于发热之前，所以热尚未出的场合有恶寒，热已出的场合也有恶寒。这里有"太阳病，或已发热，或未发热，必恶寒"，前一条有"太阳病，发热"，均在暗示中风证之热浅，易于出现发热，相反，伤寒证之热深而隐藏，不易于出现发热。

中风证的变化局限于表，而伤寒证的变化深及于里。对于中风与伤寒的关系，宇津木昆台这样举例说明：中风证犹如风吹窗户，可以摇动窗户的套板，但变动仅限于风吹到的地方，房屋的里面没有异常。在伤寒证，却犹如即使关严窗户，但寒气却透彻了屋内的各个角落。所以，如果把中风证当作单纯的感冒，则伤寒证犹如恶性流感和肠伤寒样的疾病。

前者为良性轻症，而后者即使在发病初期表现如单纯的感冒，但渐渐出现里证，往往陷于重笃状态，如果说病情变化是从开始的表而及里的话，不如说病变发起于里，因此而出现证候于表，这样解释应该更易于理解吧。

在流感、肠伤寒等疾病的初期，肩、腰、四肢会出现疼痛，这就是体痛。伤寒证时也有头痛，因为在第一条的太阳病大纲里已经叙述了头痛，所以可以认为在这里做了省略。

呕逆为自腹底上逆恶心欲吐的状态，这个呕逆症状表示伤寒变化及里的状态。发热、恶寒、体痛为表证，此外又举出呕逆，以示里证的潜在状态。

但是，仅仅根据这些进行中风和伤寒的鉴别仍有困难。所以又云"脉阴阳俱紧"，列举说明相对于中风的缓脉，伤寒之脉为紧。这里所言阴阳指表里，所以此处表明了伤寒证病变并非仅存在于所谓表之体表，亦连及在里之内脏。

再有，前条的中风证有"发热汗出"，但该条并未言及汗出，此为相对于前条中风证的汗出，省略了伤寒证的无汗。因为有体痛，脉若为紧，一般情况是无汗出的。如果脉呈紧象而又自然汗出者乃为少阴病。

本条论述了伤寒初发的病状和病势，伤寒证并非必须具备以上全部的症状，本条作为伤寒证的一例，必须由此而明白伤寒证的病型。

【临床的眼】

（6）近年来，求治于汉方的患者多为慢性病或者是过了急性期而缠绵不愈者，而急性热病初期的患者几乎没有，所以很难有机会观察研究第二条、第三条所述的中风、伤寒初期的病状。但也可以努力观察自己家属和身边的人的病情，我和孩子们经常生病，屡屡有彻夜琢磨处方、研究病情的时候，学到了很多东西。

第四条

【原文】

太陽中風，脉陽浮而陰弱，嗇嗇惡寒，淅淅惡風，翕翕發熱，鼻鳴，乾呕者，桂枝汤主之。

【校勘】

宋本、成本、玉函"阳"字前无"脉"字，今从康平本加"脉"字。玉函"阴弱"作"阴濡弱"，濡即软之意。另玉函"干呕"后无"者"字。宋本、成本、玉函有"阳浮者热自发，阴弱者汗自出"十二字，但在康平本为旁注，今从康平本自原文中略去，置于词解部分加以说明。《活人书》亦将此十二字作注文，认为其是误混入正文的。

【注释】

（68）脉阳浮而阴弱——注释 67 已述，轻按诊阳脉，重按诊阴脉，阳脉浮则表示体表有邪气，阴脉弱则意味着里即内脏虚弱。

（69）啬啬——为形容恶寒的词语，指因感寒冷而蜷缩身体的状态。啬为吝啬之啬，为封闭而不使之外出之意。

（70）淅淅——同洒淅，为形容恶风的词语。淅淅，指身体遭水洒的样子。

（71）翕翕——聚集之意，形容热聚集于体表的状态。

（72）鼻鸣——如果想到感冒时引起鼻炎而发生鼻鸣则可以理解。森立之认为是喷嚏。

（73）干呕——欲呕的样子，无物吐出。空呕，干哕。

（74）阳浮者热自发，阴弱者汗自出——该十二字在康平本为旁注。可以推测到这是"脉阳浮而阴弱"的注释文字。但是，由于宋本、成本、玉函均将该句当作正文，从而引起了混乱。脉阳浮，意味着气盛于上、热聚集于体表；脉阴弱，意味着因为邪气未潜入深，所以汗自然而出。但是，因为这里有"汗自出"一句，所以后世多将本条解释为桂枝汤证为自汗的场合，但在桂枝汤方后，明确写有如果无汗则缩短服药时间，半日内服完一日量。这样一来便表现出很大的矛盾。本条并非论述汗自然而出的场合，在桂枝汤证，自汗的场合与无自汗的场合均存在，本条论述的是无自汗的场合，下一条举出了有自汗的例子。

【解说】

该条论述了太阳中风证运用桂枝汤时的症状。桂枝汤不仅作为汉方处方的基本而显得非常重要，而且以桂枝汤为基础形成的加减方数量多、应用范围广、且多为重要方剂。所以，在一开始便提出该方。

那么，读到该条，在我们的头脑里首先浮现的是感冒初期的症状。怕冷、发热、鼻塞等，是最普通的感冒所表现出的症状，但诉干呕者少见。前面的三个症状为表证，但干呕却不能说是表证。

在第二条里，论述了太阳中风为不伴内里变化的、单纯的表证。在该条又举出被认为是内里变化的干呕，这是为什么呢？

平素胃肠弱者，即使是感冒，有时也会诉说干呕。本来，太阳中风出现桂枝汤证的患者，多为平素胃肠弱的人。为了表示像这样表有邪气，内里弱的状态，便使用了脉阳浮而阴弱的表现方法。同时举出干呕，表示里弱者因在表之邪的冲击而引起干呕。

如第二条所述，因为太阳病中风伴随发热，汗自然而出，所以即使在桂枝汤证，也有汗自然而出的场合。但是如果认为无论什么时候不伴有汗出则不能使用桂枝汤，那么，桂枝汤的应用范围会变得狭小，所以桂枝汤的应用没有必要拘泥汗的有无。即使在有汗易出倾向但无汗出的场合，也可以使用桂枝汤。

该条将恶风、恶寒同时列举出来，但两者并非总是以并存的方式存在的。任何一方单独出现即可。该条是在论述桂枝汤证的总纲，所以并不是说在一个病人身上应该完全具备所述的所有证候。在宋本和成本等，有"阳浮者热自发，阴弱者汗自出"一句，关于这一句文字，已在校勘部分阐述，其为后人的注文，该条原文叙述的是无汗出的场合。"桂枝汤方"后有"若不汗，更服依前法"字样，便清楚地证明了这一点。但如前已述，桂枝汤证也有汗出的场合，将在第五条出现。

【原文】

桂枝湯方

桂枝三兩，去皮　芍藥三兩　甘草二兩，炙　生薑三兩，切　大棗十二枚，擘

右五味，哎咀三味，以水七升，微火煮，取三升，去滓，適寒溫，服一升。服已須臾，歠熱稀粥一升餘，以助藥力，溫覆令一時許。遍身漐漐，微似有汗者，益佳。不可令如水流離。病必不除。若一服汗出病差，停後服。

不必尽剂。若不汗，更服依前法。又不汗，服後小促其間，半日許，令三服盡。若病重者，一日一夜服，周時觀之。服一劑盡，病證猶在者，更作服。若汗不出，乃服至二三劑。禁生冷、粘滑、肉面、五辛、酒酪、臭惡等物。

【校勘】

成本无"三味"二字，"服一升"作"温服一升"，"离"作"漓"，"小促"後有"役"字，"不出"後有"者"字。玉函"三味"作"三物"，无"适寒温"三字，"服一升"作"温服一升"，无"服已"二字，无"稀"字，"温覆令一时许"作"温覆令汗出，一时许益佳"，另外，无"遍身……不必尽剂"三十六字，"前法"作"前"，"後服"後有"当"字，"周时"作"卒时"，"更作服"作"当复作服"，"若汗不出"後有"者"字，"二三剂"後有"乃解"二字，无"禁"以下十五字。今从宋本、康平本。诸本"姜"均作"薑"。康平本于桂枝去芍药汤以後，"薑"作"姜"。本书此後将"薑"作"姜"。

【注释】

（75）桂枝三两，去皮——将《伤寒论》的两换算为克，一两约相当于1.3g，三两则约为4g。去皮，意为去粗皮。桂枝原本有一层外皮，在外皮上附着有几乎没有味道的粗皮，即除去该粗皮。在康平本，诸如去皮、炙、切、擘等炮制方法均附于各药物之旁，如桂枝三两。本书从宋本，置于各药物之後。后皆准此。

（76）炙——将未切的甘草棒近火炙烤，至甘草皮略焦烱程度。炙後的甘草不仅易于切片，而且因黏液素成分减少，避免出现胃弛缓。像这样或去皮或炙的做法即为炮制（汉方医学用语为"修治"，译者注）。

（77）生姜三两，切——此即蔬菜店的陈姜，切片即用。

（78）大枣十二枚，擘——即十二个，我们一般用4g。擘，掰开之意，一般使用切法。

可参考药物用量部分内容。

（79）咬咀——咬碎，这里指切片。

（80）七升——七合，《伤寒论》的一升约相当于现在的一合。取略少于200mL即可。

（81）微火——即俗称的文火、小火、慢火。

（82）适寒温——使至于适宜服用的温度。

（83）须臾——短时间、一会儿。

（84）热稀粥——热而稀薄的粥。

（85）温覆——盖上被子等使之温暖。

（86）一时许——约2小时。

（87）遍身——全身。

（88）漐漐——形容汗渗出的样子。

（89）差——病愈。

（90）周时——一昼夜，同晬时。

（91）生冷——生的、冷的东西。

（92）黏滑——滑腻的、黏糊的东西。

（93）肉面——肉，禽兽鱼肉等。面，小麦粉制作的东西。

（94）五辛——《本草纲目》举出大蒜、小蒜、韭、胡荽、芸苔为五辛。山田正珍认为"禁"以后十五字为后人追加，难以认为是《伤寒论》原文。《伤寒论》所论食禁，本条之外还可见于厥阴病的乌梅丸条，该条禁生冷、滑物、臭食等，无五辛。禁五辛可能是受到了佛教的影响。

（95）酒酪——酪，动物乳汁制作的东西。

（96）臭恶——气味令人生厌的东西。

【解说】

桂枝汤方，去粗皮的桂枝 4.0g、芍药 4.0g、炙甘草 2.0g、切片生姜 4.0g、破开的大枣 4.0g，其中桂枝、芍药、甘草切片，将上述五味，入于七合（约1400mL）水中，以弱火煎煮，取三合，去药滓，待到可饮用的温度时，服用一合。饮毕稍后，宜啜食热稀粥一合余，以助药力。这时，可盖被子以温覆，汗从全身渗出样为宜，不可使汗如流水般流出，这样反而不能使病情好转。如果服一次药物汗出而病愈，其后便可不再服药，没有必要将药物一点不剩地喝尽。如果未见汗出，可如前述方法再次服药。如果仍未见汗出，其后缩短服药间隔时间，在半日内将三次药物服完。如果病情重，不见好转时，可在观察病情变化的同时，使患者一昼夜间持续服药。如果服用完一日量的三合而病情依然未见好转者，可重新制作药物。如果汗不出，则可服用二三剂药物。这里所说的一服，指一次量的一合，所说的一剂，指一日量的三合。另外，这种场合不宜食用水果、冷饮物、发黏的东西、滑腻的东西、肉、面条、大蒜、韭、葱、酒、牛乳制品的黄油类、有恶臭气味的东西等。

【临床的眼】

（6）这里呈示的是桂枝汤用于如感冒类具有发热症状疾病的病例。该条虽然举出了干呕的症状，但对此没有必要过于重视。实际上没有干呕的情况更多一些，我在治疗感冒时，即使使用桂枝汤，也不考虑干呕症状，也几乎没见到有干呕主诉的。

（7）桂枝汤用于有发热的场合时，恶寒是重要的应用指征。脉浮弱，略有数的倾向。数，即频数，脉略快。即使脉浮弱，但若迟，也非桂枝汤之脉。对于这一点后面还将论及。

（8）自汗是桂枝汤证的指征之一。汗自然而出者为自汗。但即使没有自汗也可以使用桂枝汤。该条所举者即无自汗的例子，下一条为有自汗的例子。

（9）关于煎煮桂枝汤证的水量，我们一般是将一日量的药物放入 600mL 的水里，煮取一半，然后分三次服用。1400mL 的水量是否过多而不太实用呢？

（10）关于服用桂枝汤后饮食禁忌虽然列举了很多种，但我个人的经历是服桂枝汤后吃梨、食用牛肉感觉很不舒服，而食用热面条的确感觉很好。

第五条

【原文】

太陽病，頭痛發熱，汗出惡風者，桂枝湯主之。

【校勘】

宋本、玉函无"者"字，今从成本、康平本加"者"字。

【解说】

本条也阐述了应用桂枝汤的场合，不同于上一条，所举出的是汗自然而出的例子。本条无脉象的记载，关于这一点，有观点认为因为前一条举出了脉象，所以本条便省略了。这也是一种理由吧。本来在《伤寒论》中，在即使不举出脉象辨证也很清楚而不必担心与其他证混淆的场合，便省略脉象。如果证相似而鉴别有困难时，特别举出脉象，以进行明确地区别。

像本条这样，有头痛、发热、汗出，如果具备恶风症状，则不必顾虑脉象，确为应用桂枝汤的场合。所以可以考虑到，本条正是因为这个理由才未言及脉象的吧。但是，如果此时没有"汗出"的症状，就难以与麻黄汤适应证进行区别了。所以可以考虑为，正因为前一条叙述了无汗出的桂枝汤证，论及了脉象，而本条所论为有汗出的桂枝汤，不会与麻黄汤证混淆，也就省略了脉象。但是，在实际临床之际，脉诊很重要，本条省略脉象并无脉象不必要的意思。

桂枝汤并非发汗剂，其具有在体表机能衰弱时而鼓舞之的效果，即对于表虚时的补益之剂。所以，如应用于第四条那样无汗出的场合，其汗出而愈者，乃因体表之机能变得旺盛，气血循环改善，所以汗出。在本条，应用于汗出的场合，则为服用桂枝汤后，汗止而病情向愈。

此为表虚汗自然而出，以桂枝汤补益其表，体表机能恢复，回到正常状态，则汗出止。所以，古人谓桂枝汤为解肌剂。解肌者，和解肌腠之意也。

病如本条，发热而汗出、恶风者为太阳病轻证。所以与前一条的太阳中风，均为桂枝汤所主治。

【临床的眼】

（11）桂枝汤是一种补益强壮剂，患感冒而呈现桂枝汤证的患者，或为体质虚弱者，或为平素体质强壮而感冒后强撑、延误、医者误治致使身体衰弱时表现出来。

（12）使用麻黄汤、葛根汤发汗后，尚残留恶寒、恶风，发热尚未退尽时，也有可用桂枝汤的场合。

第六条

【原文】

太阳病，项背强几几，反汗出，恶风者，桂枝加葛根汤主之。

【注释】

（97）项背强几几——指从颈项至背部拘急之状。有人认为是短羽之鸟将欲飞而展翅伸颈的形态，以此说明颈部僵凝之状。可是，在《金匮要略》里，有"太阳病，其证备，身体强，几几然，脉反沉迟，此为痉，栝蒌桂枝汤主之"一条，如果按照这种解释，"身体强，几几然"则意为身体拘急时颈部伸直，理解起来有困难。所以我认为几几同机机，取其沉重而活动不利之意。

（98）反汗出——本条之"汗出"，相对于后面出现的"项背强几几，无汗恶风"葛根汤证，故言"反"。可视为后续论述葛根汤证埋下伏笔。

【解说】

自第七条以后，在开始时会论及汗吐下（发汗、催吐、泻下）引起的桂枝汤变证。本条所举出的是未经汗吐下、自然变证的桂枝加葛根汤证。

本条举出项背拘急的症状，代之上一条的头痛、发热。但并不是桂枝加葛根汤证没有头痛、发热症状。所以，桂枝加葛根汤的主治证宜考虑为太阳病而脉浮弱，头痛，发热，项背拘急，汗出而恶风。

本条的场合，有必要把或无头痛、或无发热的情况考虑进去。另外，所以言"反"，乃因项背拘急时，如葛根汤证无汗出者为通例，本条与葛根汤证相反，汗自然而出，故称之为"反"。

本条与后面出现的葛根汤证极为相似，有必要进行鉴别。

【临床的眼】

（13）桂枝加葛根汤，应用于桂枝汤证而有项背拘急症状者。还有，后面出现的葛根汤证，而脉浮弱者，亦为桂枝加葛根汤证。另外，葛根汤与桂枝加葛根汤的区别，在于"无汗"与"汗出"之处。但这可供鉴别的依据要点，仅限于出现发热的疾病。如果在无发热的疾病，例如肩凝、神经痛、化脓性鼻窦炎等疾病时，无论是葛根汤适应证还是桂枝加葛根汤适应证，二者均无汗出，所以就不能成为鉴别的依据。

（14）在葛根汤证，脉浮而有力，在桂枝加葛根汤证，脉浮而无力。这是个重要的指征，但在临床实地面对患者时，有时很难区分彼此而做出决定。

（15）从我个人的经验来说，葛根汤证比桂枝加葛根汤证多见。

【原文】

桂枝加葛根湯方

葛根四兩　芍藥三兩　生姜三兩, 切　甘草二兩, 炙　大棗十二枚, 擘　桂枝三兩

右六味, 以水一斗, 先煮葛根, 減二升, 去白沫, 內諸藥, 煮取三升, 去滓, 溫服一升。覆取微似汗, 不須歠粥, 餘如桂枝法, 將息及禁忌。

【校勘】

宋本在"葛根"后有"麻黄三兩, 去节", 如此则桂枝加葛根汤便同于葛根汤, 而成本未载该方。今据康平本及玉函去"麻黄"。宋本、玉函、康平本作"芍药二兩", 宋本、康平本作"桂枝二兩", 今将其均改为三兩。宋本"右六味"作"右七味", "先煮葛根"为"先煮麻黄葛根", "白沫"为"上沫", 今从康平本。玉函"一斗"为"九升", "白沫"为"上沫", 无"将息及禁忌"五字。

【注释】

（99）先煮葛根——葛根煎煮时间应比其他药物长, 所以先煮葛根。

（100）去白沫——煎葛根时会浮出白色泡沫, 宜除去。但我们使用的葛根未见出白沫。

（101）覆取微似汗——如服用桂枝汤时, 盖上被子等, 达到冒汗的程度。

（102）将息及禁忌——将息, 即临机应变地调整服药时间、增减药物剂量。禁忌, 即饮食禁忌, 同桂枝汤。

【解说】

桂枝加葛根汤方, 葛根 5.0g、芍药 4.0g、切片生姜 4.0g、炙甘草 2.5g、破开的大枣 4.0g、桂枝 4.0g, 共六味, 先用一升水煎煮葛根, 减二合, 如果浮有白色泡沫, 将其撇去, 然后放入其他药物, 煎煮至三合, 滤去药滓, 温服一合。服药后, 覆盖被子等物, 使渗出微量汗, 不啜食热稀粥亦可。其他如服用桂枝汤时, 随病势变化而缩短服药间期、增加药物剂量等, 进行调整。另外, 禁忌不宜食用的饮食物。

【临床的眼】

（16）煎煮桂枝加葛根汤时, 先煎煮葛根是理想的做法, 但一般的煎法

是六味药开始即一起煎。使用的水量当然以这里提示的量是理想的，但如果从简的话，可以 600mL 水，煮取一半后去滓，分三次温服。

第七条

【原文】

太陽病，下之後，其氣上衝者，可與桂枝湯。

【校勘】

宋本、成本在桂枝汤后有"方用前法"四字，康平本该四字为旁注。宋本"前法"后有"若不上冲者，不得与之"九字，成本"得"字作"可"字。康平本"若不上冲者，不可与之"九字为嵌注。玉函无"后"字和"方用前法"四字、"不上冲者"作"不冲者"、"不得与之"作"不可与之"。今从康平本至"可与桂枝汤"为正文。

【注释】

（103）下之后——指使用调胃承气汤类泻下剂泻下之后，目前之证发生变化时，用"下之后"来表现。"下之"和"下之后"的表现，其意义不同。在《伤寒论》，如下之后、发汗后等词尾加有"后"字的场合，表示因泻下、发汗等原因，目前的证发生了变化。

（104）气上冲——气无形而具有机能、作用，"气上冲"指其向上冲突。在此指脉浮、头痛等表现。

（105）可与——在《伤寒论》中有时采用"某某汤主之""宜某某汤""与某某汤""可与某汤"等表现方法，关于其间的区别，橘春晖在《伤寒外传》中做了以下论述："主之，为君主之意。若桂枝汤，对既往阳实之人而轻邪袭肌表之病，君主之，亦即治疗此病之专任在此方。若其人或虚、其邪或重、或杂以他因者，则属分外，非此方所知之处""虽非主力，但从当时之宜，可借以治之者，曰宜""或当类似之际，或于变化之后，推究病之因所，则为某药所任之处，而不应给予他药者，曰与""可，允许、许可之意。某病虽非某方所主之所，然而与之某方犹足以肯许者，曰可"。

【解说】

太阳病，有恶寒、发热、脉浮等表证的场合，不可用泻下剂攻下。即使是存在腹满、便秘的状态，如果有表证，首先用桂枝汤治疗表证，表证消失之后，再治疗腹满、便秘。这是《伤寒论》的一般法则。但是，即使有表证，如果出现不得不用泻下剂治疗的急重证时，可暂将表证放置，无须犹豫地用泻下剂攻其里。后面将述及，就像即使少阴病也有必须急用大承气汤攻下的那样，在太阳病也有临机应变使用泻下剂的时候。

本条论述的是太阳病泻下后的情况。此为具有应泻下之证而泻下者，并非误治。在《伤寒论》表现误治时用"医下之""反下之"等词句。

阳明篇有"太阳病三日，发汗不解，蒸蒸发热者，属胃也，调胃承气汤主之"一条，中西深斋认为，该条出现在阳明篇是错误的，应当移置至太阳病篇。并且把"太阳病，下之后，其气上冲者"认为是调胃承气汤泻下后的变化。

因有当泻下之证，泻下后，或者当泻下之证消失、或者证有变化出现气上冲。由于这种气上冲为应用桂枝汤的指征，当予以桂枝汤，这是本条的意义所在。

【临床的眼】

（17）本条对于理解桂枝汤的药效功用是很重要的，但在临床上，泻下后使用桂枝汤的病例不多。

第八条

【原文】

太陽病，三日，已發汗，若吐，若下，若溫針，仍不解者，此爲壞病。

【校勘】

成本"針"作"鍼"，玉函"仍"作"而"，无"者"字。宋本"坏病"后有"桂枝不中与之也，观其脉证，知犯何逆，随证治之"十九字。成本同宋本，仅无"之"字。玉函"不中与之也"作"不复中与也"。康平本桂枝以下十九字为嵌注。今从康平本至"坏病"为正文。

【注释】

（106）温针——该方法灭绝已久，今已不传，据说古时用来促进发汗。

（107）坏病——指病证崩坏，不能以正证相称的病状。

【解说】

凡诸病，或者不可发汗的场合而发汗、或者发汗过度、或者发汗不足，或者不可吐的场合而使用吐法、或者使吐过度、或者使吐不足，或者不可泻下的场合而使用泻法、或者泻下过度、或者泻下不足，又使用温针等方法促进发汗，疾病不愈，病证崩坏者，称为坏病。

例如，由于太阳病发病初期的二三日间，一般是应该进行发汗治疗的时期，所以未经仔细确认即妄乱发汗，不能治愈，又随便施以吐法，其后或泻下，或温针，最终造成了坏病的状态。

这里所列举的汗、吐、下、温针并非针对某一名患者全部施行，而是使用其中的某种方法，如果属于误治，便有形成坏病的危险。

本条在第九条例举坏病之前，对坏病的成因进行了论述。

注文的意义如下，如此而形成坏病，即使发病初期为桂枝汤证，但因为已经不是单纯的太阳病，便也不能给予桂枝汤。这种情况下要仔细观察患者出现的病证，了解其经过了如何的逆治，应当随其证而决定治疗的方药。

第九条

【原文】

太陽病，發汗，遂漏不止，其人惡風，小便難，四肢微急，難以屈伸者，桂枝加附子湯主之。

【校勘】

玉函"汗"之前有"其"字，"漏"之后有"而"字。今从宋本、成本、康平本。

【注释】

（108）遂漏不止——遂，指以一事由为契机，继而发生后续的事情。这里指以发汗为契机，出现汗出如漏而不止的情况。

（109）小便难——指小便不能快通，难以排出之意。

（110）四肢微急——指上下肢轻微拘挛。

【解说】

举出前条所述坏病的实例。将太阳病桂枝汤证误诊为麻黄汤而发汗，在药物效力消失后仍汗出如流而不止。因而患者诉恶风、小便淋漓不得快通、四肢肌肉拘挛、屈伸困难。

这已经不是桂枝汤证，为桂枝加附子汤主治证。我从学校毕业开始行医不久的时候，看过一名患者，患肠伤寒，在确诊之前连续使用发汗剂十余日，具有与本条描述相同的症状。另外，对于发热的病人，如果连续数日使用退热药物发汗，便会出现这种症状，同时出现轻微的手足颤抖。

小便淋漓不畅、四肢拘挛等症状可出现于急性吐泻性疾病体液突然丧失时。本条的情况是发汗过度，体液丧失而引起了以上的症状。

那么，以上所举症状全部具备时，即使不考虑脉象，也是桂枝加附子汤证，所以这里未举出脉象。但如果必须说出脉象的话，其脉象一般应是浮大而无力的。

【临床的眼】

（18）该方剂应用的指征，可以从本条所提示的症状进一步延伸。如将发汗不止代之以体液减少或营养不足等，将恶风代之以肢冷证，将小便难代之以小便不利或尿出减少，将四肢微急难以屈伸代之以四肢运动麻痹、或感觉麻痹、或疼痛等，这样一来，该方剂的应用范围便会扩大。

（19）可运用于神经痛、脑出血后遗症所致半身不遂、神经麻痹、小儿麻痹等。另外还多用于古人称之为"疝"的疾病。关于这种"疝"一类疾病，将在别的地方提及，但肢冷证中，遇冷则腹痛或腹痛加重、疼痛部位不固定到处移动，这些症状成为慢性过程时，现代医学在治疗上多无良策。津田玄仙在《疗治茶谈》中，对疝有详细论述，并将该方剂置于卷首，推奖其为治疝之妙药。

（20）这里应该明确的是，在［解说］部分提到的桂枝加附子汤的脉象多应是浮大而无力的。其实该脉象是在这种场合出现的，即太阳病发热，因发汗而致汗漏出不止，出现了恶风以下的诸症状。而在应用于神经痛、脑出血、神经麻痹、疝等疾病时，此时的脉应有或沉小、或沉迟之象。

【原文】

桂枝加附子汤方

桂枝三兩，去皮　芍藥三兩　甘草三兩，炙　生姜三兩，切　大枣十二枚，擘
附子一枚，炮，去皮，破八片

右六味，以水七升，煮取三升，去滓，温服一升。將息如前法。

【校勘】

玉函，"甘草三兩"作"甘草二兩"，"味"字之后有"㕮咀三物"四字。宋本在"一升"后有"本云桂枝汤今加附子"九字，在康平本此九字为嵌注，成本无此九字，玉函"本"字作"本方"。

【注释】

（111）附子一枚，炮，去皮，破八片——附子为剧烈性药物，炮制可减弱其毒性。炮制附子时，用打湿的和纸将附子包住，埋置于热灰中，然后削去皮，破八瓣而使用。附子为乌头的幼根。

【临床的眼】

（21）桂枝加附子汤加白术，则为桂枝加术附汤，再加茯苓，则为桂枝加苓术附汤，可用于神经痛、类风湿性关节炎、脑出血等。

（22）自己采集附子然后进行炮制也是一种好办法。药店里出售的并不一定是乌头的幼根，其中掺杂着被称为乌头的老根。或者不经炮制将其原样出售、或者炮制后称作白河附子而出售。另外，也有中国产的炮附子。

（23）附子使用不当，可能会引起中毒，所以初学者对此要加以细致的注意。我是将白河附子用砂锅再次加热二十分钟后使用，这样一来中毒的危险就减少了。另外，中国产的炮附子毒性也小，此时出售的是称作加工附子的去除了毒性的产品。

第十条

【原文】

太陽病下之後，脉促胸満者，桂枝去芍藥湯主之。若微惡寒者，桂枝去

芍藥加附子湯主之。

【校勘】

宋本"促"字后有"一作纵"的细字注，"微恶寒"作"微寒"。玉函"后"为"其"，"满"字后无"者"字，成本"桂枝去芍药加"为"去芍药方中加"。今从康平本。

【注释】

（112）脉促——促，急促之意，为短促之脉，与浮数相似。解释为脉数而时一止之促脉是错误的。数，为频数之数。

（113）胸满——满，除有充满、膨满之意外，还有烦闷的意味。此处胸满为胸内烦闷之意。闷，苦闷、烦恼。

（114）微恶寒——微，幽微之微。此时的恶寒并非表证之恶寒，这里是为了表示里证之恶寒，而加微字。

【解说】

本条举出太阳病下后变化，承接前条继续叙述坏病的实例。这里理解上成为问题的是脉促和胸满。关于脉促，古来有多种说法，但从字义来看，便是短促的脉象。胸是指今之所谓胸廓而言，即肋骨所围部分。有些书上说，以剑突为顶点，以连接左右肋骨的最下端连线为底边的三角形部分为胸部，但实际上该部分并非胸部，而是心下部，是胸下，或者说是上腹部。

《伤寒论》将下腹称小腹（少腹），单称腹时包括下腹和上腹。

这里发生的问题是，胸满这种肋骨所围部分的膨满，为什么能够成为他觉症状而可知的呢？但是，如在［注解］处所解释的，满为烦闷，是患者自觉到的症状，所以主诉胸部烦闷，具有胸内苦于膨满感。但是实际上胸满的余波波及至季肋下，作为胸下满、心下满，也能够用他觉的方法证实。

所以，桂枝去芍药汤证的胸满与半夏泻心汤证的心下痞硬、小柴胡汤证的胸胁苦满有必须进行鉴别的地方。

脉促为太阳病证下之后，正气不足而发生的脉象，葛根黄连黄芩甘草汤条也有"太阳病，下之，脉促者，表未解也"的表述，根据这种脉象，可知桂枝去芍药汤也是有表证的。所以，可以看到发热、心悸亢进、头汗等症状。

胸满为下之后邪气上冲而引起的症状。如果胸满不愈，病势进一步加剧，最终便形成结胸证。关于结胸证将在后面论及。

在太阳病误下后引起腹满、腹痛的场合，将桂枝汤中的芍药增量，以桂枝加芍药汤而助阴。如果像本条所述，下之后气上冲引起胸满者，则去芍药，以助阳，专注于发挥桂枝的效用。

如果这时更增加了恶寒的症状，其恶寒并非表证的恶寒，而是阴证的恶寒，所以应该是加附子的桂枝去芍药加附子汤的主治证。

【临床的眼】

（24）在临床中，直接使用桂枝去芍药汤的机会并不多，但该方合麻黄细辛附子汤的桂枝去芍药加麻黄细辛附子汤是《金匮要略》出现的处方，应用广泛。另外，在太阳病中篇出现的桂枝去芍药加蜀漆龙骨牡蛎救逆汤也是一个重要的药方。

【原文】

桂枝去芍药湯方

桂枝三兩，去皮　甘草二兩，炙　生姜三兩，切　大棗十二枚，擘

右四味，以水七升，煮取三升，去滓，温服一升。將息如前法。

桂枝去芍药加附子湯方

前方加附子一枚，炮，去皮，破八片

右五味，以水七升，煮取三升，去滓，温服一升。將息如前法。

【校勘】

成本无此方。宋本在"一升"后有"本云桂枝汤，今去芍药"九字，在康平本此九字为嵌注。玉函"味"字之后有"哎咀"字，无"将息如前法"五字，有"本方桂枝汤，今加附子"九字。宋本"前方加附子"一句无"前方"二字，代之以桂枝去芍药汤的原药方。今从康平本。另外，宋本有"本云桂枝汤今去芍药加附子"十二字，在康平本此为嵌注。

第十一条

【原文】

太陽病，得之八九日，如瘧狀，發熱惡寒，熱多寒少，其人不嘔，清便

欲自可，一日二三度發，以其不能得少汗出，身必癢，宜桂枝麻黄各半湯。

【校勘】

宋本、成本于"二三度发"后有"脉微缓者为欲愈也脉微而恶寒者此阴阳俱虚不可更发汗更下更吐也面色反有热色者未欲解也"四十字。在康平本此四十字为嵌注。玉函"发热""热多"后有"而"字，"欲自可"作"自调"，"必"字后有"当"字。"少汗出"在宋本、成本均作"小汗出"。今从康平本。

【注释】

（115）得之——"得之"的表现方法，多用于少阴病，在太阳病仅本条见"得之"一词。"得之"用于疾病的发病缓慢、难以清楚地区分病情从何时开始恶化等场合。少阴病为阴病，病状的表现难以像阳病一样，所以多用"得之"来表现。本条虽然是太阳病，但病势缓慢，发病八九日，病邪尚未入里，依然停留于表，故谓得之。

（116）虐——疟疾。

（117）清便——指大便。清，通圊，指厕所。

（118）自可——自调，既非便秘，亦非腹泻，大便正常。

【解说】

本条古来难解，其难解点在于将"脉微"至"未欲解也"四十字的注文当作了原文。在此，我依据《康平伤寒论》进行如下解释。

患太阳病，八九日仍未愈时，一般会病邪入里，出现少阳病或阳明病、或者太阴病、少阴病、厥阴病等变化，但本条所述情况病势缓慢，尽管已过了八九日，依然停留在太阳病。

太阳病的热型为发热恶寒，但该热型出现变化，变成了与少阳病热型相似的往来寒热，这种状态表现为"如疟状"，即如疟疾样，发热与恶寒交替出现，但发热的时间长，恶寒的时间短。在这种场合，诊察粗漏的医师会被这样的热型和发病后八九日的经过所蒙蔽，而诊断为少阳病，给予小柴胡汤，这是经常发生的误治。

另外，如果仅看重发病日数，八九日为出现阳明里实证的时候，所以，性急的医师也许会不负责任地快速做出阳明病的诊断，而给予承气汤类以泻下。

所以，为了表明该证非少阳病，而采取了"其人不呕"的表现。"呕"之症状，虽然并非仅见于少阳病而不见于其他场合，但它是代表少阳病的重要症状，所以用"不呕"来暗示其非少阳病。

另外，以"清便欲自可"的表现来表示非阳明病。清便指大便，此时非便秘，为自调的状态，不是应该使用承气汤的场合。虽然便秘并非仅在阳明病时才出现，但便秘是代表阳明病的重要症状，所以用非便秘、大便自调来否定阳明病的存在。

桂枝麻黄各半汤的应用指征是，热型类似疟疾，发热的时间长，恶寒的时间短，发作日二三次，因无汗出而身体痒。

"脉微"以下的注文，叙述的是服用桂枝麻黄各半汤后的变化。如果服药后脉略见缓象，则为治愈倾向。如果服药后脉见微象，且有恶寒，则为表与里俱虚，在此之上，不可再行发汗、吐、下。可是如果服药后反而见面色变红赤，犹如有热的样子，则表示尚无治愈的倾向。

以上，对本条作了解说。如果出现脉微恶寒，则为芍药甘草附子汤证，而颜面红赤如热状者，则为桂枝二越婢一汤证。

【原文】

桂枝麻黄各半湯方

桂枝一兩十六銖，去皮　　芍藥　　生姜切　　甘草炙　　麻黄各一兩，去節　　大棗四枚，擘　　杏仁二十四枚，湯漬去皮尖及兩仁者

右七味，以水五升，先煮麻黄一兩沸，去上沫，內諸藥，煮取一升八合，去滓，溫服六合。將息如上法。

【校勘】

康平本"汤渍"作"汤积"，"积"恐为"渍"之误，今从宋本。宋本有"本云桂枝汤三合，麻黄汤三合，并为六合顿服"十八字，玉函"七味"后有"㕮咀"二字，"云"作"方"，"桂枝汤三合麻黄汤三合"作"二汤各三合"，"顿服"后有"今裁为一方"五字，今从康平本，从原文中删去。

【注释】

（119）铢——一铢为0.054g，一两为1.3g略多，但实际应用中将一铢算

作 0.05g，一两算作为 1.3g 即可。

（120）去节——去掉麻黄的节，使用无节的部位。据说麻黄节有止汗作用，而非节处作用相反。

（121）汤渍去皮尖及两仁者——杏仁、桃仁等用热水渍泡后可以轻易地去掉涩皮，这里指热水渍泡去涩皮之事，此时一起去掉胚芽。尖，指胚芽。两仁，指两瓣紧贴在一起的畸形物。

（122）去上沫——现在煎煮麻黄时并不生泡沫。大概是使用新鲜麻黄会生泡沫吧。

【临床的眼】

（25）桂枝麻黄各半汤为桂枝汤三分之一量与麻黄汤三分之一量的合方。所以用于桂枝汤嫌其力不足、而麻黄汤又虑其太强的场合。

（26）麻黄、葛根等，本应比其他药物先入水煎，但现在一般的方法为诸药一起煎煮。

（27）我曾治疗一妇人，患感冒一个月多而低热不除，用该方取得了显著效果。该妇人为虚弱体质，使用麻黄汤、葛根汤时，马上会丧失食欲。当然也服用了西药，比起治疗效果，药物的副作用更难以耐受。用过桂枝汤、也用过小柴胡汤，并不见效果。所以用上了该方。

（28）对一皮肤瘙痒的青年用该方取得了疗效。看上去皮肤几乎没有异常，但夜间睡觉盖上被子后就会瘙痒，并且总觉得有一种暖烘烘的感觉。于是，使用该方治疗，二三日后，烘暖感消失，瘙痒也止住了。

（29）有观点认为，在宋本林亿等将该方称为桂枝麻黄各半汤并不正确，本来用的是两个方剂的各三分之一，却称作各半有些奇怪，所以应该叫做合半汤。但山田正珍指出，这是半份桂枝汤、半份麻黄汤的意思，没有必要拘泥于二汤的分量。看来维持现行说法亦可取。

第十二条

【原文】

太陽病，初服桂枝湯，反煩不解者，先刺風池風府，卻與桂枝湯則愈。

【校勘】

康平本，风池风府为旁注，为方便临床，今从宋本、成本。玉函"先"字前有"当"字。康平本"则愈"后接续"服桂枝汤，大汗出，脉洪大者云云"一条，今从宋本、成本将其另作一条。

【注释】

（123）风池风府——风池，《甲乙经》云其在颞颥后发际中，为"足少阳阳维之会"，于后头部发际处的凹陷部位。风府，《甲乙经》云其为"督脉阳维之会"，《聚英》记载为"足太阳与督脉、阳维之会"。其经络有由此行往天柱者和行往膀胱经第一行者，《甲乙经》示其部位为在项之上，入发际一寸，大筋内穴，即于后头结节下凹陷部位。

【解说】

本条论述了于桂枝汤证合并用针刺的场合，呈示出《伤寒论》作为药物治疗的医书却不拘泥于汤液，施行临机应变治疗方法的情况。

对桂枝汤证给予桂枝汤，反而出现烦苦之状加剧的情形，这是一种瞑眩（于后详述）状态，为疾病治愈的前兆，宜继续给予桂枝汤。这种情况也并不是必须借助针刺之力。

但是，可以认为此时针刺后头部经穴风池、风府，然后给予桂枝汤，可以强化桂枝汤的效力而促进治愈。这里的针刺可能是刺而泻血的意思吧。

浅田宗伯认为"先刺风池风府"六字为后人所追加而主张删除。这也是一种见解。

【临床的眼】

（30）作为本条的具体应用，有一些变应的处置，如在患感冒之类时，施灸于身柱、风门等足太阳膀胱经穴位，然后给予桂枝汤，或者按压后头部和肩背、局部敷盖热湿布巾然后给予桂枝汤，以促进感冒治愈。

第十三条

【原文】

服桂枝汤，大汗出，脉洪大者，與桂枝汤，如前法。若形如瘧，一日再發者，汗出必解，宜桂枝二麻黄一湯。

【校勘】

宋本"如"作"似"。成本"一日"作"日"。玉函"脉洪大者"作"若脉但洪大"，无"如前法"三字，"若"字后有"其"字，"再发"后无"者"字，"必"作"便"。

【注释】

（124）大汗出——如果因大汗出，原来的证消失，变成其他证的时候，则曰大汗后，缀一个"后"字。本条未缀"后"字，表示原来的证仍然继续存在。请注意，下一条则为大汗出后。

（125）脉洪大——大而有力之脉象。

【解说】

本条有几处自古以来被怀疑有错简存在。

首先，使用像桂枝汤这样平稳的药方也会如此大量出汗的患者，便是相当程度的虚证，所以是没有道理出现脉象洪大的。另外，对于脉洪大而给予桂枝汤，亦于理不通。

基于上述两种理由，有观点认为这段文字是下一条白虎加人参汤的条文误而混入的。这种说法也应该是正确的。

然而这种说法的立论是以洪大脉为实脉为前提的。但是，洪大脉也有虚实之分，下一条的白虎加人参汤证所见到的洪大脉为实脉，但在第九条桂枝加附子汤证中也出现了洪大脉，则为虚脉。本条的洪大脉亦当属虚脉，《金匮要略》虚劳病条下也有大脉为虚脉的论述。另外我在临床上也经验过桂枝汤证出现洪大脉的情况。

如果在脉洪大之外，还有四肢拘急、小便难涩等症状，则是桂枝加附子汤证。所以这些余证的不出现便是桂枝汤证的指征，仅以发热和脉洪大为指征而使用桂枝汤。在该场合，有时存在恶风，但也有不恶风者，无头痛症状者多见。

对此证使用桂枝汤后，脉象收引回缩，发热亦退减。

我对该条的解释如上述，并未考虑其有错简的存在。

但是，如果发热的类型如疟疾病，一日发作二次者，桂枝汤则不宜，应给予桂枝二麻黄一汤。服此药后，汗出而愈。"汗出必解"四字，应置于桂枝二麻黄一汤后，此系服用该汤后的变化。《伤寒论》中这种笔法的使用亦可见于他处。

【原文】

桂枝二麻黄一汤方

桂枝一兩十七銖，去皮　　芍藥一兩六銖　　麻黄十六銖，去節　　生姜一兩六銖，切　杏仁十六個，去皮尖　甘草二兩二銖，炙　　大棗五枚，擘

右七味，以水五升，先煮麻黄一二沸，去上沫，內諸藥，煮取二升，去滓，溫服一升，日再服。將息如上法。

【校勘】

宋本有"本云桂枝汤二分，麻黄汤一分，合为二升，分再服，今合为一方"二十四字，玉函"本云"作"本方"，成本无此二十四字，康平本此为嵌注，无"一方"之"一"字。康平本作"桂枝一两十七铢 生姜一两十六铢 杏仁十六铢"，今从宋本。成本无"将息如上法"五字。玉函省略了所有的炮制方法。本方犹似林亿等计算过，为桂枝汤的十二分之五和麻黄汤的九分之二合而为一方。

【注释】

（126）一二沸——略加煮沸之意。

（127）桂枝二麻黄一汤方换算为克时，可按照桂枝麻黄各半汤的方法。

【临床的眼】

（31）桂枝二麻黄一汤类似桂枝麻黄各半汤，用于更加有虚证倾向者。因为用于"大汗出"之后的情况，所以增加了桂枝汤量，减少了麻黄汤量。

第十四条

【原文】

服桂枝湯，大汗出後，大煩渴不解，脉洪大者，白虎加人參湯主之。

【校勘】

玉函"脉"上有"若"字。

【注释】

（128）大汗出后——参考注释 124。

（129）大烦渴——指严重口渴。

【解说】

前一条举出了服用桂枝汤后，虽然大汗出，但表证未去，仍应给予桂枝汤的例子。与其相反，本条所述的是，虽然服用桂枝汤大汗出是相同的，但表证已去，酿为里热，主诉严重口渴，即从太阳病转位为阳明病的例子。

【临床的眼】

（32）从字面上看，前条与本条的不同仅在于口渴的有无，但在实际临床上从患者身上可以找到各种各样的鉴别点。首先，均为脉洪大，但桂枝汤证与白虎加人参汤证之脉洪大总是感觉有些不同，如果勉强说，那便是白虎加人参汤证的场合脉有底力。其次是舌象，桂枝汤证的舌象与平时无大变化，无舌苔，也无干燥，但白虎加人参汤证有薄白苔，多干燥，也有口渴，多喜冷饮，有烦渴的状态。并且，小便量也较多一些，这种小便量多的表现，与五苓散、猪苓汤等的口渴但小便减少症状为鉴别点。下面的话虽然在此显得有些多余，但在实际诊疗中是非常重要的，所以还是想谈论一下。即，口渴甚、热度也高、脉亦洪大，而认为非白虎加人参汤证莫属的时候，但事实上很令人意外，这种场合非常多的却是真武汤证。特别是在流感和急性肺炎等疾病时屡屡遇见，必须防止判断错误。虽然此时的洪大脉为无底力的虚脉，但如果疏忽了脉象便会导致误诊。如果犹豫不决，不能明确判断是真武汤证还是白虎加人参汤证时，宜先给予真武汤进行观察。当不知是应当攻伐还是应当补益，难以清楚选择时，进行补益是无大碍的。对于必须补益之证，如果误以攻伐，则会更加虚弱，甚至促其死期，但是对于必须攻伐之实证，即使误以补益，也不会立即陷于危笃境地，所以尚有重新考虑的余地。白虎加人参汤证为攻伐剂，有攻泄之力，真武汤为温补剂，有补益之力，所以其作用是正相反的，并且其证也有容易混淆的地方，必须加以注意。对于白虎加人参汤还会在后面提及。

【原文】

白虎加人参汤方

知母六两　　石膏一斤，碎，绵裹　　甘草二两，炙　　粳米六合　　人参三两

右五味，以水一斗，煮米熟，汤成去滓，温服一升。日三服。

【校勘】

康平本本方附记于太阳病下篇"伤寒，若吐、若下后，七八日不解云云"条，无"绵裹"二字。

【注释】

（130）绵裹——绵，非棉花织品，为蚕丝制作的绢绵。裹，即包住。石膏、香豉等用绢绵包裹，使不与其他药物混杂在一起，另外包起煎煮。

（131）煮米熟，汤成去滓——入白虎汤的米是普通稻子的糙米，应将其充分煎煮后去滓。但《外台秘要》记载的方法却是先煮米，为："右五味，切，以水一斗二升，煮米熟，去米，内诸药，煮取六升，去滓，温服一升，一日三。"

第十五条

【原文】

太陽病，發熱惡寒，熱多寒少，脉微弱者，不可大發汗。宜桂枝二越婢一湯。

【校勘】

宋本、成本、玉函均在"脉微弱者"后有"此无阳也"四字，康平本为旁注，今从康平本将其从原文中删削。宋本、成本、玉函均作"不可发汗"，据康平本增入"大"字。玉函"可"与"发"之间有"复"字，"汗"字前有"其"字。

【注释】

（132）脉微弱——微脉，细而软，或者不可触及近乎绝，呈现出一种若有若无的状态。弱，指无紧张力的弱脉。这种脉象意味着气血俱虚，所以加注曰无阳。

【解说】

"脉微弱者，不可大发汗"九字可以考虑放在桂枝二越婢一汤之后而易

于解释。患太阳病，发热恶寒，发热多而恶寒少，宜使用桂枝二越婢一汤。但是如果脉微弱，大发汗则不宜。

【临床的眼】

（33）先贤诸家有人认为本条存在错简，的确仅从文字表面来看文意是欠通的。

尽管桂枝二越婢一汤是桂枝汤与越婢汤的合方，但在《伤寒论》中却没有对越婢汤的论述文字，这是错简存在的一个明确证据。

如果越婢汤证明确的话，便能够类推桂枝汤与越婢汤合方为何种证候。越婢汤出现于《金匮要略》，可以此为参考，来考虑桂枝汤越婢汤合方之证。另外，与桂枝二越婢一汤最近似的处方是大青龙汤，虽然各种药物用量比例不同，但如果将大青龙汤中的杏仁换为芍药，即为桂枝二越婢一汤。

所以从药物组成角度可以看出，本方与大青龙汤相比较，用于更略呈虚证的病态。

那么，尝试着考虑桂枝二越婢一汤具体证候吧。首先是脉象，应为浮，至少必须有某种程度的紧张感。脉微弱者为禁忌。发热并非一定像疟疾发作样规律性寒热交替出现，但如果发热也就有恶寒，发热甚于恶寒。颜面也会因发热而有上气感。也会有头痛、身体疼痛的主诉，所以该方可以有机会用于类风湿性关节炎、神经痛等病症。

【原文】

桂枝二越婢一湯方

桂枝去皮　芍藥　麻黄　甘草各十八銖，炙　大棗四枚，擘　生姜一兩二銖，切　石膏二十四銖，碎，綿裏

右七味，以水五升，煮麻黄一二沸，去上沫，内諸藥，煮取二升，去滓，溫服一升。

【校勘】

康平本"碎"作"擘"，"碎"应为正确。宋本有"本云，当裁为越婢汤桂枝汤，合之饮一升，今合为一方，桂枝汤二分，越婢汤一分"三十一字，康平本此三十一字为嵌注，今从原文中删削。成本作"生姜一两三铢 切"，"本云"作"本方"，"合之饮"作"合饮"，"二分"作"二"，"一分"作

"一"。玉函作"生姜一两三铢",省略炮制方法,"七味"后有"哎咀"二字,"本云"作"本方"。

第十六条

【原文】

服桂枝汤,復下之,仍頭項強痛,翕翕發熱,無汗,心下滿微痛,小便不利者,桂枝去桂加茯苓白朮湯主之。

【校勘】

康平本本条与上条连续为一条,今从宋本等作为另一条。原文"復下之"之"復"字为"或",但"或"字而不改换为"若""复"字则文意难通,今改为"复"字。玉函"满"字下有"而"字。

【注释】

(133)复下之——复字在原文中为或字,先贤诸家没有把这一点当做问题,未存疑问地去理解本条。但是,在《伤寒论》中有"复下之""若下"的用例,而"或下之"用例仅见于本条。对于这一点,柳田子和论述到:"或字恐为误。无论如何,或字为未定之辞。盖之以下,所言为事实,岂有用未定之辞之理。再者,论中于下之之上而加或字者,仅限于该条,且亦未见其他或发汗、或吐之言。"所以在此将或字改为复字。

(134)桂枝去桂加茯苓白术汤——对该药方存在多种疑问,有论述认为没有理由去主药桂枝,或者将"桂枝去"三字删去而当作桂枝加茯苓白术汤、或者认为是桂枝去芍药加茯苓白术汤。但是,去桂枝附子汤的主药桂枝而为去桂加白术汤的用例是存在的。

【解说】

本条为自古以来议论较多的一条,我试作如下解释。

本条论述的是平素胃肠虚弱者遭外邪侵犯,出现了疑似桂枝汤证、疑似结胸证时的治疗方法。即,所举出的病证,似桂枝汤证而非桂枝汤证,似结胸而非结胸,对此提出治疗方法。

出现头项强痛、发热、无汗等症状,如果是太阳病表证,则必然伴随恶风或恶寒，但是这里没有恶风，也没有恶寒，所以必须知道其并非由表证而来。

这是平素胃肠虚弱之人，像感冒一样受到外邪侵袭而发生的症状，里虚，表现出类似表证的病状。将其误认为桂枝汤证而服用桂枝汤，但并无好转。于是，因项强和心下满微痛等症状类似结胸证，便用如大陷胸丸等攻下。或者也可能误认为是大柴胡汤证、茵陈蒿汤证吧。

原本胃虚弱，已经表现出心下满而微痛、小便不利的症状，再经上述方药攻下，不仅无好转，反而其里越来越虚。所以，首先必须考虑补益其里，巧妙地处理在里之水。

在里之水消去，体力旺盛后，即使不使用治表的方药，那些类似表证的症状也会就此消失的。所以，首先将作用于表的桂枝去掉，加上调理在里之水的茯苓和白术，便为可以使用的桂枝去桂加茯苓白术汤。给予本方，尿量可增加，不仅心下停滞之水得以祛除，膨满消除，还可以使汗出而热解，头痛、项强也自然消退。如果里水去后，依然残存有表证，此时再施以以治表为目标的药方即可。

【临床的眼】

（34）我们时时可以接诊到像这里所叙述的患者。一见到头痛、项强便立即投予葛根汤是错误的。这种患者的多数施以诸如桂枝去桂加茯苓白术汤、苓桂术甘汤、真武汤等，心下之水得以巧妙地处理，头痛、项强即随之而愈，这些是必须牢记于心的经验。

【原文】

桂枝去桂加茯苓白术汤

芍药三两　甘草二两，炙　生姜切　白术　茯苓各三两　大枣十二枚，擘

右六味，以水八升，煮取三升，去滓，温服一升。小便利则愈。

【校勘】

宋本"愈"字后有"本云桂枝汤，今去桂枝加茯苓白术"十四字，康平本该十四字为嵌注，今从康平本将其从原文中删削。玉函"六味"后有"㕮咀"二字，"八升"作"七升"，"本云"作"本方"，"白术"作"术"。

第十七条

【原文】

傷寒，脉浮，自汗出，小便數，心煩，微惡寒，脚攣急，反與桂枝湯。得之便厥，咽中乾，煩躁，吐逆者，作甘草乾姜湯，與之。若厥愈，足溫者，更作芍藥甘草湯，與之。若胃氣不和，譫語者，少與調胃承氣湯。若重發汗，復加燒針，得之者，回逆湯主之。

【校勘】

宋本无桂枝汤之"汤"字，今从成本、玉函、康平本。玉函"小便数"与"心烦微恶寒"之间有"颇微恶寒论曰"六字。宋本、成本"得之"前有"欲攻其表此误也"七字。康平本此七字为嵌注，今从康平本，将其从原文中删削。玉函作"欲攻其表"。成本"躁"作"燥"，康平本"躁"前缺"烦"字，玉函"咽中"作"咽"，今从宋本。宋本、成本"作甘草干姜汤与之"后有"以复其阳"四字，康平本此四字为旁注，今从康平本将其从原文中删削。玉函作"当作甘草干姜汤以复其阳"，"若厥愈足温者"作"厥愈足温"。宋本、成本、玉函"芍药甘草汤与之"后有"其脚即伸"四字，此四字恐为注文，今从康平本将其从原文中删削。玉函无"谵语者"之"者"字。宋本、成本、玉函"烧针"下无"得之"二字，今从康平本。宋本、成本及其他诸本"回逆汤"作"四逆汤"，今从康平本作"回逆汤"，以下皆仿此。

【注释】

（135）小便数——数，频数之意。

（136）心烦——自觉症状，胸中烦苦。

（137）微恶寒——参考注释114。

（138）便——就、马上、径直之意，使用语气比"即"轻微。

（139）厥——厥逆、厥冷之厥，指身体变凉。

（140）咽中干——咽喉干燥、口中唾液不足的状态。与口渴不同。口渴为喉干而欲饮水，但口干、咽中干时欲以水漱口，并不一定想喝水，如同大吃一惊时口中唾液消失的状态。

（141）烦躁——烦为自觉症状，指苦闷的状态。躁为手足频繁地不安地活动的痛苦状态。

（142）吐逆——指苦于呃逆而呕吐的状态。

（143）胃气不和——《伤寒论》中，胃气不和的场合，意味着大便硬、有内实的证候，为调胃承气汤主治。胃中不和的场合，意味着腹泻、有内虚之状，使用半夏泻心汤等。

（144）谵语——说胡话。

（145）烧针——古代施行发汗的方法，但具体如何已不甚明了。

（146）回逆汤——因回字与四字相似，回字误为四字，一般传为四逆汤，而把回逆汤之名忘记了。当我们考虑《伤寒论》中存在的建中汤、理中汤、泻心汤等药方命名时，四逆当然应该是回逆。使厥逆之证回复的药方名称，而冠之以四逆汤是相矛盾的。此处，无论怎样考虑还是以回逆汤之名为宜。

【解说】

本条呈示了开始时患伤寒、受误治的影响很大、时时陷于危急状态的病例。如第三条所述，伤寒表有邪，其变化必定要影响至里，不会以单纯的表证而终。因此，此时误治的影响很深刻，病状出现恶化并且很迅速。

本条乍一看像桂枝汤证，但实际并非如此，而是伤寒证，误予桂枝汤后，其一种情况是，转变到了阳明里实证阶段，成为调胃承气汤证。另外一种情况是，最终陷入厥阴病，发展到了四逆汤证阶段。本条举出该实例，作为太阳病上篇的结尾。

脉浮、自汗、如果再添上恶寒，便真的是桂枝汤证了。但本条的场合，除以上症状外，还附加有小便频数、胸内苦闷、脚挛急等，所以，此非单纯的表证。

但是，错误地诊断为桂枝汤证而给予了桂枝汤。桂枝汤为补益表虚的药方，并非攻伐剂，但从结果来看，给予该患者桂枝汤后，犹如施用了攻伐一般。所以，注文在此云：欲攻其表此误也。即如条文所述，饮服桂枝汤后，立即出现手足厥冷，咽喉干燥，唾液分泌停止，胸中烦苦，手足不停地在动样苦闷，甚至引起上逆样剧烈呕吐。

救治这种危急状态，给予甘草干姜汤为宜。饮甘草干姜汤后，厥冷愈而足转温，去除咽中干以下等症状。但是，脚挛急从初始即一直存在，便再作芍药甘草汤予之，于是，脚挛急治愈而变得可伸展。但是，如果在脚挛急治愈之后，又因胃肠机能的失调而便秘，出现谵语样状态，此为阳明里实证，但并未形成应当大泻下的证候，仅需少量给予调胃承气汤，使胃肠机能得到调整，大便得以通畅，病情则会改善。如果在给予桂枝汤之上，再用发汗剂，又使用烧针使其汗出，引起脉微、四肢厥逆等出现，此为甘草干姜汤复加附子的四逆汤之主治证候。这种场合，即使这些症状看上去并非重笃状态，其实质仍为反复误治而使病情在加重。

【临床的眼】

（35）脉浮、自汗出为表证，小便数、心烦、微恶寒（注意微字的使用）为里证，太阳病表证与少阴病里证错综存在，所以形成了伤寒证。如果是单纯的表证，原则上无小便频数。如果有此一症状存在，即使有脉浮、自汗出的状态，也不能当作表证。所以，给予桂枝汤是错误的。对于这种场合，可以考虑宜于应用的药方有桂枝加附子汤、芍药甘草附子汤、小建中汤等。

（36）甘草干姜汤由甘草、干姜两味组成，芍药甘草汤由芍药、甘草两味组成。在这里，也许会有这样的疑问，能否将两个方剂合方，制成一个甘草、干姜、芍药三味药物组成的药方而用于服用桂枝汤后发生的手足厥冷等症状、和此前已存在的脚挛急一起进行治疗呢。这样会不会更好一些，有必要分成两次分别来治疗吗？这种疑问是有一定道理的。

《伤寒论》的治疗具有固定的法则。关于这一点，前面已经有所涉及，而本条又提示了一项法则。脚挛急类的症状，不是能够立即影响到生命的重大事项，而服用桂枝汤后引起的手足厥冷等症状，是急性、剧烈而危笃的。所以，以这种新出现的重笃证候为目标，首先以甘草干姜汤而救治，其次作芍药甘草汤以治疗脚挛急。如果将这两个方剂合方为一而使用时，药方的作用弱，不能适应峻急的病情。一般情况下，药方越简约，组成越单纯，越是能够救治突发的危急证候。就像我们看到的瓜蒂散、走马汤、桔梗白散等。如果言其大概，则组成复杂的药方多用于疾病过程缓慢的场合。

（37）本条中甘草干姜汤的应用指征为厥逆、咽中干、烦躁、吐逆，但《金匮要略》"肺痿吐涎沫，而不咳者，其人不渴，必遗尿，小便数，所以然者，以上虚不能治下故也。此为肺中冷，必眩，多涎唾，甘草干姜汤以温之"一条指出并非必须以急性、剧烈的证候作为甘草干姜汤应用指征的。根据《金匮要略》的这个条文我们会明白，甘草干姜汤可以以口中积稀薄唾液、口中上泛水液、尿频、遗尿、手足冷等样的症状为应用指征。

甘草干姜汤加茯苓、白术则为苓姜术甘汤，以从腰至脚重度发凉、尿频而量多为应用指征。甘草干姜汤加白术、人参则为人参汤，用于具有食欲不振、食后胃胀满、口中唾液积聚、尿频而量多、大便软溏等症状，而有手足冷者。像这样明白甘草干姜汤的用法后，可以应用于多种方面。

（38）芍药甘草汤具有治疗肌肉痉挛的作用，不仅对脚拘挛，对上肢肌肉及腹肌的挛急也有疗效，所以应用于肌肉严重痉挛而疼痛的场合。配伍使用芍药、甘草的药方非常多，四逆散、柴胡桂枝汤、桂枝加芍药汤、小建中汤等药方以腹肌紧张为应用指征，方中均配伍芍药、甘草。胆石症疝痛等重度腹痛的场合使用芍药甘草汤来缓解腹痛即为具体应用。

【原文】

甘草乾姜湯方

甘草四兩，炙　乾姜二兩

右二味，以水三升，煮取一升五合，去滓，分溫再服。

芍藥甘草湯方

芍藥 甘草各四兩，炙

右二味，以水三升，煮取一升五合，去滓，分溫再服。

調胃承氣湯方

大黄四兩，去皮，清酒洗 甘草二兩，炙 芒硝半升

右三味，以水三升，煮取一升，去滓，內芒硝，更上火，微煮令沸，少少溫服之。

四逆湯方

甘草二兩，炙 乾姜一兩半 附子一枚，生用，去皮，破八片

右三味，以水三升，煮取一升二合，去滓，分溫再服。

【校勘】

康平本仅载有甘草干姜汤方，其余三方阙如，今从宋本补充。甘草干姜汤方中甘草剂量，玉函作"二两"。成本"干姜"下有"炮"字。玉函、成本"味"字后有"㕮咀"二字。宋本、成本芍药甘草汤方的"芍药"作"白芍药"，今从玉函去"白"字。玉函、成本"味"字下有"㕮咀"二字。成本"五合"作"半"字，"服"后有"之"字。阳明病篇于玉函调胃承气汤方中"大黄"后无"去皮"二字。成本、玉函"洗"字作"浸"。阳明病篇作"右三味切，以水三升，煮二物至一升，去滓，内芒硝，更上微火一二沸，温顿服之，以调胃气"。成本、玉函"味"字后有"㕮咀"二字。"回逆汤"之"回"字，宋本、成本及其他诸本均作"四"字，今参考康平本作"回"字。宋本、成本均于"再服"后有"强人可大附子一枚干姜三两"十二字，恐为后人追加注文，今将其从原文中删削。

【注释】

（147）分温再服——分为二次，趁热饮服。

（148）去皮清酒洗——剥去大黄表面的皮后用清酒洗。一般不用清酒洗而使用，如果忠实于古典方法，如此做亦可。

（149）生用，去皮，破八片——附子分生用和炮制后使用。四逆汤使用未经炮制的生附子。去皮，破八片等方法同桂枝加附子汤。

太阳病上篇总结

至此，我们结束太阳病上篇的解说。回顾该篇的内容，第一条提示了太阳病表热证的大纲，第二条举出了太阳病表热证中良性、轻证者，名之为中风。第三条举出了太阳病表热证中恶性、重证者，名之为伤寒。第四条提示了太阳中风、桂枝汤的变证。第五条举出了太阳病桂枝汤的正证，以及示其正而论述应其变的法则。

第六条举出桂枝汤证而有项背拘急症状者，为桂枝加葛根汤证，提前提示了太阳中篇出现的葛根汤证。第七条提示太阳病下之后，如果有气上冲者，可用桂枝汤，呈现了桂枝汤的活用法，并在此基础上与第八条的坏病进行对比。第八条，太阳病误治，变成坏病，因而不能以论治正证的方法而论治之，本条告诉我们，对于这部分坏病，应当根据其脉证，随其证而治之。第九条举出桂枝加附子汤证作为太阳病误治变成坏病的例子，展示了少阴病的萌芽。第十条，将太阳病下之脉促胸满的桂枝去芍药汤证，与太阳病误下变成的太阴病桂枝加芍药汤证，进行对比展示，并且还可以看到朝向太阳病中篇桂枝甘草汤证的移行型。第十一条，举出在太阳病中类似少阳病往来寒热状者，明确其为桂枝麻黄各半汤证，以此为中篇出现的小柴胡汤证之前哨。第十二条，提示对桂枝汤证给予桂枝汤，然而药力不及时，采用并用针术的方法，教予临机应变的处置方法。第十三条提示，服用桂枝汤后，即使出现大汗出、洪大脉等，但如果无口渴者，依然使用桂枝汤，与十四条的白虎加人参汤证进行对比。另外还提示了对于疟疾样寒热往来者也有适用桂枝二麻黄一汤的场合，与第十一条的桂枝麻黄各半汤证进行对比。第十四条，举出桂枝汤服用后，烦渴甚，成为白虎加人参汤证的例子，展示了阳明病的萌芽。

第十五条论述到太阳病，热多，寒少，为表虚证而挟有里热，举出桂枝二越婢一汤，以此为中篇大青龙汤的前哨。第十六条，服用桂枝汤后，水饮停滞于心下，出现头痛、项强等症状，展示了似桂枝汤证而非的桂枝去桂加茯苓白术汤证，作为少阴病真武汤的前哨。第十七条是太阳病上篇的结束，举出一例，其为伤寒而疑似桂枝汤证者，误予桂枝汤，变为甘草干姜汤证、芍药甘草汤证，再一变，一为阳实证，成为承气汤证，另为厥阴病，陷入四逆汤证，展示了伤寒重证，由于些许的误治而引起无端变化的所以然。

太阳病　中篇

第十八条

【原文】

太陽病，項背強几几，無汗惡風，葛根湯主之。

【校勘】

玉函"恶风"下有"者"字。

【注释】

（150）几几——参考注释97。

【解说】

与桂枝汤、桂枝加葛根汤的表虚证相反，在此出现的葛根汤证、麻黄汤证等为表实证。在第一条已经叙述道，头项强痛是太阳病的一个征候，本条所述的项背拘急仍是头项强痛的一种变化形式，不仅是项部，直至背部而拘急。但是单凭该症状并不能区分桂枝加葛根汤证和葛根汤证，所以又举出了无汗恶风，提示与汗出而恶风的桂枝加葛根汤证进行鉴别。汗出而恶风为表虚，无汗恶风为表实。

那么，判断患者是否无汗，要诊察皮肤有无潮湿、湿气。触抚颈部、项部、头部等处，如果感觉到潮湿、湿气则不能说无汗。所谓汗出，并非汗液如流程度，多见到的是濡湿的、湿润的程度，所以需要注意。

本条虽然未举出发热，但因其言及恶风，所以必须考虑伴有发热。

【临床的眼】

（39）桂枝加葛根汤与葛根汤的区别，可以用汗出和无汗加以鉴别，但这只是在伴有发热的场合。如果遇到没有发热的疾病，如化脓性鼻窦炎、结膜炎、肩凝证、神经痛等疾病时，即使是桂枝加葛根汤证，也并不一定伴有汗出，所以仅以汗出的有无来区别这两个方证是有困难的。

此时，脉诊显示出其重要性来。桂枝加葛根汤证脉浮弱，葛根汤证脉浮而有力。一味麻黄的有无，便产生出如此显著的不同。

另外，本条未举出头痛，但因为太阳病有头痛症状，所以当然伴有头痛，有时也会有恶寒取代恶风而出现。

项背拘急的症状，从后头部至项部、肩胛部拘急，有时挟脊柱而直至腰部均有拘急感。甚至不仅是拘急感，还有主诉该部位疼痛者。

大体上，葛根汤证沿足太阳膀胱经而拘急，并有诉疼痛者，还有沿手太阳小肠经朝向肩胛关节而呈强凝症状者。葛根汤应用于上肢神经痛、即所谓五十肩者，或将葛根汤用于腰痛，均属于项背拘急的具体应用。

【原文】

葛根湯方

葛根四兩　麻黃三兩，去節　桂枝二兩，去皮　生姜三兩，切　甘草二兩，炙
芍藥二兩　大棗十二枚，擘

右七味，以水一斗，先煮麻黃葛根減二升，去白沫，內諸藥，煮取三升，去滓，溫服一升。覆取微似汗。餘如桂枝法，將息及禁忌。

【校勘】

成本"芍药"后有"切"字。玉函、成本均于"味"字后有"咬咀"二字。玉函省略所有炮制内容，"白沫"作"上沫"，成本作"沫"。康平本无"微似汗"之"微"字。成本、玉函"取三升"作"取一升"，无"覆"以下十五字，"温服一升"后有"取汗"二字，"汗"字后有"不须啜粥"四字。宋本"禁忌"后有"诸汤皆仿此"五字，康平本"此"作"之"，为嵌注，今从成本将其从原文中删削。

【注释】

(151) 取微似汗——读作取微微似有汗出。其意义是，并非流出样汗出，使有汗冒出程度即可。

第十九条

【原文】

太陽與陽明合病者，必自下利，葛根湯主之。

【校勘】

玉函无"者"字。

【注释】

（152）合病——合病有太阳与阳明合病、太阳与少阳合病、少阳与阳明合病、太阳少阳与阳明的三阳合病。所谓合病，指同时而病。

（153）自下利——此非因泻下而腹泻，也不是邪毒侵入胃肠内导致泻利，乃合病所致腹泻，所以称为自下利。

【解说】

本条举出太阳与阳明合病正面之证，所以"合病"下有"者"字，下一条举出的是太阳与阳明合病的变证，"合病"下无"者"字，"呕"下有"者"字。

太阳与阳明同时而病，称为太阳与阳明合病，在该场合虽然太阳病的症状和阳明病的症状同时出现，但并非全部症状悉数具备。

太阳病有脉浮、头项强痛、恶寒等症状，阳明病有腹满、不大便、谵语、恶热、潮热、濈然汗出等症状。所以，太阳与阳明合病为其中的某几个症状错综地表现出来。尽管如此，这里仅仅举出自下利，是因为省略了其他症状，要举出由太阳与阳明合病新引起的自下利症状。自下利是一般在太阳病、阳明病中见不到的症状，只是因为它是发生合病后必然出现的症状，所以特意地重点举出。

那么，为什么这种场合会发生下利呢？太阳病，即使无汗，因邪在体表，不会迫于里而引起下利。阳明病时，全身濈然汗出为其征候之一，为此，大便变硬而形成便秘证。但当太阳与阳明同时而病的场合，太阳之邪闭塞于表，应当濈然而出的阳明之汗失去外出之道，迫于里而成下利。

这时使用葛根汤，于解散表邪的同时，也止下利。如此，对于太阳与阳明合病，仅用太阳病的治疗药方葛根汤即可，而没有必要使用阳明病的治疗药方。

【临床的眼】

（40）流行性感冒的腹泻、大肠炎、痢疾等疾病初期使用葛根汤，为该条的活用。

（41）但即使出现腹泻，而脉微弱、或浮迟弱的场合，则非葛根汤证。另外，腹泻，伴有自然汗出时，亦非该方之证。还有，腹泻且有小便自利倾向时，亦非该方之证。相反，小便量少则是应用该方的指征之一。腹泻时，肠鸣显著，伴恶心、呕吐者，并非葛根汤的适应证。

（42）葛根汤证而腹泻者，有时主诉并非肩背的紧张感，而是伴有腰痛。有腹痛、或里急后重、或黏液便，可使用葛根汤，但如果发病后，经过时日，于舌出现白苔、黄苔等，持续伴有的恶风或恶寒消失，诉有胃膨满感等征候的场合，则非葛根汤证。

第二十条

【原文】

太陽與陽明合病，不下利，但嘔者，葛根加半夏湯主之。

【校勘】

玉函接前条，与其成为一条，无"太阳与阳明合病"七字。

【解说】

本条为前一条的变化形态，即提示应当以汗解之的病邪，迫于上而呕，此时于葛根汤加半夏以对应。前条"合病"下置"者"字，言其"必下利"，而本条将"者"字置于"呕"下，以此来提示该证为前一条的变化，并非一般所见之证。

【原文】

葛根加半夏湯方

葛根四兩　麻黃三兩，去節　甘草二兩，炙　芍藥二兩　桂枝二兩，去皮　生姜三兩，切　半夏半升，洗　大棗十二枚，擘

右八味，以水一斗，先煮葛根麻黃，減二升，去白沫，內諸藥，煮取三

升，去滓，温服一升。覆取微似汗。

【校勘】

宋本、康平本均作"生姜二两"，今从成本作三两。成本"麻黄"后有"汤泡去黄汁焙干称"八字。

第二十一条

【原文】

太陽病，桂枝證，醫反下之，利遂不止，喘而汗出者，葛根黃連黃芩甘草湯主之。

【校勘】

宋本、成本"不止"后有"脉促者，表未解也"七字。康平本"表未解也"作"表不解也"，此七字为旁注，今从康平本，将该七字从原文中删削，作为注文。葛根黄连黄芩甘草汤，康平本作"葛根黄连黄芩汤"，宋本、成本作"葛根黄芩黄连汤"，今仿厚朴生姜半夏甘草人参汤、干姜黄芩黄连人参汤之例而加甘草为葛根黄连黄芩甘草汤。

【注释】

（154）利遂不止——利，指腹泻。遂，因、以之意，指或由于一件事情的存在，以此为原因而引起后续事情的发生。

【解说】

太阳病中的桂枝汤类之证，不可下之。医者误以攻下，因此而腹泻不止，并且在此之上又出现喘而汗出的症状。

喘而汗出的症状，以喘为主，因喘而汗出，应当与汗出而喘的麻黄杏仁甘草石膏汤进行区别。

该证为表证误下，一部分邪气入里而致腹泻不止，这里的腹泻近似于第十九条的太阳与阳明合病的腹泻。但是前面的合病，因表实而引起类似里虚的腹泻，若表邪散解，腹泻则自然而然地停止。本条的腹泻为表证误下，一部分邪气入里而引起腹泻，所以有必要表里俱治。也就有了脉促者表未解的注文。关于脉促，在桂枝去芍药汤条进行了论述，请参考。"表未解"一语，用来表现尽管邪气的一部分已经入里但表证仍残留的场合。

【临床的眼】

（43）我数次用葛根黄连黄芩甘草汤治疗痢疾患者。另外也用于有些无腹泻、无喘的场合，如妇人的血道证（血道，即血之通路。血道证，在日本为女性与月经、妊娠、生产、更年期等生理病理变化相关而出现的身体与精神神经症状一类疾病的古称，译者注）、失眠症、高血压症等，此时考虑其方意为三黄泻心汤以葛根、甘草取代大黄。

【原文】

葛根黄连黄芩甘草汤方

葛根半斤　甘草二两，炙　黄芩三两　黄连三两

右四味，以水八升，先煮葛根，减二升，内诸药，煮取二升，去滓，分温再服。

【校勘】

诸本方名中无"甘草"二字，今加之。成本黄芩作二两。玉函"味"下有"哎咀"二字。

第二十二条

【原文】

太阳病，头痛发热，身疼腰痛，骨节疼痛，恶风，无汗而喘者，麻黄汤主之。

【校勘】

玉函"身疼"作"身体疼"，无"者"字。

【注释】

（155）身疼——身，指躯干。身体，指躯干和四肢。关于疼和痛的区别，山田正珍引《品字笺》叙述道：痛浅者云疼，疼甚者为痛。

（156）骨节——关节之意。

【解说】

本条论述了麻黄汤的正证。

桂枝汤证为表虚证，脉浮虚，汗自发而出，麻黄汤证为表实证，脉浮紧而无汗，脉象是二者的鉴别要点，但在此省略了。如果这里列举的症状在患者身上都表现出来，即使没有论及脉象，也是麻黄汤证。但是通常的情况是，并不能保证在一名患者身上表现出全部的症状，也会缺少其中一两项的。

所以，在这里便显现出脉诊的必要性了。头痛、发热、恶风、无汗而喘者，或者头痛、发热、身疼、腰痛、恶风、无汗者，或者发热、恶风、无汗者等，无论为何者，如果脉浮紧便诊断为麻黄汤证。

【临床的眼】

（44）麻黄汤被认为是发汗剂，但是在发热的场合，饮用麻黄汤后，也有不发汗，尿量增加而退热的。

（45）有时使用发汗剂发汗后，身体疼痛，脉亦浮而紧，其证类似麻黄汤证。这里面有必须使用附子剂者，所以密切注意是很要紧的。大体上这样考虑为宜，发汗后，没有必要再次使用麻黄汤。

（46）患感冒后，平素体力旺盛者，多呈麻黄汤证，平素体力虚弱者，多呈桂枝汤证。但这是指一般而言，因为例外情况是存在的，并非千篇一律。

【原文】

麻黃湯方

麻黃三兩，去節　　桂枝二兩，去皮　　甘草一兩，炙　　杏仁七十個，去皮尖

右四味，以水九升，先煮麻黃，減二升，去上沫，内諸藥，煮取二升半，去滓，溫服八合。覆取微似汗，不須啜粥，餘如桂枝法將息。

【校勘】

宋本“个”作“第”，玉函作“枚”，今从成本、康平本。成本“七十个”后有“汤去皮尖”，恐为“汤浸”之“浸”字佚失。玉函“味”字下有“㕮咀”二字，“覆取微似汗”作“温覆出汗”，无“不须啜粥”四字和“将息”二字，另外省略了全部炮制的内容。

【注释】

（157）上沫——指单煎麻黄时浮起的泡沫。

（158）不须啜粥——服桂枝汤时，食热粥以助药力，但麻黄汤的发汗力强，没有必要食热粥。

第二十三条

【原文】

太陽中風，脉浮緊，發熱惡寒，身疼痛，不汗出而煩躁者，大青龍湯主之。若脉微弱，汗出惡風者，不可服之。服之則厥逆，筋惕肉瞤。

【校勘】

成本无"不可服之"之"之"字，宋本、成本、玉函"瞤"字后有"此为逆也"四字，康平本此四字作旁注，今从原文中删削。康平本"烦躁"作"烦燥"，今从宋本、成本。玉函"身"字后有"体"字，"烦躁"后有"头痛"二字，"烦躁"后与"恶风"后无"者"字，无"不可服之"之"之"字，亦无"厥逆"之"逆"字。

【注释】

（159）不汗出——与"汗不出"不同。汗不出，为身体不出汗之意。不汗出，为发汗使之出汗而不出之意。所以，此处为使用麻黄汤发汗，但汗却不出之意。

（160）厥逆——指四肢厥冷程度重。

（161）筋惕肉瞤——为肌肉惕瞤之意。惕，指因恐惧而颤栗发抖状。瞤，为目瞤之意。筋惕肉瞤，指肌肉跳动和痉挛之状。

【解说】

本条举出太阳中风的重症、类似于伤寒者的证治。下一条举出伤寒之变证、类似于中风者，提示应当互相紧随其证，临机应变而施治。

那么，太阳中风证，如第二条和第四条所论述，以"脉浮缓，发热，恶风，汗出"为正证，为桂枝汤主治之证。但在这里，缓脉变为紧脉，恶风变为恶寒，身体疼痛，成为类似伤寒的状态。从以上症状判断，可以考虑类似麻黄汤证，于是给予麻黄汤，汗却不出，而出现烦躁。

本条的着眼点，在于不汗出而烦躁。

麻黄汤，本来用于表之热实证，其功用为通过发汗来发散表邪，但本条所述的场合，表之热实证剧烈，伴有里热，必须在清解里热的同时发散表邪。

所以有必要使用配伍清解里热药物石膏的大青龙汤。

烦，为热烦，因热而致烦闷之意。躁，指手足频频不安扰动、痛苦的状态。烦与躁有时分别出现。有言曰，烦而致躁者治，躁而致烦者死。较之于烦，躁是一种更加险恶的症状。躁而不烦者，病重，因其已无烦之感觉。本条为烦躁、苦闷的状态。

该烦躁的有无，成为与麻黄汤的鉴别点。

在这种场合，若脉微弱、汗出、恶风而烦躁者，为少阴病阳气衰亡的征候，所以不可用大青龙汤使之发汗。如果出现误治，使其服用大青龙汤，则会出现手足厥冷、肌肉跳动痉挛，显现出重笃的证候。

【临床的眼】

（47）大青龙汤罕用于普通感冒，对体力充实者的流感、肺炎早期等有应用机会。

（48）治疗脑出血、脑软化症等疾病后遗症的药方中，有续命汤。该续命汤即是大青龙汤加当归、人参、川芎，干姜代生姜而组成。

（49）我曾使用大青龙汤内服治疗结膜炎炎症表现重者。

【原文】

大青龍湯方

麻黃六兩，去節　桂枝二兩，去皮　甘草二兩，炙　杏仁四十枚，去皮尖　生姜三兩，切　大棗十枚，擘　石膏雞子大，碎，綿裏

右七味，以水九升，先煮麻黃減二升，去上沫，内諸藥，煮取三升，去滓，溫服一升。取微似汗。一服汗者，停後服。

【校勘】

成本"四十枚"作"四十个"，玉函"十枚"作"十二枚"，今从宋本、康平本。玉函"碎"后有"绵裹"二字，今从玉函。宋本、成本均于"微似汗"后有"汗出多者，温粉扑之"八字。玉函"微似汗"作"覆令汗出"，"汗出多者"作"多者"，"后服"后有"若复服，汗多亡阳，遂虚，恶风烦躁，不得眠"十六字，宋本、成本"眠"后有"也"字，宋本"遂"后有"一作逆"细注。康平本此"若复服，汗多亡阳，遂虚，恶风烦躁，不得眠也"十七字为嵌注，今将其从原文中删削。宋本、成本"鸡子大"作"如鸡

子大"。玉函省略甘草、石膏以外药物的炮制。

【注释】

（162）鸡子大——如鸡卵大小。

第二十四条

【原文】

傷寒，脈浮緩，身不疼，但重，乍有輕時，大青龍湯主之。

【校勘】

宋本、成本、玉函"主之"作"发之"。玉函"大青龙汤"前有"可与"二字，今据康平本。宋本、成本、玉函"时"后有"无少阴证者"五字，康平本为旁注，今将其从原文中删削。玉函"身"前有"其"字。

【解说】

前条举出太阳中风而其脉证类似伤寒者，本条举出伤寒而其脉证类似中风者，二者虽然表现出的症状迥异，但同为大青龙汤主治之证。

伤寒证，应当脉浮紧，诉身疼痛，但此处脉呈浮缓而身不疼痛，与太阳中风极为相似。但是，太阳中风证，无所谓身重症状。身重是一种在少阳证、阳明证均可见到的症状。但本条以"乍有轻时"一句提示此处之身重并非少阳、阳明之身重。虽有身重，但时时有瞬间忽地轻松一下的感觉，则提示其为表证之身重。

另外，该身重症状也与少阴病真武汤证的四肢沉重相似。所以，这里加有"无少阴证"之旁注，以提醒注意。必须清楚的是，如果脉沉微或脉微细而身重者，则为少阴病。

那么，本条开头言伤寒，则应可以理解包含发热、恶寒或恶风、无汗等症状。如果出现脉象浮缓、汗出而恶风者，则非大青龙汤主治之证。

第二十五条

【原文】

傷寒表不解，心下有水氣，乾嘔發熱而欬，或渴，或利，或噎，或小便不利，小腹满，或喘者，小青龍湯主之。

【校勘】

康平本无"小便"前"或"字，今据宋本、成本、玉函加"或"字。宋本、成本作"少腹"，今据玉函、康平本作"小腹"。玉函"干呕发热而咳"作"咳而发热"，"喘者"作"微喘"。

【注释】

（163）表不解——指表证不解除。另，表未解，指邪气一部分入于里，值表证当解之时，却仍有表证残留之意。表不解与表未解二词的运用有区别。

（164）心下有水气——心下，指心口窝部位。心下部位有水气，并非一定于心下部位证明有振水音存在。在这里特别入此五字，则为提示干呕以下的症状与心下之水气有关联。

（165）利——指泻利。

（166）噎——指呛、噎。

（167）小腹——指下腹。与少腹意义相同。

【解说】

所谓伤寒者，是受邪于表，其影响及于里的疾病，这一点已经在第三条论及。

本条所述也是因表邪引动心下水，出现干呕以下症状的病例。所以使用具有散表邪同时也有制水功效的小青龙汤以治之。

《千金要方》中该条为发汗后表不解之证，但实际临床并没必要拘泥于发汗后。

那么，本条为伤寒而表证不解，应当明确存在恶寒、发热、头痛、身疼痛等症状。在此处，为了提示平素既有之心下水为新感表邪所引动而引起咳嗽，首先举出干呕症状。发热，为表邪所致，干呕，因心下水之变动而发生。"或"字以下的症状，为时而出现时而不出现不定之兼证。或者有口渴，或者有泻利，或者有呛噎，或者有尿出减少、下腹膨满，或者也有喘息，兼而表现出上述症状者也仍是小青龙汤主治之证。

"噎"字，有呛、噎、诘等意思，但即使如此，也语义难通。《千金翼方》《伤寒论后条辨》中"噎"作"噫"。噫，同嗳气，即现在的打嗝。噎与噫，在古文中通用，所以取噫为嗳气之意亦可。

【临床的眼】

（50）大青龙汤，用于表热证而里有热者，小青龙汤，用于表热证而里有寒者，这是两个药方最大的区别。

（51）小青龙汤除用于支气管炎、支气管哮喘之外，还被用于治疗浮肿。因咳嗽而出现颜面浮肿等，为该方使用指征。喘息发作时，频频喷嚏而流水样鼻涕，或者出现发作时，尿意频催，这些皆为心下水气之变动，成为小青龙汤应用指征。对于喘息而出现烦躁状者，可使用小青龙加石膏汤。

【原文】

小青龍湯方

麻黃去節　芍藥　細辛　乾姜　甘草炙　桂枝去皮，各三兩　五味子半升

半夏半升，洗

右八味，以水一斗，先煮麻黃，減二升，去上沫，内諸藥，煮取三升，去滓，溫服一升。

【校勘】

玉函各药物剂量为"半升"，无"去节""炙"等字，"五味子"后有"碎"字。宋本"一升"后有"若渴者，去半夏加栝楼根三两。若微利，去麻黄加荛花如一鸡子，熬令赤色。若噫者，去麻黄加附子一枚炮。若小便不利、少腹满者，去麻黄加茯苓四两。若喘者，去麻黄加杏仁半升去皮尖。且荛花不治利、麻黄主喘，今此语反之，疑非仲景意"之加减法。康平本上述文字中"熬令赤色""炮""去皮尖"八字为旁注，"且"字以上为嵌注，其他同宋本。成本顺序多少有不同，但其加减法比正文低一格，作为成无己之追论而收载。今据成本，将其从原文中删削。

第二十六条

【原文】

傷寒，心下有水氣，欬而微喘，發熱不渴，小青龍湯主之。

【校勘】

宋本、成本"不渴"后有"服汤已渴者，此寒去欲解也"十一字，玉函

"已"后有"而"字，"此寒去欲解也"作"此为寒去欲解"。康平本同宋本、成本有此十一字，但为旁注，今据康平本，将其从原文中删削。

【解说】

前条论述以表证为主，心下有水气的证治。本条论述以心下水气为主，表证尚残存的证治。所以省略了"表不解"等字，直接举出"心下有水气"，将表证症状的发热置于咳而微喘之后，提示该证较前条所述之证病位更深。咳而微喘为水饮上逆所致，在此基础上即使加上发热症状也并不口渴者，是因为心下水饮停滞的缘故。

在前条中，或渴是兼证，为心下水饮的动摇所引发，而出现或渴、或下利、或噎等症状，与本条相同，属水饮多的场合，而无口渴症状。此为小青龙汤主治之证。另有旁注云，如果饮用小青龙汤而出现感觉口渴，这是心下水饮去除而欲解的征候。

第二十七条

【原文】

太陽病，外證未解，脈浮弱者，當以汗解，宜桂枝湯。

【校勘】

玉函"脉"前有"其"字，"弱"后无"者"字，"汤"后有"主之"二字。

【解说】

本条论述太阳病表虚，表之气循行不良，假使一时出现内实证的证治。

多数注家将本条解释为，太阳病，作为外证的头痛、项强、恶寒等症状仍存在，如果脉浮弱，宜使用桂枝汤。

此为外证与表证混同在一起的条文，头痛、项强、恶寒为表证。如果是太阳病而脉浮弱者，毋庸置疑，应当使用桂枝汤，而没有必要特别在此设一条文。

有必要思考这里特别设置该条文并在条文中列入"外证未解"字句的道理。表证所指范围狭窄，外证所指范围较宽，也将表证包括在其中，外证的有无是判断使用泻下剂是否适当的重要指征。《伤寒论》中，有条文"太阳病，外证未解，不可下也"、"其外不解者，尚未可攻"、"太阳病，外证未除，而数下之，遂协热而利"等，论述有外证者禁用攻下剂的原因。有条文"外欲解，可攻里也"，论述外证解后，方宜使用泻下剂攻之。

在此，因本条有"外证未解"字句，应作如下解释为宜。

太阳病，外证尚未完全解除者，即使兼见便秘、腹满等内实证，此亦非真性内实证，而是因为表气虚，里气循行恶化，而呈现出假性内实证。所以，从其脉之浮弱，应当使用桂枝汤而汗解，不可用泻下剂攻之。该证表虚而似里实，若使用桂枝汤，表气一旦建运，则里气亦和，内实假证不经攻下，自然向愈。以此不言"主之"，而云"宜"，则是因为暂且试用之，然后待其结果临机处置。

本条与第二十九条症状很相似，但二十九条为表虚里实之证，是一种里实为真，而表证亦残存的场合。故先治表，而后攻里。该二十七条，是表证为真，而里证为假性者。故若治其表，里证自愈。二十七条脉为浮弱，提示脉象尚未发生变化，而在二十九条，脉象已经改变，提示呈现里证的状态。

【临床的眼】

（52）这是临床上重要的一个条文。这里所呈示的是一个虽有腹满、便秘，但不可用泻下剂攻之的场合。临床可见有恶寒、发热等症状的患者，虽有便秘，使用桂枝汤后大便因而通畅，不可忘记。

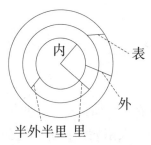

图7　表里内外图（据《伤寒论精义外传》）

第二十八条

【原文】

太陽病下之，微喘者，表未解故也，桂枝加厚朴杏子湯主之。

【校勘】

成本"杏子"作"杏人"，玉函作"杏仁"。

【解说】

太阳病，有表证或外证，如二十九条所述，兼有阳明内实证的场合，或如二十七条所述，出现假性内实证的场合，均以治表为先，禁忌无视表邪而用泻下剂攻之。因此，即使存在腹满、便秘等当下之证，如果有恶寒、发热、头痛等表证，亦应先用桂枝汤散表邪，其后再行泻下。

本条为未治表邪而先攻里，引起微喘者。此时的微喘，既不是腹满所致，亦非心下水气所致，是误下具有表邪之证，致使气机上逆，迫于胸而发为喘。所以使用桂枝汤加厚朴、杏仁，发散表邪，以收抑上逆之气。杏子，同杏仁。

【临床的眼】

（53）有些身体虚弱的婴幼儿，一旦患感冒，会立即出现喘鸣、咳嗽，对这样的患者有机会使用该方。

对使用麻黄而食欲减退或身体疲惫感者有益。

【原文】

桂枝加厚朴杏子湯主之。

桂枝三兩，去皮　甘草二兩，炙　生薑三兩，切　芍藥三兩　大棗十二枚，擘
厚朴二兩，炙，去皮　杏仁五十枚，去皮尖

右七味，以水七升，微火煮取三升，去滓，溫服一升，覆取微似汗。

【注释】

（168）厚朴，炙，去皮——同桂枝，指去粗皮，并非将皮全部去除。

第二十九条

【原文】

太陽病，外證未解，不可下也，欲解外者，宜桂枝湯。

【校勘】

康平本无"也"字，今据宋本、成本加"也"字。宋本、成本、玉函"也"与"解"之间有"下之为逆"四字，康平本此四字为旁注，今据康平本，将其从原文中删削。成本、玉函"解"与"不"之间有"者"字，无

"欲"字，"汤"后有"主之"二字。

【解说】

本条论述太阳与阳明并病的证治。在《伤寒论》中，论述太阳与阳明合病、并病证治的条文，有相当的数量。但即使是这种情况，条文中单以太阳病或阳明病开头，而并不使用合病或并病字样的场合也多见。本条即为其中一例。

在此，若将本条意义进行如下修改，则会变得容易理解。

即：太阳病，外证尚未解者，虽有阳明内实证，亦不可下。欲解其外者，宜桂枝汤。外解已，有内实证者，乃可攻之。

汪昂曾说道："仲景书中，凡有里证者，即示以表未解三字。"与此相同，出现"外证未解"的场合，也是暗示着里证的存在。

那么，太阳病，头痛、恶寒等外证尚未去除，而另一方面，邪气的一部分已经去表入里，出现便秘、腹满等内实证，此为太阳与阳明并病，所以不可先攻里而下之。如果攻下，则会出现诸如心下痞、协热下利等变证。这种情况即为逆治。治疗外证，宜使用桂枝汤。用桂枝汤消散外证之后，如果仍有应当攻下的里证，再行泻下即可。所以，不言"主之"而语之为"宜"。

【临床的眼】

(54) 治外证之方药，并不仅限于桂枝汤。这里产生一个疑问，这种情况下使用麻黄汤如何呢？但是现在的状态是，邪气的一部分入于里，一部分残存于表，原因在于其人平素有虚弱的一面，致使邪气留连于表。所以使用表虚的治方桂枝汤，而不用表实的治方麻黄汤。

第三十条

【原文】

太陽病，脈浮緊，無汗發熱身疼痛，八九日不解，表證仍在，其人發煩目瞑，劇者必衄，麻黃湯主之。

【校勘】

宋本、成本"在"后有"此当发其汗，服药已微除也"十一字，康平本为嵌注，玉函无"也"字，为十字，今据康平本，将其从原文中删削。宋本、成本、玉函、康平本均于"麻黄汤"前有"所以然者，阳气重故也"九字。在《伤寒论》中，大凡有"所以然"字样者，皆为注文。据此，今将其从原文中删削。宋本、成本、玉函"必衄"后有"衄乃解"三字，康平本作"衄乃愈"，为旁注，今将其从原文中删削。玉函"汗"后有"而"字，"身"前有"其"字，"表证"作"表候"。

【注释】

（169）发烦——为自欲解者，必当先烦所指的烦，是为治愈疾病所发之烦，也是一种瞑眩现象。所谓瞑眩是指在疾病快速治愈时所出现的一种不可预测的反应。

（170）目瞑——同目眩，眩晕。

【解说】

所谓"其人发烦目瞑，剧者必衄"现象，为服用麻黄汤后的变化，所以应当将其置于"主之"之后来解释。在《伤寒论》中，这样的笔法可见于多处。

那么，患太阳病，经过八九日，病邪多离开太阳的位置，移行至少阳、阳明等。但即使经过了八九日，脉浮紧、无汗、身疼痛等症状依然持续出现，此为表证存在，所以应当用麻黄汤发汗，而不拘于发病的日数。

此时，服用麻黄汤，或者疾病渐渐地向愈，或者病邪急速发散。后者的场合，邪气与药力相击，引起瞑眩而烦苦、眩晕，剧烈时甚至出现衄血。这些都是病邪欲去而表现出的一时现象。

瞑眩是因药效而引起的一时的变动，疾病的毒邪反而因此被快速排除。目瞑，为目眩之意，瞑与眩在古代同义。即，麻黄汤的药效显现，从而引起发烦、目瞑、衄血。注文中"衄乃解"之意，即伴随衄血，病邪被发散而愈。此时的衄血与发汗意义相同。所以，也把衄血称为红汗。

引起这种瞑眩现象发生，是由于表邪郁积深重的原因。注文中"阳气重故也"一语，即指这种情况。此处所说的阳气，指在表之邪气。

【临床的眼】

（55）当此际，如果脉浮弱，则使用桂枝汤。如果脉浮紧而无汗者，则为使用麻黄汤的指征。

第三十一条

【原文】

二陽并病，太陽初得病時，發其汗，汗先出不徹，因轉屬陽明，續自微汗出，不惡寒，如此可以小發汗。設面色緣緣正赤者，陽氣怫郁，不得越，其人短氣，但坐，更發汗則愈。

【校勘】

宋本、成本"不恶寒"后有"若太阳病证不罢者，不可下，下之为逆"十五字，玉函无"不罢者"之"者"字，康平本无"若"字，无"不可下"后之"下"字，此十三字为嵌注。今据康平本，将其从原文中删削。宋本、成本有"在表，当解之，熏之，若发汗不彻，不足言阳气拂郁"十九字，康平本"熏"作"薰"，"在表，当解之，薰之"七字为旁注，"足"后无"言"字，"若发汗不彻，不足阳气拂郁"十一字为嵌注，今据康平本，将其从原文中删削。宋本、成本"越"后有"当汗不汗其人躁烦不知痛处，乍在腹中，乍在四肢，按之不可得"，康平本"烦"与"不"之间有○符号，"乍"与"四肢"之间也有○符号，以上二十六字，康平本为嵌注，今据康平本，将其从原文中删削。宋本、成本"但坐"后有"以汗出，不彻故也"七字，康平本为旁注。宋本、成本"愈"后有"何以知汗出不彻，以脉涩故知也"十三字，康平本为嵌注，今据康平本，将其从原文中删削。另，据康平本，本条到此并未结束，"愈"后嵌注之后有"若"字，其后有阙文的细注。玉函"不得越"后有"当解之，熏之，当汗而不汗，其人躁烦，不知痛处，乍在腹中，乍在四肢，按之不可得"三十一字，"短气"后有"但坐以汗出不彻故也"，"更发汗则愈"后有"何以知汗出不彻，以脉涩故知之"。

【注释】

（171）转属——转而归属之意，与转入的意义略有不同。例如，太阳之邪转属阳明的场合，意味着仍有一部分邪气残留于太阳。转入的场合，意味着太阳之邪全部移到阳明，成为了阳明病。

（172）不彻——彻，为去之意。不彻，为不去之意。

（173）缘缘——由浅而入深，从一处而扩大至全面之意。所以，这里指整个颜面部。

（174）正赤——不夹杂其他颜色的赤红色。

（175）短气——呼吸迫促。

【解说】

关于本条，自古以来议论较多。特别是对条文后半部的注解较为繁琐，甚至注解书的内容比原文更难以理解。原来的条文因后人的注文混入而变得十分繁杂，所以依据康平本删削注文，仅就原文进行解释。

与合病不同，太阳阳明并病，指最初患太阳病，但在太阳病尚未完全治愈时，邪气的一部分已经进入阳明的场合。所以使用转属阳明一词。不彻，为不通彻之意，指病邪未被充分去除。

桂枝汤方后所说的"遍身絷絷，微似有汗者，益佳。不可令如水流离。病必不除"，便是这样的例子。

如果发其汗后，但汗法未得宜，邪气入于阳明，不断微汗出。在这种场合，如果仍残存太阳病表证的恶寒、头痛等症状，则即使有阳明证，也不可使用承气汤类泻下。

此时，应当首先给予桂枝汤，充分去除表邪之后，再攻其里。在此，恶寒之有无是确认表证之有无的重要症状。但是，这里却明言不恶寒，提示太阳病证之恶寒已止，极其近似于阳明病。假如即使恶寒停止，其他应当认为表证的症状，例如，整个颜面部泛红赤，此为表邪郁积于肌表不得发散所致，因这种表现亦属表证，所以不可以承气汤攻下。例如出现呼吸迫促，仅仅能坐位而不得横卧的场合，但其原因为表邪不得发散所引起，而并非腹满、便秘所导致，所以不可用泻下剂攻之，再予促其发汗方法便可治愈。

以上是对原文的解说。

【临床的眼】

（56）本条有阙文，恐其原文可能会在最后提示药方，但这只是推测而已。如果考虑这种场合可以使用的药方，可有桂枝麻黄各半汤、桂枝二麻黄一汤、桂枝二越婢一汤等。

第三十二条

【原文】

伤寒，脉浮紧，不发汗，因到衄者，麻黄汤主之。

【校勘】

宋本、成本、玉函"到衄"作"致衄"，"麻黄汤主之"作"宜麻黄汤"。今据康平本。

【解说】

本条举出伤寒轻症，类似于太阳病的病例。本例作为麻黄汤证，错失了发汗的时期，招致衄血出现。这里仅列出脉浮紧，省略了发热、恶寒、身疼痛、无汗等麻黄汤的症状。

这种场合，当然还是应当使用麻黄汤以图发汗，如果不发汗而放任之，邪气郁积于体表，最终可能会招致衄血的发生。

对此，给予麻黄汤，开表，发汗，则衄血亦止，病邪亦散。第三十条论述给予麻黄汤引起瞑眩和衄血发生而治愈。而本条对已经发生衄血者，仍给予麻黄汤而治愈。有必要将此二条互相参酌，使证更加明了。

【临床的眼】

(57) 一少年，习惯性发生衄血。据诉，出现衄血后头痛可止，心情好转。有一次，因鼻炎而出现鼻塞症状，投予麻黄汤后出现衄血，结果鼻塞治愈，从此衄血的毛病也消失了。

第三十三条

【原文】

发汗后，身疼痛，脉沉迟者，桂枝加芍药生姜各一两人参三两新加汤主之。

【校勘】

玉函"身"后有"体"字，"脉"前有"其"字，无"者""各一两"

"三两""新加"等字。推测本条可能不是《伤寒论》原文，但在临床上是必要的药方，故将其选入。

【解说】

在《伤寒论》中，"发汗后"一词犹如佛典法语，使用该语时一般属于发汗前的症状十而去其八九，证有了变化，现仅残留一二余症的场合。

这里虽然说"发汗后"，但身疼痛依然残留，而浮紧或浮数之脉已经变成沉迟。脉象沉迟的表现，是因发汗损耗体液，导致血气运行涩滞状态的证据。

这种场合的身疼痛，与表证的麻黄汤之身疼痛不同，此时具有将要离开太阳的位置，欲陷于少阴的倾向。所以用该方滋养润血、增阴、援助阳气使达于表，以此而治疗疼痛，防止陷于少阴病。芍药、人参作为滋润剂以滋养润阴，生姜具有促进阳气循行的功效。

【临床的眼】

（58）不拘泥于是否发汗后，对于主诉身疼痛而脉沉迟，且无少阴病证者，可使用该方。因表邪盛而身疼痛者，脉当浮紧。如类似麻黄汤证者，应发汗以治之。

【原文】

桂枝加芍藥生姜各一兩人參三兩新加湯方

桂枝三兩，去皮　芍藥四兩　甘草二兩，炙　人參三兩　大棗十二枚，擘　生姜四兩

右六味，以水一斗二升，煮取三升，去滓，溫服一升。

【校勘】

康平本、成本未载该方，今据宋本。宋本"一升"后有"本云桂枝汤，今加芍药生姜人参"十三字，今将其从原文中删削。玉函无"去皮""擘"字，"二升"作"一升"，"六味"后有"㕮咀四味"四字。

第三十四条

【原文】

發汗後，喘家，不可更行桂枝湯。汗出喘，無大熱者，可與麻黃杏仁甘

草石膏汤。

【校勘】

宋本、成本、玉函无"喘家"二字，今据康平本。玉函"出"与"喘"之间有"而"字，"杏仁"作"杏子"。成本"汤"后有"主之"二字。

【注释】

（176）喘家——平素持有喘息样慢性病者。

（177）大热——大，指体表。大热，并非有高热之意，指体表之热，相对于里热而言。

【解说】

本条论述发汗后，汗出而喘无大热者，不应当再给予桂枝汤，应当给予麻黄杏仁甘草石膏汤。那么，因发汗治疗，发汗前具有的发热、恶寒等表证消散，但平素有喘鸣病者，其喘息作为余证而残留下来。对此，不可给予桂枝汤。第二十一条葛根黄连黄芩甘草汤的场合，有"喘而汗出"，因表证尚有残留所以附有"脉促者，表未解也"之注文。本条表证已解，因里热而致"汗出而喘"。故云无大热，提示表无热。大热，指体表之热，即表热。后面出现的干姜附子汤证之身无大热，则为里有寒而表无热的场合，但本条为里有热而表无热。所以，入石膏取代麻黄汤中的桂枝，以此作为散里热的方法。

【临床的眼】

（59）麻黄汤证也有喘息出现，此时表有热而无汗。麻黄杏仁甘草石膏汤证，为里有热，有喘息。在支气管炎等疾病，对于用麻黄汤发汗，发热下撤后残留喘咳者，屡屡使用该方。

（60）对于幼儿喘息性支气管炎，该方多奏效。药物口味也宜于服用，嫌药苦的孩子也乐于服下。对成人的支气管哮喘也可应用，但可能会带来食欲减退，所以对胃肠弱者宜慎重。

（61）曾对于痔核疼痛，服用麻黄杏仁甘草石膏汤，获得显著效果。这种场合是从药物实际效果考虑而用于痔核，但并非该条的应用范围。该方用于痔核，是古矢知白的发明。

【原文】

麻黄杏仁甘草石膏汤方

麻黄四两, 去節　杏仁五十個, 去皮尖　甘草二两, 炙　石膏半斤, 碎, 绵裹

右四味, 以水七升, 先煮麻黄减二升, 去上沫, 内諸藥, 煮取二升, 去滓, 温服一升。

【校勘】

玉函"杏仁五十个"作"杏子五十枚", "甘草二两"作"甘草一两", 无"去节""去皮尖"等字。宋本、成本"一升"后有"本云黄耳杯"五字, 今据康平本、玉函, 将其删削。

第三十五条

【原文】

發汗過多, 其人叉手自冒心, 心下悸, 欲得按者, 桂枝甘草湯主之。

【注释】

（178）叉手——两手叠合。

（179）冒心——覆盖心胸部位。

（180）欲得按——因心脏部位剧烈悸动, 用两手按压于胸部, 以压迫而镇之之意。

【解说】

本条之意为, 发汗过度, 致使精气虚, 气上冲, 发生剧烈心悸, 便将两手叠合按压于心胸部, 欲镇静心下之悸动, 此为桂枝甘草汤主治之证。但从文体来看, 恐非《伤寒论》原文。只是该药方当引起重视, 便将该条纳入。

【临床的眼】

（60）原封不动地使用该方的机会很少, 对于突然发生的剧烈心悸, 我曾以顿服的方法使用过。该方加茯苓、大枣的苓桂甘枣汤, 以及加茯苓、白术的苓桂术甘汤等, 可用于心悸亢进病证。

【原文】

桂枝甘草湯方

桂枝四两, 去皮　甘草二两, 炙

右二味, 以水三升, 煮取一升, 去滓, 顿服。

【校勘】

玉函无"去皮"二字。

第三十六条

【原文】

發汗後，其人臍下悸者，欲作奔豚，茯苓桂枝甘草大棗湯主之。

【校勘】

玉函"奔"作"贲"。奔与贲训读相同，为同一义。

【注释】

(181) 奔豚——也作犇狲、愤豚、奔遯、奔遁，其训读均相同，为同一义。玉函奔作贲。《金匮要略》有条文："奔豚病，从少腹起，上冲咽喉，发作欲死，复还止"，详细说明了奔豚的病状。

【解说】

发汗后，以前的病证基本上消失，随后出现脐下明显悸动，表现出形成奔豚病的倾向。此为茯苓桂枝甘草大枣汤主治之证。

【临床的眼】

(61) 茯苓桂枝甘草大枣汤应用指征为，脐周部位出现明显悸动，自觉有物向胸部突起而上冲。经常应用于歇斯底里、小儿自体中毒症、神经症等疾病。有时脐部悸动向上突起上冲至心下部，引发一时的失神状态，或者引起痉挛，导致人事不省的出现。有时悸动伴有腹痛，剧烈时整个腹部均有悸动、脐下胀满、上冲至心下部，伴随头痛、眩晕等症状。或者出现气郁状态，主诉肩背拘强，腰痛。这些均为苓桂甘枣汤的应用指征。

【原文】

茯苓桂枝甘草大棗湯方

茯苓半斤　桂枝四兩，去皮　甘草二兩，炙　大棗十五枚，擘

右四味，以甘爛水一斗，先煮茯苓，減二升，内諸藥，煮取三升，去滓，溫服一升。日三服。

【校勘】

宋本、成本"服"后有"作甘澜水法，取水二斗，置大盆内，以杓扬

之，水上有珠子五六千颗相逐，取用之"等三十一字，康平本为另起一行，低一格。恐为后人追论。玉函无"去皮""擘"等字，"三服"作"三"，无"作甘澜水"等三十一字。

【注释】

（182）甘澜水——如校勘部分引用的那样，将水充分搅拌而软化者。甘澜水做法："取水二斗，置大盆内，以杓扬之，水上有珠子五六千颗相逐，取用之。"珠子，指水泡。

第三十七条

【原文】

發汗後，腹脹滿者，厚朴生姜半夏甘草人參湯主之。

【校勘】

玉函无"者"字。

【解说】

腹部膨满者有虚实之别。本条的腹胀满为虚满。发汗后，腹部胀满，已无表证。此为胃肠机能虚衰而出现的腹胀满。

虚满，不可下之，故不可使用承气汤类。给予厚朴生姜半夏甘草人参汤，散气滞，振奋胃肠机能，以治胀满。

【临床的眼】

（62）条文中虽言发汗后，但不必拘泥于发汗后，宜用于腹部气体、水液等停滞而出现膨满、食欲不振者。

【原文】

厚朴生姜半夏甘草人參湯方。

厚朴半斤，炙，去皮　生姜半斤，切　半夏半升，洗　甘草二兩，炙　人參一兩

右五味，以水一斗，煮取三升，去滓。溫服一升，日三服。

【校勘】

玉函半夏"半升"作"半斤"，无炮制，"五味"后有"哎咀"二字。宋本、康平本甘草后无"炙"字，今据成本补入。

第三十八条

【原文】

伤寒，若吐若下後，心下逆满，氣上衝胸，起則頭眩，脈沉緊，發汗則動經，身爲振振搖者，茯苓桂枝白朮甘草湯主之。

【校勘】

玉函"若下"后有"若发汗"三字，"脉"前有"其"字，"摇"后无"者"字。

【注释】

（183）动经——经，经脉之意。动经，指导致血液循环变动。

【解说】

本条开始即言伤寒，提示邪气较深。心下逆满，指胃内停水和气体的充满，出现逆上至心下。头眩，即眩晕。"发汗"以后文字，论述误治所致的变证，为真武汤证。至"脉沉紧"，为茯苓桂枝白术甘草汤证。"发汗"以后的文字置于"主之"后为宜。

那么，伤寒而吐之、或下之，里虚，气上逆而不降，因此而出现心下满，更有时时气上冲至胸，身体欲起时则发生眩晕（静卧则无眩晕），脉沉紧。沉紧之脉象，意味着有水贮留于心下。

对于这样的患者，以茯苓、白术化裁心下之水，以桂枝、甘草降上冲之气，可治疗心下之逆满，并去除眩晕。《金匮要略》也有条文："心下有痰饮，胸胁支满，目眩，苓桂术甘汤主之"，其意义相同。

如果误对这种患者进行发汗，可以招致血液循环的异变，出现眩晕，甚至身体摇摆不定。对于这种误治导致的变化，应该使用何种药方对应呢？原则是随证而定治方，所以这里并未特别明示，推测应当用真武汤吧。

【临床的眼】

（63）在太阳病下篇，有"伤寒，吐下后发汗，虚烦，脉甚微，八九日心下痞硬，胁下痛，气上冲咽喉，眩冒，经脉动惕者，久而成痿"，其为后人追加之议论，并非《伤寒论》原文，但其所论为苓桂术甘汤证。关屋岭南

（即关屋仲敏，? —1831，日本江户时代医家，译者注）使用该方治疗酒客的痿癖证。我曾用该方治愈一妇人甚至不能站立如厕的重度眩晕证。

（64）该方有机会用于多种眼病，以水毒上冲为应用指征。

【原文】

茯苓桂枝白朮甘草湯方

茯苓四兩　桂枝三兩，去皮　白朮　甘草炙，各二兩

右四味，以水六升，煮取三升，去滓，分溫三服。

【校勘】

康平本作"茯苓桂枝甘草汤"，《金匮要略》、玉函"白术"作"三两"。玉函"三服"后有"小便即利"四字，省略炮制。

第三十九条

【原文】

發汗，病不解，反惡寒者，芍藥甘草附子湯主之。

【校勘】

康平本本条连接在"茯苓桂枝白术甘草汤主之"之后为一条，今据宋本、成本另为一条。宋本、成本、玉函均于"恶寒者"后有"虚故也"三字，康平本此为旁注，今据康平本将其从原文删削。玉函"发汗病不解"作"发其汗不解"，"反"前有"而"字。

【解说】

本条论述发汗后表证解而里证尚未解，转为少阴病，出现恶寒之证治。因此不言表不解，而云病不解。

那么，表证若去，恶寒当止，却反而出现恶寒，此处"反"字意在提示该恶寒并非表证之恶寒，而是阴证之恶寒。

世人往往误认恶寒为表证，而以发汗剂攻之，所以在此加入"虚故也"的旁注，以警戒之。

该恶寒同桂枝加附子汤、桂枝去芍药加附子汤等证之恶寒而使用附子，其阳气如果恢复，恶寒乃可止。

【临床的眼】

（65）该方宜用于芍药甘草汤证而又有手足厥冷、恶寒等症状的场合。可参考第十七条的芍药甘草汤条。

【原文】

芍藥甘草附子湯方

芍藥　甘草炙，各三兩　附子一枚，炮，去皮破八片

右三味，以水五升，煮取一升五合，去滓，分溫三服。

【校勘】

玉函芍药、甘草作"各一两"，无"炙"字，无"去皮破八片"五字，"五升"作"三升"，"五合"作"三合"，"三味"后有"咬咀"二字。宋本、成本均于"服"后有"疑非仲景方"五字，康平本与玉函无此五字。成本无"三服"之"服"字。

第四十条

【原文】

發汗若下之，病仍不解，煩躁者，茯苓四逆湯主之。

【校勘】

康平本"烦躁"作"烦燥"，今据宋本、成本等作"烦躁"。宋本等诸本作"茯苓四逆汤"，康平本作"茯苓回逆汤"，今据康平本。康平本本条继"芍药甘草附子汤主之"后为一条，今从宋本、成本等为另一条。玉函无"之"字、"者"字。

【解说】

本条论述了对有表证者发其汗，或者对有里证者攻下之，其病不解反而出现烦躁，均给予茯苓四逆汤进行治疗的病例。但在临床上，对同一名患者，相继给予发汗与泻下时可以出现上述情况，即使单给予发汗，或仅给予泻下后，也可以出现上证。

本条除烦躁之外，应当还有其他症状，但此处是仅取烦躁一症，便立即判断为茯苓四逆汤证的。

【临床的眼】

（66）烦躁有阴阳虚实之别。大青龙汤证有烦躁，承气汤证也有烦躁。必须明白茯苓四逆汤的烦躁为阴证之烦躁。所以，虽然在这里仅仅举出烦躁一症，但在实际诊察时，脉诊是当然的，其他症状也必须参酌。

茯苓四逆汤证之脉象，应为浮而迟、或者浮大而弱、或者沉迟、或者微而欲绝之类。

（67）阳证转变为阴证之时，内里有寒，而假热现于外，经常会将其假热误诊为表热。《伤寒论》中所谓之发热，并非必定伴有体温的上升。即使体温达40℃，如果患者呈苍白面容、恶寒、手足冷、脉迟，此亦当为寒。相反，即使体温不上升，脉数，患者呈红赤面容，主诉有热感，此亦当为热。因此，所谓假热，与体温上升无关，并非意味着不伴有体温上升的发热。

体表有热感，即使体温上升至40℃，如果仍脉浮迟、手足厥冷、舌无苔而湿、小便清澄，此当为假热。

表之假热乃因里有大寒所引起。并且，该寒并非从外入里者，为阳气即精气虚，而寒自所生。因此，若表之阳气虚，则寒生于外，若里之阳气虚，则寒生于内。寒生之场合，阳热离去而聚集于他处，则于该处而热生。所以，若寒生外，则阳聚集于内而成内热之证。相反，若寒生内，则阳聚集于外而成外热之证。对于后者的场合，使用四逆汤或茯苓四逆汤，温煦内里之寒，则表之假热自然会消散。

换言之，寒生于外者，仅救其表之阳而不攻其内里之假热，自可愈。寒生于内者，仅助其内里之阳，其外之假热可自除。真寒假热而其外有热，有时可误诊为太阳病之大青龙汤证。必须详察脉证而不使有误。若误诊而攻之则促短命期。

如果按照一般的定论，少阴病无发热，并且，即刻判断此时的发热为体温上升，从而认为体温上升均为阳证，而无阴证，误将茯苓四逆汤的内有真寒外有假热证，以大青龙汤等使其发汗，则有可能置其于死地，所以在此特别唤起注意。另外，对于本条的学习，应参酌后面出现的四逆汤条文，作充分的考究。

【原文】

茯苓四逆汤方

茯苓四两　人参一两　附子一枚，生用，去皮，破八片　甘草二两，炙　乾姜一两半

右五味，以水五升，煮取三升，去滓，温服七合。日三服。

【校勘】

成本作"茯苓六两"。康平本作"干姜一两"。宋本作"日二服"。玉函"附子"后有"生"字，无"用去皮破八片"等字，"味"后有"㕮咀"二字，"三升"作"一升二合"，"日三服"作"分温再服"。诸本回逆均作四逆，今从康平本。

第四十一条

【原文】

發汗後惡寒者，虛故也，不惡寒，但熱者，實也，當和胃氣，與調胃承氣湯。

【校勘】

康平本本条也与前条合为一条。玉函接续于"芍药甘草附子汤主之"后作"不恶寒但热者实也，当和胃气，宜小承气汤"。

【解说】

发汗后，出现恶寒者，为芍药甘草附子汤证，但不恶寒反而恶热者为内实证，应当调整胃肠机能，对此应给予调胃承气汤。这里所说的热，乃恶热之意。恶热，为不伴有恶风、恶寒的发热。胃中不和与胃气不和的区别，可参考第十七条注释部分。承气汤虽然是泻下剂，但调胃承气汤为承气汤中最为和缓的方剂。承气者，顺气之意。另外，关于调胃承气汤，已经在第十七条述及，此后也会出现，宜互相参酌。

第四十二条

【原文】

太陽病，發汗後，大汗出，胃中乾，煩躁不得眠，欲得飲水者，少少與飲之，令胃氣和則愈。若脈浮，小便不利，微熱，消渴者，五苓散主之。

【校勘】

康平本、成本"烦躁"作"烦燥"。玉函"欲得饮水"作"其人欲饮水"，"少少与"作"当稍"，"胃气"作"胃中"。成本、玉函"五苓"前有"与"字。

【注释】

（184）胃中干——此处胃字，并非一定指现在的胃。胃中干，言口渴之类。

（185）微热——并非现在所言微热之意。指不甚显现于外、郁结于内之热。微，幽微之微的意思。

（186）消渴——指口渴而饮水，但并非按比例排出小便的情况。但后世变成指糖尿病一类疾病。

【解说】

本条描述顺序应为太阳病，发汗，大汗出，其后等等。但在这里先言发汗后，后云大汗出，语序作了颠倒，其理由在于，"发汗后"与"大汗出云云""若脉浮云云"二证有关联。

那么，太阳病，发其汗，表邪去，但因汗出量多，诉口渴，出现烦躁而不能睡眠，欲饮水，对此每次只给予少量水，仅仅调和胃机能，可自然而愈，睡眠恢复正常。"大汗出胃中干"为烦躁不能睡眠的原因。

《伤寒论》中所云"胃"，并非今日所说的胃。因重度口渴，所以言胃中干。指一般的消化吸收机能时，言胃气。

本条易与第十四条的白虎加人参汤证混淆。如果出现脉洪大、口渴，便是白虎加人参证。如果是饮水即可治愈的场合，则脉非洪大，亦非浮数，必须呈缓象。

那么，如果发汗后，脉浮而有小便不利、微热，口渴较严重，则为邪气残存于表，水饮停滞于里，所以治疗应当于发散表邪的同时，化裁内里之水。此为五苓散主治之证。

微热，与恶寒、发热、身热等不同，指其发热在体表的表现很幽微的场合。消渴，指有口渴，即使多量饮水，却消耗于体内，不形成尿液的情况。

【原文】

五苓散方

猪苓十八铢，去皮　　澤瀉一兩六銖　白朮十八銖　茯苓十八銖　桂枝半兩，去皮

右五味，搗爲散，以白飲和，服方寸匕。日三服，多飲煖水，汗出愈。如法將息。

【校勘】

成本作"泽泻一两六铢半"，无"桂枝"之"枝"字。《金匮要略》、成本、玉函"搗为散"作"为末"，今从宋本、康平本。成本、玉函无"如将息法"四字。玉函省略炮制，"煖"作"暖"。

【注释】

（187）白饮——米汤。

（188）方寸匕——一立方寸的药匙，装满约2g。

【临床的眼】

（68）五苓散本来为散剂，如这里表示的那样，为粉末，以米汤服用。其后多饮温水，终于汗出，尿也排出，发热下撤。但是，诸药一起研制粉末时，猪苓难以粉碎，只能将各个药物分别研粉，然后混合起来。另外，不制作粉末，饮服煎剂亦可。我用于肾炎、肾病综合征等疾病时，即使用煎剂。

（69）五苓散亦可以口渴和尿出减少为指征，应用于无发热者。该方应用范围广泛，可参考第四十五条。

第四十三条

【原文】

發汗已，脈浮數，煩渴者，五苓散主之。

【校勘】

玉函"已"作"后"，"服"后有"而"字。

【解说】

发汗已与发汗后有不同的意味。亦如前述，发汗后，指发汗前症状已去大半的场合。发汗已，则为虽然已经发汗，但表证未去的情况。由此可知，本条所述者，较之前一条五苓散证，为表邪更多者。

那么，发汗结束后，脉仍浮数，重度口渴者，为五苓散主治之证。若表

邪去，脉洪大烦渴者，为白虎加人参汤证。本条为仍有表邪，脉浮数而呈现烦渴的场合，且有小便不利。此为鉴别点。

第四十四条

【原文】

傷寒汗出而渴者，五苓散主之。不渴者，茯苓甘草湯主之。

【校勘】

康平本"不渴"作"小渴"，今从宋本、成本、玉函。

【解说】

本条举出渴与不渴，论述五苓散与茯苓甘草汤的鉴别，而省略了其他脉证。在此应可理解为，伤寒，汗出而渴，脉浮数，小便不利者，五苓散主之。汗出而不渴，脉浮数，小便不利者，茯苓甘草汤主之。因为该二方之证，均兼有表里之证，所以以伤寒二字开头。

茯苓甘草汤也出现于厥阴病篇，宜互相参照以研究该证。

伤寒以"无汗"为本来的样态，所以在此特别明言汗出，乃举出其变证。太阳中风本来的样态是"汗出"，所以在第二十三条特别指出"不汗出而烦躁"，乃明示其变证。

【原文】

茯苓甘草湯方

茯苓二兩　桂枝二兩，去皮　甘草一兩，炙　生姜三兩，切

右四味，以水四升，煮取二升，去滓，分温三服。

【校勘】

玉函作"茯苓三兩"。

第四十五条

【原文】

中風，發熱六七日，不解而煩，渴欲飲水，水入口吐者，五苓散主之。

【校勘】

宋本、成本"烦"后有"有表里证"四字，"者"后有"名曰水逆"四字。玉函"烦"后亦有"有表里证"四字，无"者"字，"吐"后有"此为水逆"四字。康平本此皆为旁注，今据康平本，将其从原文中删削。

【解说】

单言中风时，可于中风前加太阳二字，应按照太阳中风之意理解。

那么，患太阳中风证，有发热六七日的经过，而不得治愈者，多转为少阳病，变成小柴胡汤证。本条也有发热、口渴、呕吐，容易与小柴胡汤证混淆。但是，这并不是小柴胡汤证，而是五苓散证，为明确区分这一点，便加予"有表里证"注文，以及"名曰水逆"注文，明示与小柴胡汤证之呕吐不同。

注文中，言有表里证，意味着同时具有表证与里证，如果出现发热、恶寒或恶风，则为有表证，有时并不一定具备头痛、项强等。里证，指渴欲饮水，水入而吐的证候。

本条省略了小便不利，并非无此症状。

该证一般情况下无汗出。五苓散奏效时，首先呕吐和口渴停止，然后会出现汗也出、小便也出的状况。

此处尚有不解而烦，因为五苓散证之呕吐必伴有烦，所以这是一个极为重要的征候。

【临床的眼】

（70）五苓散证之呕吐，主诉频发口渴，饮水后，则突然一下子像是要把盆里的水掀翻一样吐出。吐后则又诉口渴，而饮水后便又吐出。尿出减少。这样的病状特别多见于婴幼儿。多数病例服用一次五苓散，呕吐、口渴便会停止，很快痊愈。

（71）五苓散有时可用于头痛，泻利、腹痛也可应用，但这些场合均以口渴与小便不利为应用指征。

第四十六条

【原文】

發汗吐下後，虚煩不得眠，若劇者，必反覆顛倒，心中懊憹，栀子豉湯主之。若少氣者，栀子甘草豉湯主之。若嘔者，栀子生姜豉湯主之。

【校勘】

宋本、康平本"发汗吐下后"前有"发汗后，水药不得入口，若更发汗，必吐下不止"。今据成本、玉函，将其从原文中删削。玉函无"不得眠"后"若"字，无"必反复"之"必"字。无"少气"与"呕"后"者"字。

【注释】

（189）虚烦——泻利后，更出现烦，按之心下濡者，则为虚烦，即相对于实烦的虚烦。实烦，为腹部充胀实满状态，虚烦，为心下部位软弱，均为发汗吐下后所引起。

（190）反覆颠倒——来回翻身。

（191）心中懊憹——胸中一种难以形容的苦楚。成无己描述为，心中郁郁然，不舒，愦愦然，空虚无所依，将其较之于烦闷而甚者，为懊憹。

（192）少气——呼吸表浅。短气，指呼吸迫促。少气，指不能深呼吸。

【解说】

对同一患者汗吐下三法悉数俱施之后，此时不言发汗、若吐、若下，而云发汗吐下后。

发汗吐下后，以前具有的证消去，残留下虚烦不得眠的症状。这种场合，心下部位无充胀实满状态，变为栀子豉汤主治之证。若病状严重的场合，可因不得入眠而辗转反侧，胸中有一种难以形容的令人厌恶的烦苦状态。

若发汗吐下后，呼吸浅表者，为栀子甘草豉汤主治之证。若有呕吐者，为栀子生姜豉汤主治之证。

【临床的眼】

（72）烦而心中懊憹者，易与内实证混淆。所以言虚烦，明示其区别，提示与后面出现的大陷胸汤证的心中懊憹而心下结鞕之不同。如果心中懊憹而有腹满、便秘者，为承气汤类，心下部位结鞕、呼吸迫促、心中懊憹者为大陷胸汤类。另外，对于栀子豉汤，后面数条连续论及，可互相参照而对其证进行考虑。《金匮要略》的酸枣仁汤也用于虚劳、虚烦、不得眠，但此为无热状的场合，而栀子剂有热状存在。五苓散、猪苓汤等也有不得眠的病状，所以有必要进行区别。

（73）黄连解毒汤是唐代《外台秘要》的药方，方中配伍有黄连、黄芩、栀子、黄柏，对于有头面轰热感、不眠、胸中烦苦等症状的病证有良效。在配伍有栀子这一点上，须留意。

（74）栀子甘草豉汤可用于肺炎所致的浅表呼吸，栀子生姜豉汤可用于急性肝炎，可作为本条的具体临床运用。

【原文】

栀子豉湯方

栀子十四個，擘　香豉四合，綿裹

右二味，以水四升，先煮栀子，得二升半，內豉，煮取一升半，去滓，分爲二服，溫進一服。得吐者，止後服。

栀子甘草豉湯方

栀子十四個，擘　甘草二兩，炙　香豉四合，綿裹

右三味，以水四升，先煮栀子、甘草，取二升半，內豉，煮取一升半，去滓，分二服，溫進一服。得吐者，止後服。

栀子生姜豉湯方

栀子十四個，擘　生姜五兩　香豉四合，綿裹

右三味，以水四升，先煮栀子、生姜，取二升半，內豉，煮取一升半，去滓，分二服，溫進一服。得吐者，止後服。

【校勘】

康平本栀子甘草豉汤栀子十四个作"十四枚"，今从宋本。玉函三方的"得"后均有"快"字，"甘草"后无"炙"字。

第四十七条

【原文】

發汗若下之，而煩熱胸中窒者，栀子豉湯主之。

【校勘】

玉函无"而"字。

【解说】

发汗或者下之，不言"后"却用"而"字，提示汗下后病邪不解，呈现出烦热、胸中窒塞状态。

窒，言胸中阻滞感觉。烦热，为虚烦、身热。《伤寒明理论》云："烦者热也，与发热若同而异也。发热者，怫怫然发于肌表，有时而已者是也。烦者，为烦而热，无时而歇者是也。二者均为表热，而烦热为热所烦，非若发热而时发时止也。"该论述有利于说明烦热，虽然其将烦热当作表热，但并不应当理解为表证之热。

依据前条的"心中懊憹"、下一条的"心中结痛"与本条的"胸中窒"，可知栀子多用于心胸部的炎症等疾病。

【临床的眼】

（75）对于食道癌及类似病症，而有吞咽困难者，配伍栀子的药方有良好效果。对于食道息肉，有栀子单味煎汁治愈的病例。利膈汤处方由栀子、半夏、附子三味药物组成，用于吞咽困难屡屡奏效。不仅对于食道疾病，栀子剂也曾治愈唾石症。栀子具有止血、镇静、消炎、利尿、利胆、缓下等作用，我常将利膈汤合方甘草干姜汤来使用。

第四十八条

【原文】

伤寒五六日，大下之後，身热不去，心中结痛者，未欲解也，栀子豉汤主之。

【校勘】

玉函无"者"字，"未欲解也"作"此为未解"。

【注释】

（193）身热——发热为太阳病热型，多伴有恶风、恶寒。而身热为少阳病热型，一般不伴有恶风或恶寒。

（194）心中结痛——胸中如窒塞样疼痛。

【解说】

本条论述的病例其病势较前条略重，言身热以代替烦热，举出"心中结痛"以代替胸中窒。

伤寒有五六日病程，病应变化于少阳病位，为出现身热、胸胁苦满的时期。此时，本应当使用小柴胡汤以去胸胁之邪，却大下之。因此，依然身热不去，胸中如窒塞样疼痛。出现这样的症状，乃病邪仍未除尽所致，所以，应使用栀子豉汤消散残留之邪气。

第四十九条

【原文】

傷寒下後，心煩腹滿，臥起不安者，栀子厚朴湯主之。

【校勘】

玉函"心烦"作"烦而"，无"者"字。

【解说】

本条承接前条，省略日数，论述攻下后残留之邪气从胸中侵及腹中，诉心烦、腹满，以致不能安卧，起身则烦苦，不能保持镇定、安定的状态。此为栀子厚朴汤的主证。

该方的腹满，不是实满，而是虚满，所以不能使用承气汤类攻下。将小承气汤以栀子取代大黄而成本方。如果祛除胸腹之余邪，便心烦腹满可治，得以安卧。

【临床的眼】

(76) 一妇人，人工流产后，诉腹满而不安，使用此方得到了显著效果。

【原文】

栀子厚朴湯方

栀子十四個，擘　厚朴四兩，去皮，炙　枳實四枚，浸水，炙令黄

右三味，以水三升半，煮取一升半，去滓，分二服，温進一服。得吐者，止後服。

【校勘】

成本厚朴之"去皮炙"作"姜炙"。成本、玉函"炙令黄"作"去穰炒"。玉函"三升半"作"三升"，"分二服"作"分为二服"，另外，无"去皮，炙"、"浸水"。

【注释】

（195）以上各药方后，均有"得吐者止后服"一语，另外还有在其他药方未曾见到的"温进"一词。对此，柳田子和认为："按，凡本论于诸方服法，曰进者，仅见于以下五方。其义为，对于虚烦者，虽难以接受该药，亦应强与之。"中西深斋论述道："按，瓜蒂散、栀子豉汤，皆为吐药，仅剧烈平易之分。故在彼则为胸中实，于此则曰虚烦。可见虚实二字为相对而言。于瓜蒂散，必使吐，故得快吐乃止。于栀子豉汤，则非必使吐，故曰得吐者止后服。"

第五十条

【原文】

伤寒，醫以丸藥，大下之，身熱不去，微煩者，栀子乾姜湯主之。

【校勘】

玉函"丸"作"圆"，无"者"字。

【解说】

医，指医师。为提示以丸药大下之为误治，特地使用医字。

患伤寒热盛，应当攻下之证，也不能用丸药攻下。这里所云丸药，指巴豆、甘遂等热药制作的药剂，这些丸药仅仅扫除肠的内容物而已，无去除热邪的功能。

现在，因患伤寒而热盛，医者误治，使用丸药猛烈攻下，身热不去，更增加了微烦，其原因是内虚而烦。该证看似栀子豉汤证，但其烦而轻微，无心下结痛、懊憹等症状，所以去香豉，加干姜，意在解热，且复其虚。

【原文】

栀子乾姜湯方

栀子十四個，擘　乾姜一兩

右二味，以水三升半，煮取一升半，去滓，分二服，溫進一服。得吐者，止後服。

【校勘】

成本"個"作"枚"。玉函"一兩"作"二兩"，无"三升半""一升半"之半字，"分二服"为"分为二服"，"吐"前有"快"字。

第五十一条

【原文】

下之後，發汗，晝日煩躁，不得眠，夜而安靜，不嘔，不渴，無表證，脈沉微，身無大熱者，乾姜附子湯主之。

【校勘】

康平本"下之"前有"下之後，復發汗，必振寒，脉微細"十二字与"所以然者，以内外俱虚故也"嵌注十一字，作为一条，今据宋本等，将其另作一条。宋本等"发汗"前有"复"字，今据康平本。康平本"烦躁"作"烦燥"。玉函"汗"前有"其"字，"无"前有"而"字。

【解说】

本条论述之证治，初始时因为有太阳阳明并病，本应发汗后再泻下，但治法顺序错误，先予泻下而后发汗，导致表里俱虚，而转变成少阴病。

烦躁是一种在阴证和阳证均可见到的症状，在这里，为明示该烦躁属阴证，列举出夜而安静以下的诸症状。

如果该患者为阳证而其烦躁为热所致者，应当至夜亦烦躁而不能保持安静。但是该病状为至夜则烦躁停止，并且无呕吐、口渴等症状。呕为少阳病之特征，渴为阳明病之特征，特意提示无这些症状，则是为表明该患者既非少阳病，亦非阳明病。并且进一步为提示该患者无表证残留，而言其无表证。另外又叙述脉沉而微，明示体表无热。

大热并非意味着高热，而是体表有热之意。对于这一点，已在麻黄杏仁甘草石膏汤条述及。

据以上所述，可明确判断该患者为少阴病、为干姜附子汤证。

【临床的眼】

(77) 这里自然形成了一个问题，即干姜附子汤与四逆汤的区别。干姜附子汤证，原本是平素体质强壮之人因一时之误治，致使精气虚脱而陷于少阴病的场合，所以急予干姜附子汤顿服，以救一时之急。如果烦躁无休止之时，或呕吐、或有表证，或脉洪大、实数，或身有大热等，则非该汤主治之证候。

但是，在四逆汤类，则有时阴极似阳，虚极似实，因此而出现或渴、或呕、或呈现假性表证，体表可见假热，或脉洪大，等等情况。干姜附子汤证则无上述症状。虽仅甘草一味之有无，其证却迥然隔绝。

【原文】

乾姜附子湯方

乾姜一兩　附子一枚，生用，去皮，破八片

右二味，以水三升，煮取一升，去滓，頓服。

【校勘】

玉函无"取"字与"去滓"二字，"服"后有"之"字，无"生用去皮破八片"等字。康平本、宋本"破八片"作"切八片"，今据成本。

第五十二条

【原文】

太陽病，發汗，汗出不解，其人仍發熱，心下悸，頭眩，身瞤動，振振欲擗地者，真武湯主之。

【校勘】

宋本、成本、玉函"玄武"作"真武"。宋本"擗"后有"一作僻"之细注。玉函作"发其汗而不解"，"瞤"后有"而"字。

【注释】

（196）身瞤动——身体哆嗦发抖、微微抽动。

【解说】

本条论述太阳病使发汗后，但病未愈，转为少阴病的证治。

该患者，初始为太阳病，所以用麻黄汤类使其发汗，汗出，但病未愈，依然发热未去，心下部位悸动明显，眩晕，身体哆嗦发抖似抽动痉挛，摇晃不稳而欲倒地。

该病原本是太阳病，但今转成少阴病，所以为真武汤主治之证。

真武汤（玄武汤）是假借北方之神玄武神之名而命名的药方。

将真武汤用于本条所示症状的时候较少。

因药方出现在少阴病篇（第一百五十一条），可参考，于此处省略。

第五十三条

【原文】

伤寒，醫下之，續得下利，清穀不止，身疼痛者，急當救裹，後身疼痛，清便自調者，急當救表，救裹宜四逆湯，救表宜桂枝湯。

【校勘】

玉函"不止"后"身"作"身体"，无"身疼痛者"之"者"字与"自调者"之"者"字。宋本、成本、玉函"回"作"四"，今从康平本。

【注释】

（197）清谷不止——为完谷下利不止之意。食入的食物未经消化，原样排出。

（198）清便自调——清便，指大便。大便如平时，为正常状态。

【解说】

本条明确记载治疗的规范，指出里虚之症状重笃的场合，即使有表证，也应当先救里之急，其后再治其表。

本条开头言伤寒，提示该证为表证存在的同时变化及里的状态。患伤寒有表证者，即使有便秘也不可攻下。作为治疗法则，应当先治其表，然后再攻里。但是，在本条，尽管患伤寒，具有恶寒、发热、身疼痛等表证，但医者误治，以本为里证的便秘症状为目标，给予泻下剂。所以，即使泻下剂的效力消失时，也会继续出现泻利，并因食物不得消化，形成完谷下利，这便明确显示里有虚寒（消化机能衰弱），而且作为表证的身疼痛也依然存在。

因为在这样的场合，表现为身疼痛轻，完谷下利症状重，所以应当首先救治内里之虚寒，待大便恢复平常的样态后，如果仍有身疼痛症状，此时宜再救其表。救里宜用四逆汤，救表宜用桂枝汤。这里言"急"、言"宜"，则是因为有必要采取临机应变至急的急救处置。

对于这样的场合，如果从里而发的症状并不重笃，应当可以使用表里俱治的桂枝人参汤。但本条所示病例需要尽快地救治其里，所以先以四逆汤救里，然后再治其表。

第五十四条

【原文】

伤寒五六日，往来寒热，胸胁苦满，默默不欲饮食，心烦喜呕，或胸中烦而不呕，或渴，或腹中痛，或胁下痞鞕，或心下悸，小便不利，或不渴，身有微热，或欬者，小柴胡汤主之。

【校勘】

宋本、成本"五六日"后有"中风"二字，康平本此二字为旁注，玉函作"中风五六日，伤寒往来寒热"，今从康平本，将"中风"二字从原文中删削。玉函"鞕"作"坚"，"心下悸"作"心中悸"，"身"作"外"，"咳"后无"者"字。宋本、玉函"默默"作"嘿嘿"。成本"小柴胡汤"前有"与"字。

【注释】

（199）往来寒热——寒与热往来出现。表现为恶寒停止则发热出现，发热退后又出现恶寒。为少阳病热型之一。

（200）胸胁苦满——从胸部至胁部，感觉充滞胀满犹如被何物窒塞而苦楚的状态。腹诊时多有季肋下抵抗感和压痛的证据。

（201）默默——心情沉重，缄口不言。

（202）心烦——胸中烦苦。

（203）喜呕——喜，频频之意。指屡屡出现呕吐。

（204）胁下痞鞕——季肋下窒塞而硬。痞，指窒塞感。鞕，同硬。

【解说】

本条论述代表少阳病的小柴胡汤的正面之证，为什么出现在太阳病篇呢？因为该证的初始是从麻黄汤证或桂枝汤证转变而成少阳病者，所以条文开头言伤寒五六日，提示该证是从太阳病渐渐转变而来的。本条与下一条不同，所述病势缓慢，患伤寒经过五六日后而成小柴胡汤之证。

那么，患伤寒，经过五六日，恶寒发热症状变为往来寒热，胸胁部苦于窒塞胀满，沉默不语而不欲饮食，胸中烦苦，出现频频呕吐的样子，此为小柴胡汤主治之证。但有时胸中烦苦而不呕吐，或口渴，或腹中疼痛，或胁下变得痞满而坚硬，或心下部位悸动，小便尿出减少，或口不渴，热郁结于里，或出现咳嗽。这种场合也是小柴胡汤主治之证。"或"字后为有时有、有时无的症状。

【临床的眼】

(78) 小柴胡汤为应用广泛的药方，用于急性热病之际，可依据本条之论述。另外，在这里未述及者，当太阳病移向少阳病、变成小柴胡汤证时，会出现口苦、舌附白苔、口中黏腻等症状。脉也变得弦细或沉紧。可参照少阳病。

(79) 小柴胡汤用于一般杂病时，有时并无发热，可以胸胁苦满为应用指征。另外，小柴胡汤在后面仍多次出现，有必要对这些内容加以注意和研究。

【原文】

小柴胡湯方

柴胡半斤　黃芩三兩　人参三兩　半夏半升，洗　甘草炙　生姜各三兩，切

大棗十二枚，擘

右七味，以水一斗二升，煮取六升，去滓，再煎取三升，温服一升。日三服。

【校勘】

宋本"三服"后有"若胸中烦而不呕者，去半夏、人参，加栝楼实一枚。若渴，去半夏加人参，合前成四两半，栝楼根四两。若腹中痛者，去黄芩加芍药三两。若胁下痞鞕，去大枣，加牡蛎四两。若心下悸、小便不利者，去黄芩加茯苓四两，若不渴，外有微热者，去人参，加桂枝三两，温覆微汗愈。若咳者，去人参大枣生姜加五味子半升干姜二两"，成本、玉函、康平本均有基本相同的内容，但是，该段文字是否为原文尚存疑问，故将其删削。玉函"七味"后有"哎咀"二字，"日三服"作"日三"。

第五十五条

【原文】

傷寒四五日，身熱惡風，頸項強，脅下滿，手足溫而渴者，小柴胡湯主之。

【注释】

（205）身热——身热，指一身悉热，与阳明病时所见的潮热相似。

（206）颈项强——前为颈，后为项。指颈部拘凝症状。

【解说】

本条列举出的是比前条邪气进展快速，四五日成少阳病，疑似三阳合病的白虎汤证者。因条文开头言伤寒，可知其邪气为跨越表里的状态。

那么，患伤寒，经过四五日，具有阳明病可见的身热和口渴，同时有恶风和项强，尚存表证。另一方面，更存在胁下满的少阳病征候。如此三阳之证皆有，可知该患者为三阳合病。

三阳合病，禁止使用汗、吐、下法，必须用白虎汤或者柴胡剂，使之清解邪气。本条所举之例为里热不甚的场合，所以不用白虎汤，而为小柴胡汤主治之证。

在《伤寒论》中，有时即使有合病或者并病，但并不在条文开头冠以合病或者并病之名。本条即为此例。

第五十六条

【原文】

傷寒，陽脈澀，陰脈弦，法當腹中急痛，先與小建中湯，不差者，小柴胡湯主之。

【校勘】

康平本"弦"后有"□□"符号，提示存在缺字，"法当腹中急痛"六字为"□□"符号的旁注。现在要想明确缺字部分的内容非常困难。我个人认为，《伤寒论》中有"法……"者，均为后人的注文或追加论述，不是原文。但因为此处原文缺字不明确，所以根据宋本、成本、玉函将"法当腹中急痛"六字补入原文。成本"痛"后有"者"字，"不差者"后有"与"字。玉函无"不差者"之"者"字，作"即与"。

【注释】

（207）阳脉涩，阴脉弦——涩，指涩滞之脉，为滑的反面。弦，如张开的弓弦，有撑住、支住感觉的脉象。这里轻按则脉象涩，重按则脉象弦。涩为血少，弦主拘急，阳脉涩者，意味着血行不良，正气艰难地循行于外，阴脉弦者，意味着腹内拘急。

（208）法当腹中急痛——法当，有当然应该出现，但尚未到来的意思。急痛，指急迫状的疼痛。

（209）不差——未痊愈之意。

【解说】

本条论述的场合为，原本血气虚弱的人，或者即使平时健康者，若身体受损，血气的循行恶化，一旦患伤寒，不表现出太阳病表证，而直接呈现出可以称之为太阴病与少阳病间证的、阳脉涩阴脉弦的病状。

那么，患伤寒，如果出现阳脉涩、阴脉弦，当然会诉腹痛，但即使在腹痛尚未出现之时，根据此种脉象，宜给予小建中汤。不差，并非指腹痛，而是指伤寒未愈。

即使由小建中汤来补虚，而伤寒之邪尚未解者，仍为少阳病之小柴胡汤主治之证。

本条论述的是少阳病而兼带里虚的证治，所以首先为补里虚而使用小建中汤，补里之后，邪气仍未解散时，再使用少阳病的治疗方剂小柴胡汤。

进一步明言之，即使有少阳病之证，如果兼有下述症状，则为少阳病而兼有里虚，所以应当在使用小柴胡汤之前，用小建中汤补其里虚。

这些症状是，尽管体温升高，但无舌苔、口不苦、食物味道不变、小便不着色而清澄者，四肢倦怠、或者身体倦怠者，阳脉涩、阴脉弦者，脉洪大但无力者，脉微弱者，等等，为里虚之证。

本条中的"不差"，一般流行的说法是指腹痛。但我根据内藤希哲的观点，解释为指伤寒。

【临床的眼】

（80）身体虚弱的儿童，有时即使患感冒，也表现出小建中汤证。尽管有发热，但脉不见浮象。无头痛，代之以腹痛的主诉。有些苦于频发感冒的的儿童，如果使其服用小建中汤，持续数月，血色会好转，也变得不再容易患感冒。

（81）有时小建中汤用于慢性腹膜炎有效。1940 年前后，曾使用该方治疗十数例腹膜炎患者，并作了报道。对无腹水者有良效。

（82）小建中汤即太阴病篇出现的桂枝加芍药汤加入胶饴的处方，宜参照太阴病篇。

【原文】

小建中汤方

桂枝三两，去皮　甘草二两，炙　大枣十二枚，擘　芍药六两　生姜三两，切

胶饴一升

右六味，以水七升，煮取三升，去滓，内饴，更上微火消解，温服一升。日三服。

【校勘】

成本、玉函之甘草"二两"作"三两"。成本、玉函"内饴"作"内胶饴"。宋本、成本"三服"后有"呕家不可用建中汤以甜故也"十二字，玉函作"呕家不可服以甘故也"。今据康平本，将其从原文中删削。玉函省略"去皮""擘""切"等字，无"微火"之"微"字。

第五十七条

【原文】

伤寒二三日，心中悸而烦者，小建中汤主之。

【校勘】

玉函无"者"字。

【解说】

本条教导的是，即使有表证，如果有里虚的证候，不攻表，而必须首先

补里的情况。

那么，伤寒二三日，是出现太阳病表证的时期。如果至四五日甚至五六日，邪气进至少阳的部位，便成为柴胡证。患伤寒，尽管尚未经过一次的汗、吐、下治疗，却已经出现胸部悸动、极为难受者，是因为素来身体虚弱，处于里虚的状态，即使有表证，也不可使用麻黄汤类发汗。更具体地说，患伤寒，表证悉备，表现为头痛、发热、恶寒、脉浮紧，但即使看上去是发汗的适应证，若有虚候之心悸亢进症状，绝不可攻其表证，而必须首先补其里虚。以小建中汤补里，心悸被抑制之后，如果仍有表证，届时再攻其表。

【临床的眼】

（83）《金匮要略》虚劳篇云："虚劳里急，悸，衄，腹中痛，梦失精，四肢疼痛，手足烦热，咽干口燥，小建中汤主之。"里急，指腹部肌肉紧绷、支撑的状态，所以，小建中汤证多见腹直肌的紧张状态。其他症状也是虚证患者显现的证候，所以成为应用小建中汤场合的指征。悸为心悸，衄为鼻出血，梦失精为遗精，四肢疼痛为手足倦怠样疼痛，手足烦热为手足感觉不适而发烧，咽喉干燥与口渴不同，指虽然口内唾液少而干燥，但并不欲饮水。

第五十八条

【原文】

太陽病，十餘日，反二三下之，後四五日，柴胡證仍在者，先與小柴胡湯。嘔不止，心下急，鬱鬱微煩者，爲未解也，與大柴胡湯，下之則愈。

【校勘】

宋本、成本、玉函"十余日"前有"经过"二字，康平本将其作为"十余日"的旁注，今据康平本将其从原文中删削。玉函"反"作"及"，无"在者"的"者"字。宋本无"小柴胡汤"的"汤"字，成本无"大柴胡汤"的"汤"字，今据玉函及康平本。玉函"呕不止心下急"作"呕止小安"，"郁郁"前有"其人"二字。宋本"心下急"后有"一云呕止小安"细注。有一重要问题是，"呕不止"与"呕止"完全相反，有必要进行考证。

【注释】

（210）心下急——这里的急，是指有物堵塞、滞碍的感觉。心下急，指心下部位有撑胀、变硬、抵抗感、压重感的病状。

（211）郁郁微烦——比较小柴胡汤之"默默不欲饮食心烦"，这里指程度更重的情况。

【解说】

本条论述的是，患太阳病，病势缓慢，发病后经过十余日，终于从小柴胡汤证变化至大柴胡汤证，并且阐述这两个药方的鉴别。旁注的"经过"是指十余日，此恐为后人根据《黄帝内经》的世界观而添加的文字吧。

那么，患太阳病经过十余日时，尚为少阳病而呈现出小柴胡汤之证。但是，医者将其误认为阳明病，使用承气汤类攻下，甚至达两三次。言其"反"，是因为对不应当泻下者而采用了泻下的方法。

如此，柴胡证被误下后，经过四五日，病邪依然未离开少阳、柴胡的位置，首先给予小柴胡汤。

即使投予小柴胡汤，仍呕吐不止，心下部如堵塞样发硬，郁郁而胸中烦苦，这是因为小柴胡汤药力弱，未能解散邪气的缘故。对此再投予大柴胡汤，泻下之而可愈。

首先未给予大柴胡汤，而是小柴胡汤，然后再投予大柴胡汤，与第五十六条中先给予小建中汤然后给予小柴胡汤的顺序相同，显示出《伤寒论》治疗法则的一斑。

【临床的眼】

（84）大柴胡汤，有配伍大黄和未配伍大黄的两个方剂，宋本、康平本的大柴胡汤未纳入大黄。在柴胡剂中，大柴胡汤以最具实证者为指征，用于具有从少阳病向阳明病移行倾向的病态。对于一般杂病，该方使用于体格结实、胸胁苦满程度强、有便秘倾向的病人。

（85）大柴胡汤是我使用最多的药方，用于胆石症、肝炎、高血压、习惯性便秘、肥胖症及其他疾病，应用范围较广。

【原文】

大柴胡湯方

柴胡半斤　黄芩三两　芍藥三两　半夏半升，洗　生姜五两，切　枳實四枚，炙　大棗十二枚，擘　大黃二两

右八味，以水一斗二升，煮取六升，去滓，再煎取三升，温服一升。日三服。

【校勘】

宋本、康平本无"大黃"，"八味"作"七味"。玉函生姜"五两"作"三两"。成本、玉函有"大黃二两"。成本作"七味"。今据玉函改为"八味"，据《金匮要略》、玉函等补入"大黃"。宋本、成本、康平本等"再煎"后无"取三升"三字，今据玉函补足之。宋本"日三服"后有"一方，加大黃二两，若不加，恐不为大柴胡汤"十七字，成本"加大黃"作"用大黃"，"若不加"作"若不加大黃"，汤后有"也"字。玉函无"洗""擘"字，作"一方无大黃，然不加不得名大柴胡汤也"。在康平本，宋本的十七字为嵌注。

第五十九条

【原文】

伤寒十三日不解，胸脅满而嘔，日晡所發潮热，已而微利，先宜服小柴胡湯以解外，後以柴胡加芒硝湯主之。

【校勘】

宋本"微利"后有"此本柴胡证，下之以不得利，今反利者，知医以丸药下之，此非其治也，潮热者实也"三十二字，成本"下之以"作"下之而"，无"此非其治也"的"此"字，玉函无"下之"后"以"字，"丸"作"圆"，"非"前无"此"字，无"所"与"已"字，"宜"作"再"。康平本"微利"后有"此本柴胡，下之而不得利，今反利者，知医以丸药下之，非其治也"嵌注，"潮热者实也"为旁注，今据康平本将其从原文中删削。

【注释】

（212）日晡所——日暮时。

（213）潮热——阳明病时可见到的发热，犹如潮水涨至，发热定时出现。此时，发热感遍及全身，像海浪浸灌岸边石缝一样，无恶风、恶寒，全身漉漉汗出。

（214）微利——微泻利。

【解说】

本条举出的病例，与前条太阳病相比较，为患伤寒而病势缓慢者。有观点认为十三日为十一二日之误。和田东郭论述道，并非一定在十三日，言十一二日，指阳证至极之热。不论何种说法，均表示该病证为阳明至极时期。不解，指表里俱不解。

那么，虽然患伤寒已至十三日，但病邪不解，呈现出胸胁满而呕的少阳病之柴胡汤证与日晡所潮热的阳明病之承气汤证混杂症状，并且表现出在阳明证中本来没有的微泻利状态。

微泻利，类似于太阴病之泻利，但如果是太阴病，应当无潮热。通常，如果有潮热，会出现大便硬或者不大便的情况，但此时虽然有潮热，却是泻利的状态，这意味着什么呢？

本来，这里所说的胸胁满而呕、日晡所发潮热之证，为柴胡证。《伤寒论》云："阳明病，发潮热，大便溏，小便自可，胸胁满不去者，小柴胡汤主之"，其中大便溏，指大便稀、有腹泻的感觉。与这一条的内容进行比较可以明白，本条所述证候的治疗顺序，也是首先给予小柴胡汤治其外证。这里所谓外证，相对于从阳明病而至的症状，指的是所见到的少阳病症状。

那么，对于为什么出现微泻利，本条"微利"后附有"此本柴胡……"的注解，注文中"医以丸药下之，非其治也"所指的丸药，是用巴豆做成的丸药。因为巴豆为热性药，不能起到配有大黄的汤剂具有的祛除里热作用，故言非其治。

所以，虽然有如此的泻利症状，但其并非里虚状态，为提示这一点，故言"潮热者实也"，明示其为实证。

故而，首先给予小柴胡汤以治其外证，然后再使用柴胡加芒硝汤，兼治少阳证与阳明证。

关于柴胡加芒硝汤，是小柴胡加芒硝还是大柴胡加芒硝，尚有争论。宋本、康平本等为小柴胡加芒硝。但是，正如中西深斋的论述，大、小柴胡汤，均应随证而选用吧。

【原文】

柴胡加芒硝湯

柴胡二兩十六銖　黃芩一兩　人參二兩　甘草一兩, 炙　生姜一兩, 切　半夏二十銖, 本云五枚, 洗　大棗四枚, 擘　芒硝二兩

右八味, 以水四升, 煮取二升, 去滓, 内芒硝, 更煎微沸, 分溫再服。

【校勘】

玉函"八味"作"七味"，但其内容为加入"芒硝"而成"八味"，"去滓"后有"分二服, 以解为差, 不解更作服", 无"内芒硝, 更煎微沸, 分溫再服"十一字。宋本"再服"后有"不解更作"四字, 康平本"不解更作服"五字为嵌注, 今将其从原文中删削。玉函无"切""洗""擘"等字。

第六十条

【原文】

太陽病不解, 熱結膀胱, 其人如狂, 血自下。其外不解者, 尚未可攻, 當先解其外, 外解已, 但小腹急結者, 乃可攻之, 宜桃核承氣湯。

【校勘】

宋本、成本均于"血自下"后有"下者愈"三字, 玉函作"下者即愈"，康平本"如狂"的旁注有"血自下者愈"五字, 今将"下者愈"三字从原文中删削。玉函无"外解已"的"已"字。成本"先解其外"作"先解外"，宋本有"后云解外宜桂枝汤"的细注。宋本、成本"小腹"作"少腹"，康平本、玉函作"小腹"。

【注释】

(215) 热结膀胱——这里所说的膀胱，并不是现在解剖学上膀胱的意思，而是指膀胱所在的下焦。这里将热邪集结表现为热邪结于膀胱。但对于以经络学说来解说《伤寒论》者，这一句的确是恰到好处的。成无己等有"太阳为膀胱经，太阳经的邪热不解，随经入腑，热结于膀胱"等言论。持

有该立场者认为，三阴三阳之病，均有经病与脏腑病存在，以此来阐释《伤寒论》。例如桂枝汤证、麻黄汤证等，是太阳经病，其随经而入于太阳腑膀胱，即为桃核承气汤证。

（216）小腹急结——小腹，即下腹。小腹急结为瘀血的腹证，多见于左侧髂骨窝部位，使用指端轻度、如搓样按压时，若该部位呈急结状，患者会感觉到程度很重的疼痛。诊察时，必须使患者保持双腿伸直的状态。此即桃核承气汤的腹证。

【解说】

本条论述太阳病之热与血互结而成瘀血证者，这样的患者如果有外证时，首先治疗外证，其后使用桃核承气汤攻其瘀血。

太阳病不解，其热邪与下腹膀胱部位的血互结而形成瘀血证，其人发生精神异常，行为如狂人，这种情况下有时会出现血自然而下。如此血自然而下时，则为瘀血去，便可治愈。

但是，即使血下也不得治愈者，或者血不下而不得治愈者，必须使用桃核承气汤攻下。如果此时尚有外证残留，则不可攻之。首先解外证，外证消失后，若有小腹急结状态者，则为瘀血证，所以宜用桃核承气汤攻之。

对于外证治疗，有观点认为应当使用桂枝汤，但考虑此处未言表证而云外证，则可认为该场合也宜用小柴胡汤。

如果此时的瘀血证患者，具有头痛、胸胁苦满、目眩、口苦、耳鸣等症状，可认为其外证未解，应当首先用小柴胡汤治其外证，再攻其瘀血。当然，有表证时不可使用桃核承气汤是根据有表证而不可攻下原则而来，这一点很清楚，此时应当先以桂枝汤治表证，然后用桃核承气汤攻之。

【临床的眼】

（86）小腹急结这一桃核承气汤腹证，表现于男子者较少，多见于妇人。在妇科疾病，如月经不调、子宫附件疾病、歇斯底里症等，出现频率很高。患者的多数有便秘习惯、腹部有弹力而充实，即为所谓之实证。脉象也是有沉的倾向，且有力。

【原文】

桃核承氣湯方

桃仁五十個，去皮尖　　大黄四兩　　桂枝二兩，去皮　　甘草二兩，灸　　芒硝二兩

右五味，以水七升，煮取二升半，去滓，内芒硝，更上火微沸，下火，先食温服五合。日三服。

【校勘】

玉函作"桃仁承气汤"。玉函作"先煮四味，取二升半"。宋本、成本"三服"后有"当微利"三字，玉函有"微利"二字，康平本"当微利"三字为嵌注，今将此三字从原文中删削。玉函"五十个"作"五十枚"，无"去皮"二字。

第六十一条

【原文】

傷寒八九日，下之，胸滿煩驚，小便不利，譫語，一身盡重，不可轉側者，柴胡加龍骨牡蛎湯主之。

【校勘】

玉函无"者"字。康平本"主之"后有"本云柴胡汤，今加龙骨等"嵌注。

【注释】

（217）烦惊——指惊与烦。烦者心闷，惊者惊怯，即神经过敏的状态。存在烦惊症状者，有心下或者脐部的悸动亢进。

（218）谵语——说胡话。

【解说】

本条为少阳之坏证，举出与白虎汤及桂枝附子汤证相似的证候，明示柴胡加龙骨牡蛎汤之证。

从此处有"下之"，而并非"反下之"来看，可知并非误治，为当泻下之证而施行泻下的病例。另外，从未言"下之后"来看，可知泻下之后并非病证完全解除，而是前面病证的大半继续残留。

那么，患伤寒经过八九日，有应泻下之证，而给予泻下，以致出现胸满、烦惊等诸症状。即出现心下部膨满、神经过敏、腹部悸动亢进，进一步可见

小便不利、胡言乱语、全身重滞感，甚至到自己不能翻身的程度，此为柴胡加龙骨牡蛎汤主治之证。

该证与三阳合病之白虎汤证的"腹满，身重，难以转侧"相似，但白虎汤证之三阳合病以阳明为主。另外，桂枝附子汤证有"身体疼烦，不能自转侧"，为兼具太阳与少阴、阴的症状较甚的病证。而本条的"胸满，烦惊，不能自转侧"，为兼具少阳与阳明、以少阳为主的场合。

以上为鉴别的要点。

【临床的眼】

（87）柴胡加龙骨牡蛎汤原方是怎样的药方，这是个大问题。现存《伤寒论》诸版本中出现的该药方，恐怕不是原方，而是经后人之手的"又方"吧。如果从柴胡加龙骨牡蛎汤之命名加以考虑，该方必然是大柴胡加龙骨牡蛎、或者是小柴胡加龙骨牡蛎，其内容在宋本与成本不同，且康平本为"又方"。推测原方在古代已亡失。

我将方中铅丹去而不用，据具体场合酌加钩藤、芍药。

（88）该方常用于神经症、癫痫、高血压病、失眠症等。

【原文】

柴胡加龍骨牡蛎湯方

柴胡四兩 龍骨 黃芩 生姜切 鉛丹 人參 桂枝去皮 茯苓各一兩半 半夏二合半，洗 大黃二兩 牡蛎一兩半，熬 大棗六枚，擘

右十二味，以水八升，煮取四升，内大黃切如碁子，更煮一兩沸，去滓，温服一升。

【校勘】

成本无"黄芩"，作"半夏二合"，牡蛎"熬"作"煅"，"十二味"作"十一味"，无大枣"擘"字。玉函"铅丹"作"黄丹"，无"切如碁子"四字，"一兩沸"作"取二升"，"一升"后有"本方柴胡汤内龙骨牡蛎黄丹桂茯苓大黄也今分作半剂"二十三字，无"切""去皮""洗""擘"等字。宋本"温服一升"后有"本云柴胡汤今加龙骨等"十字，康平本此为"主之"后嵌注。

【注释】

（219）碁子——围棋子。

第六十二条

【原文】

伤寒，脉浮，醫以火迫劫之，必驚狂，卧起不安者，桂枝去芍藥加蜀漆牡蛎龍骨救逆湯主之。

【校勘】

宋本、成本、玉函"迫劫之"后有"亡阳"二字，康平本此二字作旁注，今从原文中删削。玉函无"必"与"者"字。成本"卧起"作"起卧"。

【注释】

（220）医以火迫劫之——指医者误治，用烧针及其他持有火热的方法强迫汗出。据说古代存在这种以火热温暖身体而发汗的方法，由这种治疗而产生出种种变证，称为火逆证。

【解说】

患伤寒，若脉浮，当使用桂枝汤、麻黄汤类以图汗解，但医者误治，持火热方法强迫发汗，必定形成神经过敏而兴奋，被不安的情绪袭扰，或卧，或起，不能保持安静状态。此为桂枝去芍药加蜀漆牡蛎龙骨救逆汤主治之证。

【临床的眼】

（89）这样的火逆症状，不仅温针、蒸汽浴、灸等方法能够引发，也有因靠近取暖炉或火盆、入浴等引起的。对于灸所致的反应性发热及取暖炉所致的热醉，该方药有显著的疗效。另外，对于火烫伤、热水烫伤等外伤，内服该方也有良效，疼痛可迅速减轻。辻元崧庵（1777—1857，日本江户时代医家、儒学者，译者注）曾用该方治愈类似脑出血倒于浴室的患者。该方为桂枝汤去芍药，加蜀漆、牡蛎、龙骨而成，宜参酌第十条的"脉促、胸满"之证。

【原文】

桂枝去芍藥加蜀漆牡蛎龍骨救逆湯方

桂枝三兩，去皮　甘草二兩，炙　生姜三兩，切　大棗十二枚，擘　牡蛎五兩，

熬　蜀漆三两，洗去腥　龍骨四两

右七味，以水一斗二升，先煮蜀漆，减二升，内諸藥，煮取三升，去滓，温服一升。

【校勘】

成本"右七味"作"右为末"。玉函"七味"后有"㕮咀"二字，"一斗二升"作"八升"，"内"作"纳"，无"去皮""切""擘"等字，方后有"一法以水一斗二升，煮取五升"十二字。宋本"温服一升"后有"本云桂枝汤，今去芍药加蜀漆牡蛎龙骨"十六字，康平本此为嵌注，玉函"本云"作"本方"，今将其从原文中删削。

【注释】

（221）蜀漆——在日本，臭常山被当做蜀漆，是错误的，该药在日本不出产。我去蜀漆而使用该方，效果尚好。

第六十三条

【原文】

太陽病，以火熏之，不得汗，其人必躁，必清血，名爲火邪。

【校勘】

宋本、玉函"躁"后有"到经不解"四字，成本作"到不解"，康平本"到经不解"为旁注，今据康平本，将其从原文中删削。玉函"汗"后有"解"字，"躁"作"燥"，无"为"字。

【注释】

（222）清血——清，同圊字，指厕所。清血，指排出血便。

【解说】

本条举出因火逆而排出血便的例子，论述即使下血，也不应当按血证拟治方，应该当作火邪进行治疗。

那么，患太阳病，用火熏蒸，汗不出者，火热、邪气不得外泄，火热攻里，其结果便失去安定的情绪，变得躁动，并排出血便。这种病状被称为火邪，所以治疗方法应当从火邪进行处置，不应当作血证治疗。

第六十四条

【原文】

烧针令其汗，针处被寒，核起而赤者，必發奔豚，灸其核上各一壯，與桂枝加桂湯。

【校勘】

宋本、成本、玉函"豚"前有"气从少腹上冲心者"八字，康平本"少"作"小"，为"奔豚"旁注，今将其从原文中删削。玉函"奔"作"贲"。宋本、成本"汤"后有"更加桂二两也"六字，康平本此六字为嵌注，其后续有"本云桂枝汤，今加桂五两，所以加桂者，以能泄奔豚气也"，宋本"本云桂枝汤……"句置于方后，"五两"前有"满"字，今将其从原文中删削。

【解说】

本条仍举火邪的病例，论述使用烧针促使发汗，表邪未去，施针之处受外邪，形成奔豚病状的治疗。烧针的方法已经失传，不清楚其具体做法，可以认为是一种发汗的方法。寒，指外邪。核，指施针之后出现的肿起。关于奔豚，在第三十六条中作了解释，如旁注所说，即悸动从下腹部突抵而上至胸部的病状。

那么，使用烧针的方法迫使发汗，表邪尚未祛除，施针之处受到外邪侵入，肿结成核状而发赤，形成发作奔豚的样态。对其治疗，在肿起之处各灸一壯，内服药则应给予桂枝加桂汤，以平镇其上冲之气。

【临床的眼】

（90）该方为桂枝汤增加桂枝剂量而成，所以其抑制气上冲效果更加显著。用该方治疗剧烈头痛，也是因为其能够平镇上冲之气的缘故。

【原文】

桂枝加桂湯方

桂枝五两，去皮　芍藥三两　生姜三两，切　甘草二两，炙　大棗十二枚，擘

右五味，以水七升，煮取三升，去滓，温服一升。

【校勘】

康平本缺此方。宋本"一升"后有"本云桂枝汤，今加桂满五两，所以加桂者，以能泄奔豚气也"二十三字，今将其从原文中删削。玉函无"去皮""切""擘"等字，"一升"后有"本方桂枝汤今加桂"八字。

第六十五条

【原文】

火逆，下之，因烧针，烦躁者，桂枝甘草龍骨牡蛎湯主之。

【解说】

对本条的解释有两种不同的论说。其一，认为因"火逆""下之""烧针"的三逆而导致烦躁。此说始于成无己，中西深斋、内藤希哲采用此说。另一种观点认为，火逆的原因是烧针，火逆与烧针是原因与结果的关系，本为一体，所以实际上是火逆与下之的二逆。亦即，对于火逆本有治疗方法，却因与应下之证混淆症状的存在，误下之，而引起烦躁。该说得到多纪元简、浅田宗伯等大家的支持。和田东郭认为条文中有语句脱落，条理不清。我也总是觉得对"下之"无论怎样解释，都不满意。对于下之而烦躁者，使用桂枝甘草龙骨牡蛎汤，令人感觉奇怪。难道不是对火逆、烧针所致烦躁者而使用吗？暂存疑之。

【临床的眼】

（91）一名巴塞多病（突眼性甲状腺肿）患者，灸法治疗结束时，出现严重悸动，并导致失眠，给予该方顿服，获得了显著效果。

我曾将该方与半夏厚朴汤合用，治疗神经性心悸亢进症。

【原文】

桂枝甘草龍骨牡蛎湯方

桂枝一兩，去皮　甘草二兩，炙　牡蛎二兩，熬　龍骨二兩

右四味，以水五升，煮取二升半，去滓，温服八合。日三服。

【校勘】

玉函甘草、龙骨、牡蛎各作三两，无"去皮""炙"等字。成本、玉函

"右四味"作"右为末"，疑有误。

第六十六条

【原文】

太陽病，十餘日，心下溫溫欲吐，而胸中痛，大便反溏，腹微滿，鬱鬱微煩，先此時，自極吐下者，與調胃承氣湯。

【校勘】

宋本、成本、玉函"十余日"前有"经过"二字，康平本此为"十余日"的旁注，今将其从原文中删削。宋本"汤"后有"若不而者，不可与，但欲呕，胸中痛，微溏者，此非柴胡汤证，以呕故知极吐下也"三十字，康平本此为嵌注，成本"柴胡汤"作"柴胡"，玉函作"不而者，不可与，反欲呕，胸中痛，微溏，此非汤证，以呕故知极吐下也"。另，玉函"温温"作"嗢嗢"，"而"后有"又"字，"先此时"作"先时"。今从康平本，将"若不而者"以下文字从原文中删削。

【注释】

（223）溏——大便稀，近似于泻利。

【解说】

患太阳病，经过十余日，出现心下恶心而欲吐，欲吐时胸中疼痛，本应处于大便硬而便秘时期（若经十余日，通常为阳明病而呈现便秘、腹满的时期），反而出现便稀溏如泻利状，腹部微膨满，心情郁闷而微烦。欲吐而微烦之状，与大柴胡汤证类似。可是，如果在上述诸症发生之前，已经自然地极尽吐下，因此胃肠机能紊乱，温温欲吐，大便反而变稀溏，邪气乘虚入里，胸中疼痛，腹部呈微满状，因为内里有热，所以招致郁郁微烦的病状。

此为邪气入里，形成胃实之证，但所具有的症状为大便稀溏、腹部微满、微烦等，说明并非大承气汤攻下程度的里实证。此时该证因吐下而挟虚，所以不宜峻烈攻下。故而给予调胃承气汤，以调和胃之机能。

第六十七条

【原文】

太陽病，六七日，表證仍在，脈微而沉，反不結胸，其人發狂者，以熱在下焦，小腹當鞕滿。小便自利者，下血乃愈，抵當湯主之。

【校勘】

宋本、成本、玉函"愈"后有"所以然者，以太阳随经瘀热在里故也"十五字，康平本"经"作"症"，此为嵌注，今将此十五字从原文中删削。玉函"六七日"作"七八日"，"当鞕满"作"坚而满"。康平本以外诸本"小腹"作"少腹"。

【注释】

（224）结胸——心窝部硬而隆起之状。

（225）下焦——指下腹。

（226）小腹当鞕满——下腹应当硬而膨满。

（227）小便自利——小便尿出多。

【解说】

本条承接第六十条的桃核承气汤，举出较之桃核承气汤病证更深重者，对抵当汤证进行论述。

那么，患太阳病，经六七日仍有表证者，脉应当浮，但此脉微而沉。脉微而沉，微与沉之间加入而字，与脉微沉不同，即阳微阴沉之意，若轻按则微，重按则沉。这种微象是病邪结聚之候，沉则为阳气掩覆之候，呈示出邪气沉结于里的病态。

当然，此亦为形成结胸证的时候，但其并未成结胸证，而呈现出发狂的精神异常者，是因为热邪陷于下焦，与血互结的缘故。这样的患者会出现下腹部硬而膨满的症状。

可是，即使表现出下腹部硬而膨满者，如果小便不利，则为瘀热在里，非因瘀血。如果小便自利者，可知为蓄血所致。瘀热为水与热互结，瘀血则是血与热互结，这是抵当汤主治之证。

所谓下血乃愈，则是服用抵当汤后的病例。

将该证与前面的桃核承气汤比较来看，桃核承气汤证具有的是小腹急结，该证具有的是小腹鞭满；桃核承气汤证具有的是如狂，该证具有的是发狂；桃核承气汤证具有的是言其血自下，该证具有的是云小便自利。由此可知，抵当汤证之瘀血为深而陈久之瘀血。

另外，此处虽未加提示，如果属抵当汤的场合但仍有表证者，应当治愈表证之后，再使用抵当汤。

抵当汤证简要而言之，即小腹鞭满、发狂、小便自利，脉微而沉。

【临床的眼】

(92) 曾将抵当汤用于脱疽，以小便自利、脉象沉结和患处色黑为应用指征，虽然未获得显著疗效，但症状得以减轻。可参照下一条。

【原文】

抵當湯方

水蛭熬　　虻蟲各三十個，去翅足，熬　　桃仁二十個，去皮尖　　大黃三兩，酒洗

右四味，以水五升，煮取三升，去滓，温服一升。不下更服。

【校勘】

玉函、成本大黄"酒洗"作"酒浸"，"四味"后有"为末"二字。

第六十八条

【原文】

太陽病，身黃，脉沉結，小腹鞭，小便自利，其人如狂者，抵當湯主之。

【校勘】

宋本、成本、玉函"小腹鞭"后有"小便不利者，为无血也"九字，"狂者"后有"血证谛也"四字，康平本此九字与四字均为旁注，今从康平本，将其从原文中删削。玉函"小腹鞭"作"小腹坚"，无"不利者"的"者"字，无"抵当汤主之"五字。

【解说】

本条接前条之后，进而论述瘀热与瘀血的区别，以及茵陈蒿汤与抵当汤

的鉴别。

患太阳病，引起黄疸，脉象沉结者，为气血凝滞之候。该证具有的下腹硬、小便不利，为有瘀热的证据。如论所云："小便不利，渴引水浆者，此为瘀热在里，身必发黄，茵陈蒿汤主之。"

但是，小便尿出多，呈现出发狂状者，明示为瘀血证，是抵当汤主治之证。旁注的血证谛，意为该证的形成由瘀血导致，明确无疑。

第六十九条

【原文】

傷寒有熱，小腹滿，應小便不利，今反利者，當下之，宜抵當丸。

【校勘】

宋本、成本、玉函"小腹"作"少腹"，"利者"后有"为有血也"四字，"下之"后有"不可余药"四字，康平本以上八字为旁注，今将其从原文中删削。玉函"丸"作"圆"，"热"后有"而"字。康平本作"当可下之"。

【解说】

伤寒有热，为里有热之意，相对于里有寒而言。如果里有寒，下腹部膨满，小便不利者，为真武汤证。如果里有寒，下腹部膨满，小便自利，手足厥冷者为四逆汤证。如果里有热，下腹部膨满，小便不利者，为茵陈蒿汤、猪苓汤证。

但是，该证为里有热，下腹部虽然膨满，但其严重程度不及鞕满，小便自利，也未到狂状的程度。这些与抵当汤相比较，其证缓慢。所以宜用抵当丸下其血。

【原文】

抵當丸方

水蛭二十個，熬　虻蟲二十個，去翅足，熬　桃仁二十五個，去皮尖　大黄三兩

右四味，搗分四丸，以水一升，煮一丸，取七合服之。晬時當下血。

【校勘】

玉函"丸"作"圆"，虻虫作"二十五个"，无"去翅足，熬"等字，成

本、玉函桃仁作"三十个"。宋本、成本、玉函"下血"后有"若不下者，更服"六字，康平本此为嵌注。成本无"熬""去翅足"等字，成本、玉函"捣"作"杵"。

【注释】

（228）晬时——晬，一周、一个循环之意。同周时，一昼夜。

【临床的眼】

（93）我曾将抵当丸用于一妇人，结果出现小便、大便及子宫的出血。有汉方医告诉我，欲用该方坠胎，我忠告其危险勿作。

太阳病中篇总结

本篇以伤寒为主线对麻黄类进行论述，首先，承接上篇桂枝加葛根汤，举出葛根汤正证，然后论述作为葛根汤变证的合病，接着举出类似麻黄汤而挟里热的大青龙汤，再举出类似麻黄汤而挟里寒的小青龙汤，进一步论及发汗后的变证、发汗过多及发汗不足。并且举出从太阳向阳明、少阳、少阴、厥阴等转变的情况，直至误治之后呈现出四逆汤证，对从阳明至厥阴各病证的各种脉证进行辨别。

本篇形成《伤寒论》的主轴，所以其论述并未止于太阳病脉证，而是通过进一步举例揭示如何从太阳病变生为其他病证。

那么其呈示的顺序可见，太阳病发汗，或过多、或不足者，其中病势缓慢者，渐渐变为少阳病，若非此种场合，则陷于太阴病。随后呼应近似于小柴胡汤证但并非此证的上篇桂枝麻黄各半汤、桂枝二麻黄一汤证，进一步明确小柴胡汤证。

在这中间举出水逆二方与火逆三方，挟建中汤、栀子剂，又举出少阳之变，论及作为由少阳向阳明移行类型的大柴胡汤。然后作为阳明病篇的前奏而举出调胃承气汤，作为少阴病篇的前奏而举出真武汤。

再从另一方面，论及从太阳病变生的瘀血证之桃核承气汤、抵当汤等，从而结束中篇。

中篇的内容承接上篇的头项强痛，终于从项背强几几渐渐涉及身体疼痛，论述烦躁至极的病状，其间举出胸胁苦满，渐至小腹硬满，以作为本篇的终结。另外又举出不结胸的病例等，作为太阳病下篇论述的结胸证之前奏，诚为尽善尽美。对此，浅田宗伯评论道："其条理贯通，前后始终如一，非至圣作为，谁人能得如此。"

太阳病 下篇

第七十条

【原文】

結胸者，項亦強，如柔痙狀，下之則和，宜大陷胸丸。

【校勘】

宋本、成本"痙"作"痓"，今据玉函、康平本作"痙"。玉函"項"前有"其"字，"丸"作"圓"。

【注释】

（229）结胸——指心下部位如石样坚硬并且膨隆起来的状态。

（230）柔痙——痙病的轻症。痙病，指如破伤风样，肌肉紧张、痉挛状的疾病。

【解说】

项背拘强，并非一定是葛根汤证。结胸证可见心下坚满，也有项部拘强，其症状恰好与柔痙相似。

像这样，因心下坚满而引起的项部拘强，即使用葛根汤发汗也不能治愈，此证应当使用大陷胸丸下之，若下之，其项部的紧张也可以得到缓解。

其实并非仅限于结胸，对于心下或者胁下有痞硬、坚满、苦满，导致项部拘强者，如果治愈心下或胁下的异常，则项强亦可愈。

【原文】

大陷胸丸方

大黄半斤　葶苈子半升，熬　芒硝半升　杏仁半升，去皮尖，熬黑

右四味，捣筛二味，内杏仁、芒硝，合研，如脂，和散，取如弹丸一枚，

别捣甘遂，末一錢匕，白蜜二合，水二升，煮取一升，溫頓服之。一宿乃下。如不下，更服，取下爲效。禁如藥法。

【校勘】

玉函无"熬""去皮尖熬黑"等字，"四味"后作"捣和取如弹圆一枚，甘遂末一钱匕，白蜜一两，水二升煮，取一升，顿服，一宿乃下"，另，"丸"作"圆"。

【注释】

（231）合研——置于钵内，一起研磨。

（232）一宿——一晚。

（233）禁如药法——禁，同谨。意为遵照这里讲述的方法制作丸药，绝不可粗疏。《千金方》中，禁同谨义用法可见数处。

第七十一条

【原文】

太陽病，脈浮而動數，頭痛發熱，微盜汗出，而反惡寒者，表未解也，醫反下之，動數變遲，膈內拒痛，短氣躁煩，心中懊憹，陽氣內陷，心下因鞕，則爲結胸，大陷胸湯主之。若不結胸，但頭汗出，餘處無汗，劑頸而還，小便不利，身必發黃。

【校勘】

宋本、成本、玉函"头痛"前有"浮则为风，数则为热，动则为痛，数则为虚"十六字，康平本此为嵌注。同此，上述诸本"膈内拒痛"后有"胃中空虚，客气动膈"八字，康平本此为旁注。另，宋本"拒痛"与"胃内空虚"之间有"一云，头痛即眩"六字细注。今将此三处注文从原文中删削。康平本"若不结胸"作"若不大结胸"，成本、康平本"发黄"后有"也"字。成本无"余处"之"处"字。玉函作"其余"，"表"前有"其"字，"变迟"后有"头痛则眩"等字，"鞕"作"坚"。康平本"发黄也"后有"宜大陷胸丸"五字，恐为传抄之误。

【注释】

（224）动数——动，形容数。指搏动数多而快之脉。

（235）膈内拒痛——膈内，指心胸间。拒痛，指膈内正气与邪气相争而致痛。指胸内苦痛的病状。

（236）短气躁烦——短气，指呼吸迫促。躁烦，烦躁甚之状。

（237）心中懊恼——参照第四十六条。

（238）阳气内陷——阳气，指表邪。指因误下而使邪气陷入于里。

（239）剂颈而还——剂，限之意。汗出以颈部为限，颈部以上汗出，而颈部以下无汗。

【解说】

本条举出太阳病误下，导致结胸证与发黄的病例，论述大陷胸汤证与茵陈蒿汤证的区别。

那么，患太阳病，脉浮数，有头痛、发热、轻微盗汗等症状。盗汗意味着少阳有病邪，可知表邪已去，所以应当无恶寒症状。但是，提示反而有恶寒，则表示尚有表证残存。

此证为病邪横跨太阳与少阳，所以是太阳病与少阳病之合病。但医者误诊，施与泻下剂，于是，数脉变迟，病情发展，出现心胸间疼痛，呼吸迫促，心中懊恼等病状。

这是因表邪入里，邪气与水互结不得舒畅而致，由于阳气内陷，心下部变得坚硬则为结胸证。此为大陷胸汤主治之证。

如果这样的场合，仅见头部汗出，身体的其他部位无汗，尿出减少，必定形成黄疸。此为茵陈蒿汤证，但本条以大陷胸汤证为主，故未触及茵陈蒿汤。

【原文】

大陷胸汤方

大黄六两，去皮　芒硝一升　甘遂一钱匕

右三味，以水六升，先煮大黄，取二升，去滓，内芒硝，煮一两沸，内甘遂末，温服一升。得快利，止后服。

【校勘】

成本、玉函“一钱匕”作“一钱”。

【注释】

（240）快利——因该方为峻下剂，所以如果出现感觉良好的泻利后，则应停止服药。快利，指快泻利。

第七十二条

【原文】

伤寒六七日，结胸热实，脉沉而紧，心下痛，按之石鞕者，大陷胸汤主之。

【校勘】

玉函"脉"前有"其"字，"沉而紧"作"浮紧"，"鞕"作"坚"，无"者"字。

【解说】

前条举出因太阳病误下而成结胸证者，本条则举出伤寒六七日，未经误下，邪气直接入里，而成结胸证的病例。热实，相对于后面出现的寒实结胸而言，提示与前条误下所致者比较，该证更为严重。

脉沉而紧，指沉脉而兼带紧的性质。其脉与小柴胡汤之脉相似。但在结胸证，为心下痛，按之如石样坚硬。此为大陷胸汤主治之证。

第七十三条

【原文】

伤寒十馀日，热结在里，復往来寒热者，与大柴胡汤。但结胸无大热，但头微汗出者，大陷胸汤主之。

【校勘】

宋本、成本"大热"后有"者"字，玉函"与"前有"当"字，无"汗出者"之"者"字。宋本、成本"大热者"后有"此为水结在胸胁也"八字，玉函无"也"字。康平本"无大热者，此为水结在胸胁也"为旁注，今将其从原文中删削。

【解说】

本条举出患伤寒十余日，变成大柴胡汤证与大陷胸汤证的病例，论述其辨别方法。

患伤寒经过十余日时候，热邪入里，应当形成阳明病，本无往来寒热症状（往来寒热为少阳病热型）。但是，此时反而有往来寒热症状，故谓之"复"。复字在古字中用法同"覆"字，而覆字也用以"反"之意，所以此处复字为反的意思。

如此可知，即使热邪结于里，但如果有往来寒热症状者，则为邪气并未全部入里，少阳部位有邪气存在，所以不给予白虎汤，而使用大柴胡汤。

云"与"，而不言"主之"，为与之大柴胡汤而待后证之意。

对于热结在里者，使用大柴胡汤，对于水结在胸胁者，使用大陷胸汤。

从此处字面上看，以往来寒热为指征而给予大柴胡汤，这是省略了大柴胡汤的其他症状，而并非无其他症状。但是，如果无往来寒热，仅见结胸而体表无热者，则不是热结，而是水结在胸胁。在该场合，仅见头部少许汗出，身体其他部位无汗。此为大陷胸汤主治之证。但是这种头汗出是水毒上蒸所导致的，并不是大陷胸汤特有的症状。

据本条论述可知，大柴胡汤与大陷胸汤病位相同而病证不同。

【临床的眼】

（94）大柴胡汤的应用范围非常广泛，但大陷胸汤及大陷胸丸却是不太使用的药方，日本的先贤名医们几乎未予使用。

第七十四条

【原文】

太陽病，重發汗而復下之，不大便五六日，舌上燥而渴，日晡所小有潮熱，從心下至小腹，鞕滿而痛，不可近者，大陷胸湯主之。

【校勘】

康平本"潮热"后有"发心胸大烦"五字，宋本"潮热"后有"一云，日晡所，发心胸大烦"细注，今从成本、玉函，将其从原文中删削。宋本、成本、玉函"小腹"作"少腹"。玉函"汗"前有"其"字，无"所"字，"鞕"作"坚"，无"者"字。

【解说】

本条举出近似于大承气汤证的重度结胸证，论述大承气汤证与大陷胸汤证的鉴别。

对太阳病再度发汗，并泻下之，导致体液损耗而身体失于滋润，五六日不大便。发汗、泻下期间已经过四五日，今又不大便长达五六日，所以从初发时至今，约与前条相同，为十余日。从日数来考虑，为形成阳明病的时期。并且舌上干燥而渴，日暮时分发潮热，与阳明病的大承气汤证相似。但是，该证的潮热程度微小，非如大承气汤之潮热。另外所具有的从心下至少腹硬、膨满、疼痛等症状，是以心下为主，其影响范围抵及下腹，不同于以脐部为中心膨满的大承气汤腹证。

表现出这样的腹证，腹部疼痛，手不可近前之状，为大陷胸汤主治之证。此处未言结胸，是因为硬满遍及全腹部，呈现的是重度结胸的状态。

第七十五条

【原文】

小結胸者，正在心下，按之則痛，脈浮滑者，小陷胸湯主之。

【校勘】

宋本、成本作"小结胸病"，今据玉函、康平本。玉函"脉"前有"其"字，"滑"后无"者"字。康平本，本条接前条为同一条，今据宋本等另作一条。

【注释】

（241）滑——与涩相对，指端感觉如珠转动，平滑流利而快速应指的脉象。

【解说】

本条列举较前面大陷胸汤证病势浅而缓慢的病例，以此说明小陷胸汤证。

结胸为不按而自痛，痞硬为按之亦不痛。小结胸介于二者之间，按之则痛，不按则不痛。另外，其结胸的部位也仅仅局限于心下，未波及胁下或下腹。并且，其脉象不沉紧，而浮滑。脉浮滑较之沉紧者，显示其病浅，其证缓。此为小陷胸汤主治之证。

【原文】

小陷胸汤方

黄连一两　半夏半升，洗　括蒌实大者一枚

右三味，以水六升，先煮括蒌实，取三升，去滓，内诸药，煮取二升，去滓，分温三服。

【校勘】

玉函黄连作"二两"，无"洗""大者"等字。宋本"蒌"作"楼"，"括"作"栝"，玉函同宋本作"栝楼"，今据成本、康平本。康平本以外诸本无"煮栝楼实"的"实"字。

【临床的眼】

（95）小陷胸汤与小柴胡汤合方为柴陷汤，常用于胸膜炎等胸胁部炎症。小陷胸汤单方也用于胃痛、烧心等病症。

第七十六条

【原文】

病在阳，应以汗解之。反以冷水潠之，若灌之，其热被劫不得去，弥更益烦，肉上粟起。意欲饮水，反小渴者，服文蛤散。若不差者，与五苓散。若寒实结胸，无热证者，与三物小白散。

【校勘】

宋本及其他诸本"反小渴"作"反不渴"，今据康平本作"反小渴"。若为"反不渴"，其后"若不差者"则意义不通。宋本、康平本、成本等"寒实"前无"若"字，作"三物小陷胸汤"，今据玉函，加入"若"字，改作"三物小白散"。康平本"三物小陷胸汤"后有"白散亦可服"的嵌注，宋本亦有"一云与三物小白散"的细注。玉函"应"作"当"字，无"解之"的"之"字，"反以冷水潠之"作"而反以水溺之"，无"弥更"二字，"肉"作"皮"，"渴"后无"者"字，"差"后亦无"者"字。

【注释】

（242）潠——同噀。口中含水喷洒之意。

（243）肉上粟起——即俗称的起鸡皮疙瘩。

（244）寒实结胸——相对于热实结胸而言。因热实结胸有热状，所以使用配伍如大黄类寒凉药物的药方，而寒实结胸无热状，则使用如巴豆类热性药物的药方。小陷胸汤并非用于寒实结胸的药方，所以，此处当为白散之误。

【解说】

病邪在太阳之部位时，应当使用桂枝汤、麻黄汤汗解，却反以冷水或喷洒、或浇淋，虽欲降解其热，但热被挟迫，反而不能去。越来越烦苦，皮肤起鸡皮疙瘩。虽然感觉欲饮水，但一旦饮水辄又生厌，不能多饮。对此给予文蛤散，但服后不愈者，则为病情重，应当给予五苓散。

寒实之寒，为里有寒邪之意，并非指内里处于寒冷状态。在结胸证，或主诉口干燥而渴，或舌有黄苔，如果有身热、恶热、潮热等症状，则非寒实结胸。因为此时无这些热证，故言寒实结胸无热证者。此为三物小白散之证。

存诚药室的《新校宋版伤寒论》提出，从"若寒实结胸"以下，应为另一条文。当为稳妥的处置。

【原文】

文蛤散方

文蛤五两

右一味，爲散，以沸湯，和一方寸匕服，湯用五合。

【校勘】

成本"一方寸匕"作"一钱匕"。玉函"以沸汤"以后作"沸汤和服，一方寸匕"。

【原文】

白散方

桔梗三分　巴豆一分，去皮心，熬黑，研如脂　貝母三分

右三味，爲散，内巴豆，更于臼中，杵之，以白飮，和服。强人半錢匕，羸者减之。病在膈上必吐，在膈下必利。不利進熱粥一杯，利過不止，進冷粥一杯。

【校勘】

成本作"右件三味，为末"。玉函桔梗、贝母的"三分"作"十八铢"，

巴豆的"一分"作"六铢",无"研如脂"三字,无"内巴豆,更于臼中,杵之"九字,无"以白饮"的"以"字,亦无"半钱匕"的"匕"字,"冷粥一杯"作"冷粥一盃"。宋本、成本"冷粥一杯"之后续有"身热皮粟……"一文,今将其删削。

【注释】

(245)白饮——指米汤。

【解说】

白散,又称桔梗白散,可能是因为该方由三种药物组成,也就被称为三物小白散。因该方有药性峻烈的巴豆,所以必须慎重地使用。

巴豆陈旧者无效,置于水中下沉者为佳。去其涩皮与胚芽,以弱火熬制,微焦糊,置于研钵中研碎,然后与桔梗、贝母的粉末充分混合,用米汤送下。一般一次顿服 0.5g,必须根据体质的强弱进行加减。膈,指横膈膜,用于肺坏疽时可发生呕吐。饮服热的饮食物可助长药物效力,凉的饮食物可抑制药物效力。所以,不泻利时,宜饮服热粥,泻利过度时,宜饮服凉粥。

【临床的眼】

(96)我曾将桔梗白散用于治疗白喉和肺坏疽。均于服药后不到五分钟时间发生药效,白喉患者咯出伪膜,肺坏疽患者咯出病灶的组织。约三十分钟后开始出现泻利。

体质虚弱者、慢性病患者以不使用白散为宜。一般在发病初期,体力充实时,顿服使用。

第七十七条

【原文】

婦人中風七八日,續得寒熱,發作有時,經水適斷者,其血必結,故使如瘧狀,發作有時,小柴胡湯主之。

【校勘】

宋本、成本、玉函"者"后有"此为热入血室"六字,康平本为旁注,今从原文中删削。

【解说】

本条字句顺序可做如下调换，更宜于理解："妇人中风，经水适断，七八日，续得寒热……"

那么，这里所说的中风，亦如前述，为急性热病之良性者，指现在的感冒样疾病。本条所述病状，并非患中风经过七八日时月经停止，而是患中风之前已经有的月经，适逢患中风后，比正常经期提前停止。因此而形成如疟疾样恶寒与发热的发作性反复，并已有七八日。

注文有"此为热入血室"，对其中血室，多解释为子宫，但我认为血室相当于肝。热邪入肝，因此而表现为如疟疾样发热的发作性出现。

形成的如此病状，不是太阳病，而是少阳病，所以是小柴胡汤主治之证。

第七十八条

【原文】

傷寒六七日，發熱微惡寒，支節煩疼，微嘔，心下支結，外證未去者，柴胡桂枝湯主之。

【校勘】

成本作"柴胡加桂枝汤"。玉函"支"作"肢"。

【注释】

（246）支节烦疼——支节，指四肢的关节。烦疼，令人烦乱的疼痛。

（247）心下支结——心下支撑之意，支撑着心下而呈突出撑胀的状态，腹直肌在季肋下紧张的状态。

【解说】

患伤寒经过六七日，为邪气进入少阳时期，此时，尚有发热恶寒、四肢烦疼的表证，恶寒变成微恶寒，提示邪气的一部分已经入里。微恶寒的"微"字，为幽微之微，其恶寒并非表证之恶寒，提示为里证的恶寒。另外，呕，暗示少阳有邪气，但据微呕可知其少阳证尚轻。心下支结也是少阳病证候，但较胸胁苦满轻浅。

"外证"与"表证"，二词含义并不相同。外证是相对于内证的言辞，其中包括表证，在此处，则是指发热、支节烦疼而言。

那么，这样的病状，少阳部位有邪气，但仍有一部分邪气残留于太阳的位置，所以不应当单纯使用小柴胡汤，宜使用也应看作是桂枝汤与小柴胡汤合方的柴胡桂枝汤，俱治表里之邪。

【临床的眼】

（97）在《伤寒论》的药方中，我使用最频繁的是大柴胡汤、柴胡桂枝汤和半夏泻心汤，如果再加上《金匮要略》中的八味肾气丸，这便是我的四大常用方。运用柴胡桂枝汤，也应当参照该方在《金匮要略》中出现的内容，另外还以对小柴胡汤、桂枝汤、桂枝加芍药汤诸证进行考虑参酌为宜。应当注意胸胁苦满与腹直肌紧张的状态。

（98）柴胡桂枝汤的应用范围，除感冒及其他发热性疾病以外，还可用于胃肠炎、胃溃疡、腹膜炎、肝炎、胆囊炎、胆石症、胰腺炎、胃下垂、阑尾炎、溃疡性结肠炎、遗尿病、神经症、血道证等。

【原文】

柴胡桂枝湯方

桂枝一兩半，去皮　黃芩一兩半　人參一兩半　甘草一兩，炙　半夏二合半，洗　芍藥一兩半　大棗六枚，擘　生薑一兩半，切　柴胡四兩

右九味，以水七升，煮取三升，去滓，溫服一升。

【校勘】

成本、康平本缺"桂枝一两半"的"一两半"三字。玉函无"去皮""洗""擘""切"等字。宋本"一升"后有"本云人参汤，作如桂枝法，加半夏柴胡黄芩，复如柴胡法，今用人参作各半剂"三十字，康平本此为嵌注，今将其从原文中删削。

第七十九条

【原文】

傷寒五六日，已發汗，而復下之，胸脅滿微結，小便不利，渴而不嘔，但頭汗出，往來寒熱，心煩者，柴胡桂枝乾薑湯主之。

【校勘】

宋本、成本、玉函均于"柴胡"前有"此为未解也"五字，康平本此为旁注，今将该五字从原文中删削。玉函无"心烦者"的"者"字。

【注释】

(248) 胸胁满微结——为胸胁苦满的轻症，胸胁部位有胀满感，略有支结。

【解说】

本条论述病例较前条日数减少，患伤寒仅五六日，已经历投予发汗剂病未解，而复下之的过程，因此导致体液耗损，身体失于滋润，胸胁部位有轻度胀满、变硬的感觉，小便尿出减少，口渴，不呕。同时还处于仅头部汗出、往来寒热、心烦的状态。

这样的病例，则为解少阳之邪同时具有滋润体液、镇抑上冲之气功效的柴胡桂枝干姜汤主治之证。

【临床的眼】

(99) 柴胡桂枝干姜汤，亦称柴胡姜桂汤，甚至有时单称姜桂。该方为柴胡剂中用于虚证程度最重的药方。腹诊方面，胸胁苦满轻微，甚至有时难于证实。一般腹部弹力弱，多见脐部悸动的亢进。尽管主诉口渴，但程度不重。大便呈软便倾向的场合多于秘结的情况。微寒多见，血色不佳。患者诉说悸动、气短。

(100) 用于治疗肺炎、肺结核、血道证等的机会较多，但药方中的栝楼根一定要用栝楼的根，而不能用土瓜的根。

(101) 该方以比柴胡加龙骨牡蛎汤证更虚一层者为应用指征。

【原文】

柴胡桂枝乾姜湯方

柴胡半斤　桂枝三兩，去皮　乾姜二兩　括蔞根四兩　黄芩三兩　牡蛎二兩，熬　甘草二兩，炙

右七味，以水一斗二升，煮取六升，去滓，再煎，取三升，温服一升。日三服。初服微煩，復服汗出便愈。

【校勘】

成本作"牡蛎三两"，玉函缺"去皮"二字，无"汗出便愈"的

"便"字。

第八十条

【原文】

伤寒五六日，头汗出，微恶寒，手足冷，心下满，口不欲食，大便鞕，脉细者，可与小柴胡汤。设不了了者，得屎而解。

【校勘】

宋本"脉细者"后有"此为阳微结，必有表，复有里也，脉沉亦在里也，汗出为阳微，假令纯阴结，不得复有外证，悉入在里，此为半在里半在外也，脉虽沉紧，不得为少阴病，所以然者，阴不得有汗，今头汗出，故知非少阴也"七十六字。成本同此，玉函与此大同小异，康平本"此为阳微结，必有表，复有里也，脉沉亦有里也"为旁注，"汗出"以下文字为嵌注，今据康平本，将该段文字从原文中删削。

【解说】

本条在其他诸本中因混入后人的注文，非常难解。因此，从中西深斋开始，及至浅田宗伯，均将本条视为后人的追论而给予删除。可是，根据康平本，原文可限定为从伤寒五六日至脉细者，可与小柴胡汤，设不了了者，得屎而解。如此则并不难以理解。

那么，患伤寒五六日，邪气入于少阳之部位，为形成少阳病的时候，但微恶寒、手足冷等症状，则可看作是少阴病的表现。但另一方面，也有心下满、不欲食等少阳病表现，同时还存在大便硬、脉细证候。此处脉细亦可视为少阳病。

从上述症状来考察，该患者之证，的确容易与少阴病混淆，对此宜给予小柴胡汤，随后观察其变化过程。即使有非常难以清楚判断者，如果小柴胡汤奏效，大便变得通畅，心情也会好转。

如上所述，小柴胡汤虽然不是泻下剂，但也有如此的通便效果。

第八十一条

【原文】

傷寒五六日，嘔而發熱者，柴胡湯證具。而以他藥下之，柴胡證仍在者，復與柴胡湯，必蒸蒸而振，却發熱汗出而解。若心下滿而鞕痛者，大陷胸湯主之。但滿而不痛者，柴胡不中與之，宜半夏瀉心湯。

【校勘】

宋本、成本"必蒸蒸而振"前有"此虽已下之，不为逆"八字，康平本此为旁注，"逆"后有"也"字。玉函"此虽已下之"作"此虽以下之"。宋本、成本、玉函均于"大陷胸汤"前有"此为结胸也"五字，康平本作"此为结"，为旁注。上述诸本"柴胡"前有"此为痞"三字，康平本为旁注。今据康平本，将上述文字从原文中删削。玉函"鞕痛"作"坚痛"，"不中与之"作"不复中与之"。玉函"发热"后无"者"字，"但"前有"若"字。

【解说】

本条论述柴胡汤、大陷胸汤和半夏泻心汤的区别。

患伤寒，经过五六日，开始出现呕恶。言其发热者，意为即使未出现往来寒热的状态，此时亦属柴胡汤证具备。所以，即使有便秘，也应当用柴胡汤泻下之。可是，并未使用柴胡汤，而是使用其他泻下剂如承气汤类泻下，此为当下之证而用下法，所以未必是逆治。

即使用承气汤类泻下之后，如果柴胡证依然存在，仍宜给予柴胡汤。服柴胡汤后身体蒸蒸而战栗，反而发热，汗出，此为欲解的表现。蒸蒸，指身热随汗向外发散的状态。振振，言战栗的样子。

但是，如果因使用其他药物泻下，导致柴胡证发生改变，出现心下部位膨满而硬，并且疼痛的状态，则是大陷胸汤主治之证。可是，如果仅仅是心下部位膨满而并无疼痛的情况，则不应当给予柴胡剂，宜用半夏泻心汤。

【原文】

半夏瀉心湯方

半夏半升，洗　黄芩　乾姜　人參　甘草炙，各三兩　黄連一兩　大棗十二

— 213 —

枚，擘

右七味，以水一斗，煮取六升，去滓，再煎取三升。温服一升，日三服。

【校勘】

玉函作"大枣十六枚"，无"洗""擘"二字。

第八十二条

【原文】

太陽中風，下利嘔逆，其人漐漐汗出，發作有時，頭痛，心下痞鞕滿，引脅下痛，乾嘔短氣，汗出不惡寒者，十棗湯主之。

【校勘】

宋本、成本均于"呕逆"后有"表解者乃可攻之"七字，康平本此为嵌注。玉函无"表解者"的"者"字。宋本、成本均于"不恶寒者"后有"此表解里未和也"七字，康平本此为旁注。玉函"痞鞕"作"痞坚"，"干呕短气"作"呕即短气"，无"汗出不恶寒者"六字，作"此为表解里未和"。

【解说】

本条论述太阳中风挟水饮（水毒）的证治。

患太阳中风，其邪气轻微，但平素里有水饮证者，水饮为中风的外邪所动，引起泻利、呕吐。

这种场合，应泻下在里的水饮，如果有头痛、发热、恶寒等表证，则不可攻里。应当于表证去后，再攻里之水饮。

如果其人出现发作性发热并伴随汗出，也有头痛，心下痞硬而胀满，牵引胁下疼痛，干呕，呼吸迫促，汗出而不恶寒，此为表邪入里，激发水饮，引发此证。由此可知，此为表证已解，里水尚未去。这个场合，应当给予十枣汤泻下在里之水饮。十枣汤证，因为水结于胸胁部位，心下痞硬而满，牵引胁下疼痛，与结胸证相似，所以有必要进行二者的鉴别。

【原文】

十棗湯方

芫花熬　甘遂　大戟

右三味，等分，各别搗爲散，以水一升半，先煮大棗肥者十枚，取八合，去滓，内藥末，强人服一錢匕，羸人服半錢。温服之。若下少，病不除者，明日更服。得快下利後，糜粥自養。

【校勘】

康平本作"强人服一钱匕羸人者服半钱"，为嵌注。玉函无"各别捣"三字，"大枣肥者"作"枣"，"药末"后作"强人一钱羸人半钱，若下少病不除，明日加半钱"。宋本、成本"温服之"后有"平旦服"，"明日更服"后有"加半钱"，康平本"平旦服"与"加半钱"均为旁注，今将其从原文中删削。

【临床的眼】

（102）十枣汤具有强烈的利尿作用，同时还有强烈的泻下作用。对慢性病衰弱者、老人、幼儿等不可滥用。一日服用一次，并且慎重地根据体格的强弱加减用量。如果无效，则应于第二日再服用。另外，由于该方可致身体疲乏，甚至提出了食用充分熬制的粥以补充体力的注意事项。

第八十三条

【原文】

太陽病，醫發汗，遂發熱惡寒，因復下之，心下痞，按之濡，其脈浮者，大黄黄連瀉心湯主之。心下痞，而復惡寒，汗出者，附子瀉心湯主之。心下痞，與瀉心湯，痞不解，其人渴而口燥，煩，小便不利者，五苓散主之。

【校勘】

宋本、成本、玉函本条从"心下痞，按之濡"开始，考虑此为错简，其前面当有"太阳病，医发汗，遂发热恶寒，因复下之"十五字，现将十枣汤后出现的该十五字移至此处而成一条。宋本、成本、玉函"脉浮"作"关上脉浮"，康平本"关上"二字作旁注。宋本、成本、玉函从"心下痞按之濡"至"大黄黄连泻心汤"为一条，从"心下痞而复"至"附子泻心汤"为另一条，并且从"本以下之故心下痞"以下为一条，但康平本"本以下之故"五字为旁注，今将其从原文中删削，将以上三条汇集为一条。另外，宋本、玉函"五苓散主之"后有"一方云忍之一日乃愈"九字，康平本此为嵌注，今据康平本将其从原文中删削。

【注释】

（249）濡——同软。

（250）遂——同第九条遂漏不止的遂字之意。

（251）痞——为堵塞、滞塞之意。痞硬为滞塞而硬，痞为自觉堵塞、滞塞，所以亦称气痞。

【解说】

本条举出太阳病误治，形成心下痞的病例，论述大黄黄连泻心汤、附子泻心汤及五苓散之间的区别。

那么，太阳病给予发汗治疗，但医者方法有错误，仍然继续发热、恶寒不止。此时医者又误诊为有里证，给予泻下剂攻之，遂导致心下部位痞塞感形成。但是，如果心下痞塞处按之软而脉浮，则为大黄黄连泻心汤主治之证。但是，如果心下部位有痞塞感，已经停止的恶寒又复出现，汗出者，其恶寒并非太阳病表证之恶寒，而是阴证表现，所以是附子泻心汤主治之证。该恶寒症状类似于桂枝加附子汤时的恶寒，属于汗出复予桂枝加附子汤发汗而致遂漏不止的汗出。在这个场合，即使心下痞症状相同，但其证已经陷入阴位。

那么，以心下痞为指征，给予泻心汤，未能治愈，出现口渴、胸中烦苦、并且尿出减少者，为五苓散主治之证。

【临床的眼】

（103）大黄黄连泻心汤证，即使心下部位有痞塞的感觉，但腹诊时并不硬，当然也不是软弱无力之腹，表面似乎软，但底里总感觉是有力的。另外，多见便秘倾向。

（104）大黄黄连泻心汤应用范围广泛，可用于有头面轰热感、不安、出血、失眠等症状的病证。可参照《金匮要略》泻心汤条。

【原文】

大黄黄连瀉心湯方

大黄二兩　黄連　黄芩各一兩

右三味，以麻沸湯二升，漬之，須臾絞，去滓，分溫，再服。

【校勘】

宋本、成本、玉函等缺"黄芩"，今据康平本加"黄芩"。如林亿等所指出的，称为泻心汤的系列药方，均由黄连、黄芩的组合而构成。该方当然也应有黄芩，浅田宗伯亦在《伤寒论识》中对此加以考证。

【注释】

（252）麻沸汤——煮沸的开水。

【解说】

本方为俗称的浸泡药，不用煎煮的方法，而是将药物置于沸腾的开水中，稍加浸渍，绞取汁而服用。

【原文】

附子瀉心湯方

大黄二兩　黄連一兩　黄芩一兩　附子二枚,炮去皮破,别煮取汁

右四味，切三味，以麻沸湯二升，漬之，須臾絞，去滓，内附子汁，分溫再服。

【校勘】

成本、玉函作"附子一枚"。玉函"四味"后有"㕮咀"二字。

第八十四条

【原文】

傷寒，汗出解之後，胃中不和，心下痞鞕，乾噫食臭，脅下有水氣，腹中雷鳴下利者，生薑瀉心湯主之。

【校勘】

玉函"痞鞕"作"痞坚"，"下利者"作"而利"。

【注释】

（253）干噫食臭——嗳气，带有所摄入饮食物的气味。

【解说】

本条论述伤寒表证解除后，里证尚未去的证治。胃中不和与胃气不和的区别，已如所述。汗出解之后，是说表证解除之后。胁下有水气与腹中雷鸣为互文关系，所以据此可知，腹中也有水气，胁下也有雷鸣。

那么，对于患伤寒有表证者，用麻黄汤类药方促使其发汗，表证解除后，消化机能不调和，心下部位窒塞痞硬，所摄入饮食物的气味随嗳气而出。这种时候，胁腹有停水，腹部肠蠕动亢进，咕噜咕噜肠鸣泻利。此为生姜泻心汤主治之证。

【临床的眼】

（105）生姜泻心汤为半夏泻心汤减干姜剂量，加入生姜，所以与半夏泻心汤证相似，适用于或嗳气、或烧心者。泻利并非必发症状。该方有机会用于治疗胃肠炎、胃酸过多症等。

【原文】

生姜瀉心湯方

生姜四兩，切　甘草三兩，炙　人參三兩　乾姜一兩　黃芩三兩　半夏半升，洗　黃連一兩　大棗十二枚，擘

右八味，以水一斗，煮取六升，去滓，再煎取三升，溫服一升。日三服。

【校勘】

成本无"擘"字。玉函无"切""炙""洗""擘"等字。宋本"日三服"后有"附子泻心汤，本云加附子，半夏泻心汤，甘草泻心汤，同体别名耳，生姜泻心汤，本云理中人参黄芩汤，去桂枝、术，加黄连并泻肝法"五十字。康平本该五十字在下一条的甘草泻心汤方后，为嵌注。今将其从原文中删削。

第八十五条

【原文】

傷寒中風，醫反下之，其人下利日數十行，穀不化，腹中雷鳴，心下痞鞕而滿，乾嘔，心煩不得安，醫見心下痞，謂病不盡，復下之，其痞益甚，甘草瀉心湯主之。

【校勘】

宋本、成本"甚"后有"此非热结，但以胃中虚，客气上逆，故使鞕

也"十字，玉函"但"后无"也"字，"鞕"作"坚"，无"也"字，"心烦"作"而烦"。康平本"此非热结"作旁注，"但"字以下文字作嵌注，今将其从原文中删削。

【解说】

患伤寒、中风而有表证，医者误治而施以泻下之法，导致泻利，多达日数十次，饮食物不能消化，肠鸣，心下部位痞塞，硬而膨满，干呕，胸中烦苦，不能安静。因此医者看到心下膨满而硬，认为病邪充斥于心下，再次施予泻下。但此时的痞满越发加重。这是因为胃中空虚，邪气上逆而致痞硬，为甘草泻心汤主治之证。

该证与实邪存在的大陷胸汤证之结胸、大柴胡汤证之心下急不同，此为虚邪上逆所致。所以，如果对其施以泻下之法，则虚邪越发上逆，心下满的病状反而变得更重。

【临床的眼】

（106）甘草泻心汤为半夏泻心汤增加甘草剂量而成，所以其证与半夏泻心汤相似，具有急迫之状，如果有泻利的场合，其急迫之状为甚。但是，该证并非必备泻利，这一点同半夏泻心汤的场合。该方也是以心下痞硬、腹中雷鸣、泻利为应用指征，但实际上如果无泻利，也多不伴有腹中雷鸣。据此，以心下痞硬作为主证，可用于治疗失眠症、神经症等。中神琴溪（1744—1833，日本江户时代医家，译者注）用该方治疗梦游病。宜参照《金匮要略》中"狐惑之为病，状如伤寒，默默欲眠，目不得闭，卧起不安，不欲饮食，恶闻食臭，甘草泻心汤主之"条。

【原文】

甘草瀉心湯方

甘草四兩，炙　黃芩三兩　乾薑三兩　人參三兩　半夏半升，洗　大棗十二枚，擘　黃連一兩

右六味，以水一斗，煮取六升，去滓，再煎取三升，溫服一升。日三服。

【校勘】

宋本、成本、玉函、康平本均无"人参"，今据《金匮要略》加之。据宋本，林亿等指出，该方无人参恐为脱落。康平本无"擘"字。玉函无

"炙""洗""擘"等字。

第八十六条

【原文】

伤寒，服汤药，下利不止，心下痞鞕，服泻心汤，已复以他药，下之，利不止，医以理中与之，利益甚，赤石脂禹余粮汤主之。

【校勘】

宋本、成本、玉函均于"益甚"后有"理中者，理中焦，此利在下焦"十一字，康平本为嵌注。"主之"后有"复不止者，当利其小便"九字，康平本为嵌注。玉函"复"作"若"。成本、康平本"糧"作"粮"。

【注释】

(254) 已——该字在本条成为问题，一般作"服泻心汤已"，但此处无必要再特意"服已"。所以，我将"已"理解为"已而"，即欲做、打算做之意。

【解说】

本条举出下焦虚脱所致泻利，论述赤石脂禹余粮汤证。条文中谓"汤药"，可能是相对于丸药的泻下剂，指汤药的泻下剂而言。

那么，患伤寒，有应当泻下之证，使用汤药泻下剂时，出现泻利不止，心下痞塞而硬。于是以心下痞硬和泻利为指征，使用泻心汤（包括半夏泻心汤、生姜泻心汤、甘草泻心汤等），但并未好转，于是又疑或为不洁饮食物积滞，又用不同于前面使用过的泻下剂施行泻下。但即使如此治疗，泻利仍不止。

于是医者考虑或为内里有寒而致泻利，便投予具有温解里寒作用的理中汤（人参汤），其结果泻利越发严重。理中汤原本为具有调理中焦作用的药方，而该患者的泻利，却是下焦障碍引起的，故为赤石脂禹余粮汤主治之证。

【临床的眼】

(107) 适宜于赤石脂禹余粮汤的泻利证不多见。当有食欲不振、恶心、呕吐等从中焦而来的症状时，如果使用该方，其病状反而加重，必须加以注意。该方可用于大肠近末端部分约束力差而引起的腹泻。我曾对一位脱肛症患者使用配伍赤石脂的处方，仅仅服用一次，患者就抱怨说胃部感觉非常难受。

【原文】

赤石脂禹餘糧湯方

赤石脂一斤，碎　太一禹餘糧一斤，碎

右二味，以水六升，煮取二升，去滓，分溫三服。

【校勘】

玉函、成本无"太一"二字，"煮"后无"取"字。成本"右"作"已上"，无"分温"二字。

第八十七条

【原文】

傷寒，發汗，若吐，若下，解後，心下痞鞕，噫氣不除者，旋覆花代赭石湯主之。

【校勘】

宋本、康平本作"旋复代赭汤"，成本、玉函作"旋复代赭石汤"，玉函"复"作"覆"。今改为"旋复花代赭石汤"。玉函"发汗"作"汗出"。

【解说】

本条举出与生姜泻心汤相似，无泻利，噫气不止者，论述旋覆花代赭石汤之证。

患伤寒，施行发汗，或予吐法，或予泻下，经治疗后，热退而好转，但心下部位痞硬，出现噫气症状，因而给予生姜泻心汤治疗，但噫气仍不止。此为旋覆花代赭石汤主治之证。

【临床的眼】

（108）经常有因胃癌、胃溃疡等手术后患者，适宜于旋覆花代赭石汤。慢性胃炎而虚弱、噫气难以止住者，该方亦适用。另外，对于心下痞硬，噫气，并且便秘者，使用该方可使大便畅快、心情好转。先贤医家中亦有论及，对于类似生姜泻心汤证而不泻利、便秘者，宜用该方。对于肠蠕动亢进而类似于大建中汤腹证者，有适宜该方的场合。

【原文】

旋覆花代赭石湯方

旋覆花三兩　人参二兩　生姜五兩　代赭石一兩　甘草三兩, 炙　半夏半升, 洗　大枣十二枚, 擘

右七味, 以水一斗, 煮取六升, 去滓, 再煎取三升, 温服一升。日三服。

【校勘】

宋本作"旋复代赭汤"，成本、玉函作"旋复代赭石汤"。成本"生姜"后有"切"字，"右"后有"伴"字。玉函甘草"三两"作"二两"，无"炙""洗""擘"等字。

第八十八条

【原文】

太陽病, 外證未除, 而數下之, 遂協熱而利, 利下不止, 心下痞鞕, 表裏不解者, 桂枝人参湯主之。

【校勘】

玉函"协"作"挟"，"而利"后无"利下"二字，"痞鞕"作"痞坚"。

【注释】

（255）协热而利——指体表有热，里有寒，而泻利的病状。协，通挟，即夹带、插带之意。

【解说】

本条举出体表有热，里有寒，而泻利的病例，阐明桂枝人参汤证。

患太阳病，未拘忌外证的存在，经过数次泻下，引起泻利不止，同时体表尚残留发热，心下部位痞硬，形成协热下利之证。此为表里之邪两解的桂枝人参汤主治之证。

【临床的眼】

（109）该方可用于急性肠炎的初期，但需要与葛根汤、葛根黄连黄芩甘

草汤进行鉴别。我还曾用于胃肠虚弱者的习惯性头痛、心悸亢进等病证。可作为人参汤加桂枝的药方而加以应用，亦宜于从药物的功能方面加以归纳而具体运用。

【原文】

桂枝人參湯方

桂枝四兩，別切　甘草四兩，炙　白尤三兩　人參三兩　乾姜三兩

右五味，以水九升，先煮四味，取五升，内桂，更煮取三升，去滓，溫服一升。

【校勘】

宋本、成本、玉函"溫服一升"后有"日再夜一服"五字，康平本为嵌注，今将其从原文中删削。宋本、康平本"去皮"作"別切"，玉函无"去皮"二字，今据成本。玉函无"先"字，"五升"后有"去滓"二字，成本"三升"后无"去滓"二字。

第八十九条

【原文】

病如桂枝證，頭不痛，項不強，寸脈微浮，胸中痞鞭，氣上衝喉咽，不得息者，當吐之，宜瓜蒂散。

【校勘】

成本、玉函"喉咽"作"咽喉"。宋本、成本、玉函均于"不得息者"后有"此为胸有寒也"六字，康平本此为旁注，今将其从原文中删削。玉函"痞鞭"作"痞坚"。更须考案一点，即本条论及寸脉之处有疑问，《伤寒论》原文并不区分寸、关、尺，言及于此者均为后人的追加论述或者注解文字。另，以"病"字开头的条文，在原文中没有。姑且存疑，有待今后研究。

【解说】

因桂枝汤证其气上冲，所谓病如桂枝证，则言其类似上冲之状。气上冲，并非太阳病，也不是汗、吐、下后之变证，所以头不痛，项不强。脉诊，寸脉略微呈浮象，微字为浮的形容。而且呈胸中痞硬状，胸中痞硬之"痞"，

可以自我感觉到，但胸中痞鞕之"鞕"则为他觉症状，较难确认。但是在这种场合，不仅是胸中，心下部位也呈痞鞕状态，所以可以据此推测胸中痞鞕之程度。在这里言胸中痞鞕，大概是提示该证与心下痞鞕相比较，病邪充满的部位在更向上的位置吧。

如此之证，胸中痞鞕，其气上冲至咽喉部位，甚至出现呼吸困难，宜以瓜蒂散吐之。这是因胸中寒饮积滞所致。

【临床的眼】

（110）在日本没有吐剂所使用的瓜蒂，不易得到。一般食用"甜瓜"的瓜蒂并无药效，不适用于吐剂。

【原文】

瓜蒂散方

瓜蒂一分，熬黄　赤小豆一分

右二味，各别捣筛爲散已，合治之，取一钱匕，以香豉一合，用热汤七合，煮作稀糜，去滓，取汁和散，温顿服之。不吐者，少少加，得快吐，乃止。

【校勘】

玉函"一分"作"六铢"。宋本、成本、玉函"乃止"后有"诸亡血虚家，不可与瓜蒂散"十一字，康平本此为嵌注，今将其从原文中删削。玉函无"已"字。

【解说】

江户时代越前（日本古国名，现福井县北部，译者注）的奥村良筑（1686—1760，日本江户时代医家，译者注）将瓜蒂作为吐剂使用，据说那时在越前有适宜作吐剂的真桑瓜。将瓜蒂熬至黄色，而赤小豆生用，各取一分，分别制成粉末，然后混合，用香豉熬制的粥汁送服粉末。首先使用剂量为3~5g，无效时，可一次少量渐渐增加。

第九十条

【原文】

伤寒，若吐若下后，七八日不解，表里俱热，时时恶风，大渴，舌上乾燥而煩，欲飲水數升者，白虎加人參湯主之。

【校勘】

宋本、成本、玉函"不解"后有"热结在里"四字，康平本此为嵌注，今将其从原文中删削。成本"伤寒"后有"病"字。

【解说】

因为本条有"若吐若下后"文字，所以可以考虑省略了"若发汗"等字。因为有"后"字存在，可知表证已去，处于一种与发汗前症状不同的状态。但是伤寒并未治愈，故言七八日不解。表里俱热，为里热波及于表，表里均发热，并非有表证。所以，即使有恶风，也是言其时时恶风，明确提示该恶风不同于表证的恶风症状。不仅如此，也明确了该证与无恶风恶寒而只有发热的调胃承气汤证的区别。即使里有热，但如果有微恶寒或者时时恶风存在，也不可用承气汤下之。该证是白虎加人参汤主治之证。大热以下的症状，提示里热之甚。

那么，本条阐释的是，患伤寒，有表里之证，发汗、若吐、若下，表证虽去，但经过七八日伤寒仍不解，热结于里，里热甚，一部分波及表，形成时时恶风、大渴、舌干、频频欲饮水等证候。此为白虎加人参汤主治之证，因为该证汗、吐、下后失去体液滋润，所以于白虎汤再加人参。

白虎加人参汤方出现在第十四条，故此处省略。

宋本在此处示白虎加人参汤药方，日三服之后有"此方，立夏后立秋前乃可服……"康平本也于此处再举出该药方，但"此方，立夏后立秋前乃可服……"一文为嵌注。

白虎加人参汤此后仍继续论述，其临床应用宜参照这些内容。

第九十一条

【原文】

傷寒，無大熱，口燥渴，心煩，背微惡寒者，白虎加人參湯主之。

【校勘】

玉函"口"作"而"。

【解说】

前条举出疑似有表证的白虎加人参汤证，本条仍为白虎加人参汤证，举出的病例既疑似有太阳病表证，又疑似少阴病的附子汤证，暗示其相互间的鉴别。所谓大热，如在第三十四条论及的那样，是指体表之热。此处无大热，意味着无表热。

前条举出的是里热及表的病例，而本条则为热邪郁闭于里，体表无热。但是，因内里有热，所以出现口干燥而渴，胸中烦苦等症状。有恶寒症状存在，但该恶寒并非表证的表现，为提示这一点，加入背微二字，而为背微恶寒。据此可以认为，该恶寒为从里而至者。

该恶寒症状与附子汤证的背恶寒相似。附子汤证，不仅表无热，里亦无热，所以无口燥渴。

该证虽然有恶寒，但并非表证，所以不可促使发汗。另一方面，既无表热，里亦无寒而有热，所以不可以附子剂温之。遂以白虎加人参汤清解其里热。

第九十二条

【原文】

傷寒，脈浮，發熱無汗，渴欲飲水，無表證者，白虎加人參湯主之。

【校勘】

宋本"无汗"后有"其表不解，不可与白虎汤"十字，成本、玉函"不解"后有"者"字，此十一字康平本为嵌注，今据康平本将其从原文删削。

【解说】

前二条举出白虎加人参汤而疑似有表证者，本条再次戒谕对于有表证者，不可使用白虎加人参汤。

患伤寒，脉浮、发热、无汗，为使用麻黄汤之证。即使具有渴而欲饮水的里证，如果在表证存在的阶段，不可使用白虎汤，而无表证者为白虎加人参汤主治之证。

【临床的眼】

（111）白虎汤以里热所致口渴甚、且无表证者为应用指征。白虎加人参汤以白虎汤证之进一步缺失体液、失于滋润者为应用指征。

白虎加人参汤证而有恶风、恶寒者，与大青龙汤证相似。

白虎加人参汤证之脉洪大、浮滑等，这是指有发热的场合，当应用于湿疹、结膜炎、糖尿病等疾病时，脉象并不一定为洪大或浮滑。当然，至少也不会呈现微弱、沉微、沉迟弱等脉象。

第九十三条

【原文】

太陽與少陽合病，自下利者，與黃芩湯。若嘔者，黃芩加半夏生姜湯主之。

【解说】

太阳与少阳合病，指太阳病与少阳病同时发病。因此而兼见头项强痛、恶寒等太阳病证候与口苦、咽干、目眩等少阳病证候中之一二。并且，合病的结果，出现自下利。在第十九条论述道，太阳与阳明合病而出现自下利，此时使用太阳病的治疗方剂葛根汤。本条太阳与少阳合病之泻利，则使用太阳病的治疗方剂黄芩汤。因为少阳病禁用汗、吐、下，所以使用黄芩汤解少阳之热。

如果泻利而兼见呕恶时，则为黄芩加半夏生姜汤主治之证。

【原文】

黃芩湯方

黃芩三兩　芍藥二兩　甘草二兩，炙　大棗十二枚，擘

右四味，以水一斗，煮取三升，去滓，溫服一升。

【校勘】

玉函黄芩作"二兩"，无"炙""擘"等字。宋本、玉函"一升"后有"日再夜一服"五字，康平本此为嵌注，今将其从原文中删削。

【原文】

黃芩加半夏生姜湯方

黃芩三兩　芍藥二兩　甘草二兩，炙　大棗十二枚，擘　半夏半升，洗　生姜

一两半，切

右六味，以水一斗，煮取三升，去滓，温服一升。

【校勘】

宋本"生姜"后有"一方、三两"细注，"一升"后有"日再，夜一服"五字，玉函亦有此五字，康平本此五字为嵌注。玉函无"擘""洗""切"等字。

第九十四条

【原文】

傷寒，胸中有熱，胃中有邪氣，腹中痛，欲嘔吐者，黃連湯主之。

【校勘】

玉函无"者"字。

【解说】

本条接续前条太阳少阳合病之后，论述患伤寒，在少阳部位的胸中有热，在阳明部位的胃中有邪气，从而提示黄连汤证。腹中痛，为胃中有邪气所致，呕吐，为胸中有热所致。

该方与半夏泻心汤相似，因为胸中有热，故去黄芩而增加黄连剂量，并且加入桂枝。据此可知，该方证的病位较半夏泻心汤居于上。

【临床的眼】

（112）该方用于胃肠炎，其证候以腹痛、呕吐为主，而泻利较轻者，舌上多见厚白苔。

【原文】

黃連湯方

黃連三兩　甘草三兩，炙　乾姜三兩　桂枝三兩，去皮　人參二兩　半夏半升，洗　大棗十二枚，擘

右七味，以水一斗，煮取六升，去滓，温服。

【校勘】

宋本"温服"后有"昼三夜二，疑非仲景方"九字，成本作"温服一

升，日三服夜二服"。玉函"去滓"后作"分五服，日三服，夜二服"。康平本"温服"后有"昼三夜二"的嵌注，并于嵌注附有"昼三夜二疑非仲景法"的旁注。据宋本，可取黄连汤方非仲景方之意，但康平本犹似提示昼三夜二的服用方法非仲景法，今将"昼三"以下文字从原文中删除。玉函作"黄连二两　甘草一两炙　干姜一两　桂枝二两　人参二两　半夏五合　大枣十二枚"。

第九十五条

【原文】

傷寒八九日，風濕相摶，身體疼煩，不能自轉側，不嘔不渴，脈浮虛而澀者，桂枝附子湯主之。若其人大便鞕，小便自利者，去桂加白朮湯主之。

【校勘】

成本"去桂"作"去桂枝"。康平本"小便自利"作"小便不利"。玉函"鞕"作"坚"，无"自利者"的"者"字，"去桂加白术汤"作"术附子汤"。宋本"大便鞕"后有"一云，脐下心下鞕"的细注，康平本此为旁注。

【注释】

(256) 风湿相摶——外邪之风，与其人从前固有之湿（水毒）互相摶击。

(257) 脉浮虚而涩——指脉象浮、无力、涩滞。涩，为滑的反面。浮，意味着病居于表，虚而涩，意味着里虚。据此可知，为邪气跨及表与里的状态。

【解说】

患伤寒，经过八九日，外邪与其人固有的水湿互相摶击，身体疼痛厌烦，不能以自身的力量翻转身体，该证与少阳病的柴胡加龙骨牡蛎汤证相似，也与三阳合病的白虎汤证相似，但是无呕吐，也无口渴，脉虚而浮涩，据此可知，该患者既非少阳病，也不是三阳合病，其表邪尚有残存，但内里已虚，已经变成阴证。此为桂枝附子汤证。该证应当出现大便软、小便不利等症状，但如果表现为大便硬、小便自利的状态，则为去桂加白术汤主治之证。小便自利，指小便排出流畅。

【临床的眼】

（113）桂枝附子汤可用于神经痛、风湿性疼痛。条文中虽然未云恶寒、发热等症状，但有时可见到恶寒、发热。我曾用于因急性风湿性关节炎体温高达 39℃的病例，获得治疗效果。

（114）去桂加白术汤与《金匮要略》中的术附汤药方组成相同，条文为："治风虚头重眩，苦极，不知食味，暖肌，补中，益精气。"

【原文】

桂枝附子湯方

桂枝四兩，去皮　附子三枚，炮，去皮，破八片　生姜三兩，切　大棗十二枚，擘

甘草二兩，炙

右五味，以水六升，煮取二升，去滓，分溫三服。

【校勘】

宋本、康平本"附子"后无"破八片"三字，今据成本补充。玉函无"去皮""切""擘""破八片"等字。

【原文】

去桂加白朮湯方

附子三枚，炮，去皮，破　白朮四兩　生姜三兩，切　甘草二兩，炙　大棗十二枚，擘

右五味，以水六升，煮取二升，去滓，分溫三服。初一服，其人身如痹，半日許復服之，三服都盡，其人如冒狀。勿怪，此以附子朮并走皮內，逐水氣，未得除，故使之耳。

【校勘】

宋本"耳"后有"法当加桂四两"六字，康平本"法"前有"□"符号，提示有缺字。如玉函所示，所缺之字为"法当加桂四两"，推测应在"其人大便坚，小便自利，故不加桂也"之前，今将其从原文中删削。宋本有"此本一方二法，以大便鞭，小便自利，去桂也，以大便不鞭，小便不利，当加桂、附子三枚，恐多也，虚弱家及产妇，宜减服之"四十六字，康平本以上为嵌注，其中"恐多也"三字为"附子三枚"的旁注。玉函作"术附汤"，为"甘草三两 生姜二两 大枣十五枚"，另于"三服"后作"一服觉身

痹半日许，再服如冒状，勿怪也，即是附子与术，并走皮中逐水，气未得除，故使之耳，法当加桂四两，其人大便坚，小便自利，故不加桂也"。玉函无"去皮""切""破""擘"等字。

【解说】

这里就大量使用附子出现的反应进行论述，应加以重视。最初一服后，身体自觉麻木，如果继续服用，头部感觉如戴某物，但并不需要担心，这是附子、白术驱逐水气尚未完全清除所致。

在此对附子的中毒副作用进行了简单的描述，但附子中毒，会引起头痛、悸动、呕吐、痉挛等症状，严重时可致呼吸麻痹而死亡，所以不应当考虑得过于简单。

第九十六条

【原文】

風濕相搏，骨節煩疼，掣痛，不得屈伸，近之則痛劇，汗出短氣，小便不利，惡風不欲去衣，或身微腫者，甘草附子湯主之。

【校勘】

成本"疼烦"作"烦疼"。

【注释】

（258）掣痛——抽掣、痉挛样疼痛。

【解说】

本条论述较前条病状更加严重的病例，阐明甘草附子汤证。

可以认为本条开头有伤寒二字，这样读起来有助于理解。

那么，与前条相同，患伤寒，外邪与其人固有的水湿相互搏结，关节疼痛而烦，拘挛样疼痛而不得屈伸，用手略微触及痛处则疼痛加剧，汗出，呼吸迫促，小便尿出减少，恶风，不欲脱去衣物，或者有身体出现微微浮肿的场合。此为甘草附子汤主治之证。

【临床的眼】

（115）该方有用于急性类风湿性关节炎的机会，往往奏效。即使体温上升至40℃者亦宜于使用该方。关节肿痛，疼痛剧烈，恶寒或恶风，多汗，悸动，呼吸迫促，尿出减少等，为该方的应用指征。在治疗类似痛风病时，会使用如越婢加术汤等含有石膏的方剂，也使用如该方的附子剂，关于这两类方剂的选择，有持桂里（1785—1835，日本江户时代医家，译者注）讲道，如果闻及烟草的气味不变，则用附子剂，如果觉得烟草味难闻而不能吸入，则宜用石膏剂。江户时代被称为痛风的疾病，指的是各种关节肿痛的疾患，如类风湿性关节炎等，并非现在的痛风病。

【原文】

甘草附子湯方

甘草二兩，炙　附子二枚，炮，去皮，破　白朮二兩　桂枝四兩，去皮

右四味，以水六升，煮取三升，去滓，溫服一升。日三服。

【校勘】

玉函作"甘草三两""白术三两"，"附子"后无"去皮、破"等字，"桂枝"后无"去皮"等字。宋本"三服"后有"初服得微汗则解，能食汗止，复烦者，将服五合，恐一升多者，宜服六七合为始"三十字，成本"汗止"作"汗出"，无"将"字，"始"作"妙"。玉函作"汗出即解，能食，汗止复烦者，服五合，恐一升多者，宜服六七合为始"。在康平本，宋本的"汗止"作"汗出止"，"为始"作"为妙"，均为嵌注，今将其从原文中删削。

第九十七条

【原文】

傷寒，脈浮滑，白虎湯主之。

【校勘】

宋本"滑"后有"此以表有热里有寒"八字，成本无"以"字，玉函有"伤寒，脉浮滑，而表热里寒者，白通汤主之，旧云白通汤，一云白虎者恐非"，"白虎汤"作"白通汤"，但有考证认为"旧云"以下文字为王叔和的附记。康平本无"此以表有热里有寒"八字。大塚按，此八字可能为注文，恐因其混入原文而生出种种疑惑。玉函之白通汤为误，此处出现白通汤难以

理解。

【解说】

本条因表有热里有寒一句而产生种种问题。林亿等主张寒热二字互换位置，应当取表有寒、里有热之意。康平本无此字，我将其看做注文。此注文中的寒字，应为邪之意吧。如果将其理解为邪的意思，则文意可通，也就没有必要再调换寒热二字的位置。并且，表有寒，亦非白虎汤证。所以，本条的脉浮滑实则意味着白虎汤主治之证。因其表有热，故脉浮，因其里有热，故脉滑。此处仅仅举出脉象，而省略了其他症状，宜参考其他的白虎汤条文。

【原文】

白虎湯方

知母六兩　石膏一斤，碎　甘草二兩，炙　粳米六合

右四味，以水一斗，煮米熟，湯成去滓。溫服一升，日三服。

【校勘】

成本、玉函均无"炙"字。

第九十八条

【原文】

傷寒解而後，脈結代，心動悸，炙甘草湯主之。

【校勘】

宋本、成本、玉函均无"解而后"三字，今据康平本。玉函"心动悸"作"心中惊悸"。

【注释】

（259）脉结代——指脉乱、节律异常。

【解说】

伤寒热解退后，出现脉结滞，悸动者，为炙甘草汤主治之证。在肠伤寒病的恢复期，有时会出现脉结滞，大概就是条文中所指的情况吧。

【临床的眼】

（116）炙甘草汤又称复脉汤，以心悸亢进为指征而应用。脉象并非一定

结滞，亦可使用。用炙甘草汤治疗巴塞罗病（突眼性甲状腺肿）而获效者很多。该方是一种强壮补心剂。

【原文】

炙甘草湯方

甘草四兩，炙　生姜三兩，切　人參二兩　生地黄一斤　桂枝三兩，去皮　阿膠二兩　麥門冬半升，去心　麻仁半升　大棗三十枚，擘

右九味，以清酒七升水八升，先煮八味，取三升，去滓，内膠，烊消盡，温服一升。日三服。

【校勘】

成本、玉函"麻仁"作"麻子仁"。成本大枣"三十枚"作"十二枚"。玉函无"切""去皮""擘"等字，"阿胶"后无"二两"二字，无"以清酒"的"以"字，"先煮八味"四字代之以"煮"字，无"烊消"的"消"字。宋本、成本"三服"后有"一名复脉汤"五字，康平本此为嵌注。

【临床的眼】

（117）炙甘草汤，另一名为复脉汤，是因为其具有使脉结代、心动悸恢复正常的功效吧。该方中使用生地黄，但如果自家没有栽培地黄的话，需要时却来不及提供。于是，我便使用干地黄，效果也很好。另外，虽然条文提示煎药时入酒使用，但用水煎亦可。地黄一般具有使胃弛缓的倾向，所以入用酒煎，犹如八味肾气丸以酒饮服那样，可使吸收更加顺利。该方配伍有地黄、阿胶、麦门冬、人参等具有滋润功效的药物，所以其应用指征在于营养虚衰这一点上。但是，对于泻利者、或者容易出现泻利者，还是以不使用该方较为安全。

太阳病下篇总结

本篇举出太阳病邪气已经涉及胸胁的病例，对大小柴胡汤及相似诸证进行论述。

首先，承接太阳病中篇的"太阳病，六七日，表证仍在，脉微而沉，反不结胸……"一条，举出结胸证，接着触及结胸证之变，对大小陷胸汤进行

论述。然后举出妇人中风七八日"其血必结"者和伤寒五六日"胸胁满微结"的病例，进一步论述柴胡汤，并论及需要与柴胡证进行鉴别的大陷胸汤、半夏泻心汤、十枣汤。其后又对泻心汤诸方及需要与泻心汤方进行鉴别的赤石脂禹余粮汤、旋复花代赭石汤、桂枝人参汤进行论述。其后作为阳明病篇的前奏，举出瓜蒂散、白虎加人参汤，其间夹带论及与泻心汤证相似的黄芩汤、黄连汤。最后作为少阴病篇的前奏，举出邪气跨及阴阳的桂枝附子汤、甘草附子汤，并以论述伤寒解后变证的炙甘草汤作为结束。

阳明病篇

第九十九条

【原文】

陽明之爲病，胃家實是也。

【校勘】

成本无"是"字。宋本"实"后有"一作寒"细注。

【解说】

本条论述阳明病的大纲，所以不言阳明病，而言阳明之为病。对于胃家的"家"字，有不同的看法。有人认为胃家指脾胃。也有观点认为，家是人出入的场所，胃也像家一样，是饮食物出入的场所，所以附上家字，而成胃家一词。还有看法认为，此处"家"字，与衄家、喘家的家字相同，指平素的状态，所以胃家实是胃平素充实的意思。但是，我认为这个家字，并非具有特别的意义，把胃家理解成胃的意思即可。

只是这里的胃，不是现代医学所说的胃，而是指胃肠。因此所谓阳明病，即具有便秘、腹满的倾向，可以依据腹诊而知腹部的满实（充实）。但是，即使存在便秘、腹满等证候，一些腹部无力而虚满者，如结核性腹膜炎、肝癌、肝硬化等产生的腹水所致腹满，不能认为是阳明病。

本条虽仅云胃家实，而未言及脉象，但胃家实的病状，其脉象尚充实而有力。在第一条的太阳病大纲中，首先举出脉浮，这是在表示脉诊对于诊断的重要。与此相对，为明示腹诊对阳明病诊断的重要，则不列举脉象，而言胃家实。

第一百条

【原文】

本太陽，初得病時，發其汗，汗先出不徹，因轉屬陽明也。

【解说】

本条是将出现于第三十一条"二阳并病，太阳初得病时，发其汗，汗先出不彻，因转属阳明"等内容引用在此。初起为太阳病，使其发汗，但仅汗出，病邪未得去除。彻，去除之意。因此，其邪气的一部分入于阳明。即形成太阳与阳明的并病。

转入与转属意义不同。如果转入阳明，为邪气全部干净地进入阳明，成为阳明病。如果太阳邪气转属阳明，则为邪气一部分残留于太阳，一部分入于阳明。因此，称为转属的场合即为并病。

第一百〇一条

【原文】

傷寒，發熱，無汗，嘔不能食，而反汗出濈濈然者，是轉屬陽明也。

【校勘】

玉函"伤寒"作"病"，无"者""也"二字。

【解说】

前条举出太阳病误治，邪气的一部分转属阳明的场合，本条举出伤寒未经误治，邪气进入阳明的病例，提示伤寒之邪剧烈而又容易发生转变的一面。

太阳病，邪在表，发汗、若吐、若下之后，变化至阳明、少阳、太阴等，但伤寒未经误治，直接发生转变。

所以，前条云本太阳病，明示本末，而本条仅言伤寒，不分本末。

伤寒，于发病之初，表现为发热、无汗、呕而不能进食等证候，是小柴胡汤之证。进而发热越来越盛，反而汗出且连绵不止，此为邪气的一部分已经转属阳明。

第一百〇二条

【原文】

陽明病，若中寒者，不能食，小便不利，手足濈然汗出，必大便初鞕後溏。

【校勘】

玉函无"若"字，"小便"前有"而"字。成本无"者"字。宋本、成本"汗出"后有"此欲作固瘕"五字，康平本为旁注。玉函"固"作"坚"。宋本、成本、玉函"溏"后有"所以然者，以胃中冷，水谷不别故也"十四字，康平本为嵌注，今从康平本，将其从原文中删削。

【解说】

本条虽然以阳明病开头，但其实际为与阳明病类似的太阴病。

虽然有便秘、腹满等类似于阳明病的症状，但如果里有寒，则非阳明病，而是太阴病。所以，不能进食，小便也少。即使出现类似阳明病的潮热，手足湿漉漉汗出，但这并非阳明里实之证。大便初始硬，随后而出的为软便，这是因为胃肠冷，水分吸收不良，以致不能形成硬便。所以，仅据手足濈然汗出这一症状，不能贸然判断大便硬。

我考虑本条文也许不是《伤寒论》的原文，但其内容对临床有益，便收录于此。

第一百〇三条

【原文】

陽明病，脈遲，雖汗出，不惡寒者，其身必重，短氣，腹滿而喘，有潮熱，手足濈然汗出者，大承氣湯主之。若汗多，微發熱惡寒者，外未解也。其熱不潮，未可與承氣湯。若腹大滿，不通者，可與小承氣湯。微和胃氣，勿令至大泄下。

【校勘】

宋本、成本"潮热"后有"者"字，其后有"此外欲解，可攻里也"八字，"濈然汗出者"后有"此大便已硬也"六字。成本"濈然"后有"而"字。玉函"潮热"后作"如此者，其外为欲解，可攻其里，手足濈然汗出，此为已坚"。康平本"有潮热者，此外欲解，可攻里也，汗出者，此大便已鞕也"作旁注。宋本"外未解也"后有"一法，与桂枝汤"细注。玉函"若汗多"作"若汗出多"。成本无"至大泄下"之"至"字。康平本"若汗多"以下为另一行，低一格。推测非《伤寒论》原文，系编者添补，今存疑收录于此。

【解说】

本条举出外证已去，而为阳明病的病例，论述大承气汤和小承气汤的用法。

脉迟，是一种与脉数相反的脉状，为搏动数少。这里虽仅言迟，但应是迟而有力之脉。如果脉迟而无力、微弱，则是阴证的脉象。但是，这里的脉是与高热相比搏动次数相对少、而呈现出充实之状的脉象。虽汗出但不恶寒，所以可知外证已去。如果有恶寒或恶风，则非大承气汤证。

阳明病，脉迟而有力，汗出但不恶寒，身体沉重，移动肢体艰难，呼吸迫促，腹部膨满，因而胸部受到压迫，出现喘鸣，发热如潮热状，全身肢体手足遍见湿漉漉汗出，这是大便已硬的证据，为大承气汤主治之证。关于潮热，可参考第五十九条。

但是，即使汗出多，但微有热、恶寒者，此为外证尚未除尽的证据。如果其热尚未呈潮热状，则不可给予承气汤。如果腹部胀满程度重，大便不通者，可先给予小承气汤，对胃的机能略加调和为宜。不可使用大承气汤峻烈泻下。

【临床的眼】

（118）承气，即顺气，使气机循行之意。就像本条反复强调的，对具有恶寒、恶风者绝不可使用承气汤类。

（119）对于大承气汤用于热病的场合，本条提供了有力的应用指征，但对于无发热的一般杂病，则以便秘、腹满、脉象为主要应用指征。腹满，满实状态是必要条件，对于腹部无弹力、软弱者，不可使用大承气汤。脉象，以沉而有力者为应用指征，对脉微弱者不可使用。如果使用大承气汤后主诉腹痛、泻利、身体感觉不良，说明并非该方适应证。大柴胡汤证与大承气汤证，两者相似，但大柴胡汤以胸胁苦满为指征，而大承气汤的应用指征，较之胸胁苦满，以脐部为中心的膨满状态更近准确。我曾经对于既有胸胁苦满又有腹满，并且两者均甚重者，将大柴胡汤与大承气汤合用治疗。一般适宜使用大承气汤的病例，其肌肉紧张程度强。

【原文】

大承氣湯方

大黄四兩，酒洗　厚朴半斤，炙，去皮　枳實五枚，炙　芒硝三合

右四味，以水一斗，先煮二味，取五升，去滓，内大黄，更煮取二升，去滓，内芒硝，更上微火一兩沸，分溫再服。

【校勘】

成本、玉函"煮"前无"更"字。成本"微火"作"火微"。宋本、成本、玉函均于"再服"后有"得下余勿服"五字，康平本此五字为嵌注。宋本、康平本、成本"二味"作"二物"，今从玉函。

【临床的眼】

（120）大黄酒洗，厚朴炙，去粗皮，枳实炙，这些炮制方法现在日本几乎未使用。厚朴用皮，去皮后药用部分会丢失，推测是皮上所附着的粗皮吧。

另外，煎煮方法是先煮厚朴和枳实，然后放入大黄，最后加入芒硝。但现在一般也未采用这种方法，而是开始即将四味药一起煎煮。但是，毋庸置疑，依据本条所提示的方法煎煮是最佳的。

【原文】

小承氣湯方

大黄四兩　厚朴二兩，炙，去皮　枳實三枚，大者，炙

右三味，以水四升，煮取一升二合，去滓，分溫二服。

【校勘】

康平本厚朴"二兩"为"四兩"。玉函为"分溫三服"。成本"右"作"已上"。宋本、成本"二服"后有"初服汤，当更衣，不而者尽饮之。若更衣者，勿服之"十九字。玉函"汤"字与"勿"字前无"者"字，"勿服之"作"勿复服"。康平本以上十九字为嵌注。

【解说】

并无特别需要解释的难点，只是嵌注中的更衣指解大便，并强调大便通畅以后不需再服药。这些内容的写法啰嗦，可以断定其不是《伤寒论》原文。

第一百〇四条

【原文】

陽明病，潮熱，大便微鞕者，可與小承氣湯，若不大便六七日，恐有燥屎。欲知之法，少與小承氣湯，湯入腹中，轉失氣者，此有燥屎也。乃可攻之。若不轉失氣者，此但初頭鞕，後必溏，不可攻之。攻之必脹滿，不能食也。欲飲水者，與水則噦。其後發熱者，必大便復鞕而少也。以小承氣湯和之。不轉失氣者，慎不可攻也。

【校勘】

宋本、成本、玉函"可与小承气汤"作"可与大承气汤"，今据康平本。宋本"若不大便六七日"前有"不鞕者，不可与之"七字，康平本为旁注，今据康平本将其从原文中删削。成本"与"字脱漏，玉函作"勿与之"。成本无"此有燥屎也"之"也"字。玉函"转失气"作"转矢气"，"其后发热者"作"其后发潮热"，"鞕"作"坚"字。康平本"若不大便六七日"以下为另一行，低一格，恐为后人所添补，暂存疑，采录于此。

【注释】

（260）燥屎——硬结的大便。

（261）转失气——即放屁、排矢气。

（262）哕——打嗝儿，打噎。

【解说】

患阳明病，即使有潮热，如果是大便微硬的程度，应给予小承气汤，然后观察病情。如果六七日无大便，可能是大便已经变硬。于是，欲确知大便是否变硬，宜少给予小承气汤看变化。药液入腹后有排矢气出现，这是大便已经变硬的证据，应使用泻下剂以攻之。如果无排矢气出现，此时大便会初始硬，但随后则出现软便，所以不可使用泻下剂攻之。如果误治而攻下之，则出现腹胀、不能进食。在这样的场合，对欲饮水者如果给予水，则会出现打嗝。其后出现发热者，必定是大便复又变硬而且量少。此时宜使用小承气汤调整胃肠机能。无排矢气出现者，绝不可攻下之。

第一百〇五条

【原文】

傷寒，若吐，若下後，不解，不大便五六日以上，至十餘日，日晡所發潮熱，不惡寒，獨語如見鬼狀。若劇者，發則不識人，循衣摸床，怵惕而不安，微喘直視，讝語者，大承氣湯主之。

【校勘】

玉函"若吐若下后"作"吐下后"，宋本、成本、玉函"以上"作"上"，"直视"后有"脉弦者生，涩者死，微者但发热"十二字。康平本此十二字为旁注，"热"作"潮热"。宋本无"怵惕"之"怵"字，"不安"后有原注"一云，顺衣妄撮，怵惕不安"。宋本"主之"后有"若一服利，则止后服"八字，成本、玉函无"则"字，为七字，康平本此八字为嵌注。玉函"日晡所"作"日晡时"，"摸床"作"撮空"，无"怵惕"后"而"字。今从康平本。

【注释】

（263）如见鬼状——有幻觉，独语不休，或见怪异之物。

（264）循衣摸床——指摸弄衣襟、摩挲、翻卷被子等动作，为重笃患者的表现。

（265）怵惕而不安——惊恐、发抖、惶惶不安的样子，为独语、如见鬼状的加重。

【解说】

伤寒，或吐，或下之后，未愈。五六日至十数日便秘，至傍晚出现潮热，无恶寒，出现幻觉，独语不休，犹如眼前见怪异之物。病势沉重者，潮热时意识模糊，不能识别人，摸弄衣襟，翻卷被子，如有所畏惧，呈现出惊恐发抖、惶惶不安的样子，咽喉部轻微喘鸣，直视而少瞬目，谵语。如果出现这些证候，即为大承气汤主治之证。

【临床的眼】

（121）对精神病患者使用大承气汤时，可参考本条。过去急性肺炎患者可出现这样的症状，但现在使用抗生素治疗，已不见这种状态。

第一百〇六条

【原文】

陽明病，其人多汗，以津液外出，胃中燥，大便必鞕，鞕則譫語，小承氣湯主之。若一服譫語止者，更莫復服。

【校勘】

成本无"止者"之"者"字。玉函"鞕"作"坚"，"止"后无"者"字。

【注释】

（266）津液——体液。

【解说】

推测本条非《伤寒论》原文，恐为后人添补的文字，但对应用小承气汤有参考价值，故采录于此。

出现潮热，手足濈然汗出，大便硬，谵语，为小承气汤主治之证。本条所述之证，虽然不如大承气汤证之里热甚，但体质为多汗的人患阳明病时，因汗出多，体液损失，胃肠内干燥，形成大便变硬、谵语的状态。此非在里之邪热甚的缘故，所以不用大承气汤，以小承气汤主治。条文中强调，服用此药一次，若谵语止，则不可再服药。但是这种笔调在《伤寒论》原文中寻找不到，故多看做是后人追加之笔墨。

第一百〇七条

【原文】

陽明病，譫語，發潮熱，脈滑而疾者，小承氣湯主之。

【校勘】

玉函"脉"前有"其"字。宋本"主之"后有"因与承气汤一升,腹中转气者,更服一升,若不转气者,勿更与之,明日又不大便,脉反微涩者,里虚也,为难治,不可更与承气汤也"等文字,成本"转气"作"转失气",玉函"更服一升"作"复与一升","不转气者"作"不转失气",成本、玉函均无"勿"前"者"字,无"明日又"之"又"字。康平本从"因与承气汤一升"以后为另一条,低一格,为十三字一行,今从康平本,将该段文字删削。

【注释】

(267)脉滑而疾——滑达而急疾的脉象。悸,快速之意。

【解说】

本条是不是《伤寒论》原文尚属疑问,但考虑到在大承气汤与小承气汤的鉴别上有意义,故采录于此。

本条的着眼点,在于脉滑而疾。如果呈现脉迟,当然是大承气汤主治之证,但脉滑也可见于白虎汤证的场合,为泻下剂之禁忌,已如前述。此时已经出现谵语,发热也变成潮热,已经很像大承气汤适应证,但考虑到脉滑而疾这一点,便采用了小承气汤。本条虽言"小承气汤主之",但应以"与小承气汤"更为妥当吧。

第一百〇八条

【原文】

三陽合病,腹滿身重,難以轉側,口不仁,面垢,譫語,遺尿,發汗則譫語甚,下之則額上生汗,手足逆冷,若自汗出者,白虎湯主之。

【校勘】

成本、玉函"不仁"后有"而"字。宋本、成本、康平本无"谵语甚"之"甚"字,今据玉函加入"甚"字。康平本无"发汗"后之"则"字,"下之"前有三个"□"符号表示缺字,今不明其为何字。玉函"尿"作"溺","逆冷"作"厥冷"。另,宋本"面垢"后有"又作枯。一云向经"的细注。

【注释】

（268）三阳合病——虽然太阳、阳明、少阳的合病指这三种病证合而发病，但并非全部的症状一起出现，多数情况见其中一二症状。

（269）口不仁——不能品尝到食物的滋味，为少阳病口苦症状的加重。

（270）面垢——颜面附着污垢。古人有言，病人颜面有蒙垢者可治，颜面总洁净者不可治。颜面蒙垢，意味着新陈代谢旺盛生存力强的阳证。

【解说】

本条阐明三阳合病的白虎汤证，并告诫慎勿施行或发汗、或泻下等误治。

本条若"遗尿"后接"若自汗出者，白虎汤主之"，解释较为妥帖。"发汗"以下为告诫误治的内容，并非白虎汤证。

因三阳合病，邪气跨越表里，封闭内外，气血循行流通不良，所以出现腹满、身重等症状。为此而身体转侧困难，不能自由地翻身，并且口干、不能品尝到食物的滋味。还出现颜面蒙垢、谵语、尿失禁等症状。此种证候为白虎汤主治之证。另外，伴随上述症状而有自然汗出者，也是白虎汤主治之证。

对于此种患者，如果误治而施以发汗，则谵语越来越加重，如果误下，则额上汗出，从手足开始自觉寒凉。这些并非白虎汤证，宜随症施治。

【临床的眼】

（122）此类白虎汤证，虽然有腹满，但无便秘，有谵语而无潮热。有时反而会有恶寒症状。脉浮大，体温也高，舌附白苔而干燥。

（123）对夜尿症使用白虎汤时，可参考本条。要注意谵语、遗尿症状。

（124）对湿疹、黑变病使用白虎汤时，也可参考本条。参考面垢症状，可用于颈部以上部位症状为主的病证。

第一百〇九条

【原文】

二陽并病，太陽證罷，但發潮熱，手足漐漐汗出，大便難而譫語者，下之則愈，宜大承氣湯。

【解说】

本为太阳病，邪气的一部分入于阳明，变成太阳与阳明并病，然后太阳病证消失，仅存阳明之邪，变成阳明病，则发潮热，全身至手足湿漉漉汗出，大便秘结，出现谵语。对于该证泻下之则愈，使用大承气汤为宜。

第一百一十条

【原文】

陽明病，脈浮而緊，咽燥口苦，腹滿而喘，發熱汗出，不惡寒，反惡熱，身重。若發汗則躁，心憒憒反譫語。若加溫針，必怵惕煩躁不得眠。若下之則胃中空虛，客氣動膈，心中懊憹，舌上胎者，栀子豉湯主之。若渴欲飲水，口乾舌燥者，白虎加人參湯主之。若渴欲飲水，小便不利者，猪苓湯主之。

【校勘】

成本"温针"作"烧针"，"烦躁"作"烦燥"。玉函"脉浮而紧"作"其脉浮紧"，"咽燥"作"咽干"，"若发汗则躁"作"发其汗即躁"，"若加温针"作"加温针"，"若下之则"作"下之即"，"白虎加人参汤"作"白虎汤"。另外，宋本、成本、玉函"渴欲饮水，小便不利者"前有"脉浮发热"四字，康平本此四字为旁注，今据康平本将其从原文删削。

【注释】

（271）恶热——指因发热存在而非常怕热、烦苦的状态。这种状态与潮热均为阳明病的热型。

（272）心愦愦——心中烦乱之状。

（273）客气动膈——客气，指邪气，但并非有形之实邪，而是指无形的虚邪。膈，指胸中。客气动膈，即指邪气扰动胸中。

【解说】

本条虽然以阳明病开头，但其实质也是三阳的合病。脉浮而紧为太阳病之证，咽燥口苦为少阳病之证，腹满而喘，发热汗出不恶寒，反恶热，身重，为阳明病之证。

如果使其发汗，则会出现精神错乱、烦躁、谵语的状态。对这种状态应如何处理呢？此处虽未举出药方，但以使用调胃承气汤为宜。如果使用温针发汗，患者会出现不安的状态，惊惕恐惧，身体发抖，烦苦躁扰，不能入眠。如何对应这种状态，此处虽也未举出药方，但以桂枝甘草龙骨牡蛎汤为宜。如果使用泻下法，则充实于胃中的实邪除去，仅虚气摇动胸中，因此出现难以形容的，胸中如堵塞、郁闷不畅样的痛苦，舌上附着有苔。这是栀子豉汤主治之证。

以上论述了三阳合病误治场合的证治。"若渴欲饮水"之后所云，并非误治所致证候。若将这段文字置于"恶热，身重"之后，则解释起来更为合理。

那么，在开头所述三阳合病的症状之外，更有渴而欲饮水、口舌干燥者，为白虎加人参汤主治之证。若渴而欲饮水，即使饮水但小便尿出少者，为猪苓汤主治之证。

此处论述白虎加人参汤与猪苓汤的区别。于猪苓汤，特别言及小便不利，而对白虎加人参汤并未言及小便不利，据此可知，在白虎加人参汤证没有必要重视这一症状。

【临床的眼】

（125）五苓散与猪苓汤均以口渴、小便不利为应用指征，二方在这一点上相同。猪苓汤即为五苓散以阿胶、滑石取代白术、桂枝，所以其镇静、缓和的功效显著。所以对于膀胱炎、尿道炎等，使用五苓散者少，使用猪苓汤者多。五苓散的白术、桂枝含有挥发油，具有刺激性，而阿胶、滑石具有黏滑、缓和、镇静的效果。

与猪苓汤近似的药方有猪苓散。该方出现在《金匮要略》"呕吐哕下利病"篇，条文为："呕吐而病在膈上，后思水者解，急与之，思水者，猪苓散主之。"但是我考虑其中"后思水者解，急与之"为后人的注文，将此句删去后为原文。思水，并非重度口渴，而只是达到欲饮水的程度。

该猪苓散，由猪苓、白术、茯苓三味组成，如果加入泽泻、桂枝则为五苓散，变成以主诉口渴为应用指征。另外，猪苓散去白术，加入泽泻、阿胶、滑石，则为猪苓汤，也是以口渴为指征。如此考虑下来，可知泽泻这味药具有治疗口渴的效能。

还是在"呕吐哕下利病"篇中，有茯苓泽泻汤药方，条文是："胃反吐而渴，欲饮水者，茯苓泽泻汤主之"，该方药物有茯苓、泽泻、甘草、桂枝、白术、生姜。茯苓泽泻汤与五苓散的区别在于甘草的有无，二方组成中均有泽泻，宜留意这一点。

第一百一十一条

【原文】

陽明病下之，其外有熱，手足温，心中懊憹，饑不能食，但頭汗出者，梔子豉湯主之。

【校勘】

宋本、成本、玉函"手足温"后有"不结胸"三字，康平本作"小结胸"，为旁注，推测"小"为"不"字误写，今将此三字从原文中删削。玉函无"者"字。

【解说】

上一条论述阳明病泻下之，胃中空虚，客气动摇胸膈，心中懊憹，舌上有苔者，为梔子豉汤主治之证。本条进一步展开阐述，明示梔子豉汤证。阳明病泻下之，如第一百一十八条所述的那样，心中懊憹而烦，胃中有燥屎，使用大承气汤，但本条无燥屎，非应用承气汤之证。另外，亦未形成如第七十二条所述的结胸证，所以，也不是大陷胸汤证。

阳明病泻下后，之前既有的身热未得尽除而残留。但因有手足温症状，所以可以判断并非表热里寒。如果具有里寒证，手足应发厥冷。如果像第一百一十八条所述，若有燥屎，则应为手足漐然汗出，而不应为但头汗出。此处是因为泻下的原因，导致胃中空虚之气迫于上，而生头汗。

据本条所述可知，在该种场合，梔子豉汤可以身热、心中懊憹、饥饿而不能食、仅仅头部汗出为指征而应用。

第一百一十二条

【原文】

陽明病，發潮熱，大便溏，小便自可，胸脅滿不去者，與柴胡湯。

【校勘】

宋本、成本、玉函均作"小柴胡汤"。康平本作"柴胡汤"。成本、玉函、康平本无"与"字，作"主之"。今据康平本作"柴胡汤"，据宋本作"与"。玉函"胸胁"前有"而"字。

【解说】

本条为少阳与阳明并病。因少阳病，出现胸胁苦满，邪气的一部分转属阳明，形成发潮热之证候，但大便尚未变硬，为软便，小便尿出尚可。而且，之前既有的胸胁苦满尚存在。对于这种证候，宜临机应变使用小柴胡汤、大柴胡汤、柴胡加芒硝汤等治疗。小便自可，言无小便不利，小便通畅。

第一百一十三条

【原文】

陽明病，脅下鞕滿，不大便而嘔，舌上白苔者，可與小柴胡湯。上焦得通，津液得下，胃氣因和，身濈然汗出而解。

【校勘】

成本"解"后有"也"字。玉函"鞕"作"坚"。

【解说】

本条存在阳明病，但实为阳明与少阳并病。胁下鞕满、不大便、呕恶等症状，看上去像大柴胡汤适应证。但从舌有白苔这一点考虑，而使用小柴胡汤。如果舌有黄苔则用大柴胡汤，但此处尚为白苔。以小柴胡汤去除上焦阻滞，则呕吐停止，体液得以循行于下，胃肠机能得到调整，因此，从身体反应为漉漉汗出，疾病得以治愈。

【临床的眼】

(126) 本条对于小柴胡汤治疗便秘，可供参考。如果使用了小柴胡汤，大便仍不通，舌苔向黄苔转变，则可使用大柴胡汤。对于婴幼儿的便秘，常有用小柴胡汤使大便变得通畅的病例。

第一百一十四条

【原文】

陽明中風，脈弦浮大，而短氣，腹都滿，脅下及心痛，久按之氣不通，鼻乾不得汗，嗜臥，一身及面目悉黃，小便難，有潮熱，時時噦，耳前後腫，刺之少差，外不解，病過十日，脈續浮者，與小柴胡湯。脈但浮，無餘證者，與麻黃湯。

【校勘】

宋本、成本"麻黄汤"后有"若不尿，腹满加哕者不治"十字，康平本为嵌注。玉函"嗜臥"前有"其人"二字，"外"前有"其人"二字，麻黄汤后有"不溺，腹满，加喘者，不治"九字。宋本"目"前无"面"字。

【注释】

（274）腹都满——指全腹部胀满，为腹满甚者。

（275）久按之气不通——之，指腹部。即使不按腹部，也有短气（呼吸迫促）症状。

如果久按腹部，则其气渐渐变得不通。这是因为邪气阻滞于腹部所致。

（276）鼻干不得汗——在阳明中风证，汗出为常见症状，但此处却为不汗出。

（277）外不解——外，指半外半里之外。提示邪气在外，往来寒热等证。

【解说】

本条开头言阳明中风，但实际为三阳合病之坏证。脉弦为少阳，脉浮为太阳，脉大为阳明。短气为阳明、少阳均有的症状。腹满、嗜卧、潮热、黄疸为阳明之证，胁下及心痛、耳前后肿为少阳之证，鼻干不得汗出为太阳之证。但是，腹满亦可见于太阴病，嗜卧亦可见于少阴病。

本来，在阳明病，从全身发汗外出是一个普通症状，但在此处却是不得汗，提示该证不是单纯的阳明中风。该证证候，诊其脉为弦浮大，呼吸迫促，腹部膨满，并且胸胁部位有疼痛。按压腹部一定时间，则呼吸变得越来越困难，鼻部干燥无汗出。喜卧床而不欲起，从面部至眼，形成全身性黄疸，小便尿出少，有潮热，时时嗳气。耳前后肿，针刺泻血治疗而略有好转。时时出现嗳气，为气不通所致。针刺泻血，使耳前后肿减轻，是因为泻血使气流通的缘故。那么，即使耳前后肿略减轻，但之前具有的症状依然存在，若十日过去，外证仍未解除，持续脉浮者，给予小柴胡汤，其后据脉证如何而用适当的方药。如果仍仅见脉浮，而无其他症状，可给予麻黄汤，其后则宜观脉证如何而采用适当药方。

【临床的眼】

（127）将小柴胡汤用于腮腺炎、中耳炎、瘰疬、淋巴腺炎等疾病，即为本条的具体应用。1965 年 5 月，默剧演员马歇·马叟来日本期间，右侧面颊肿起，如梅干大，登台演出不便，与我商量说，因为现在的医生也许会施以莫名的治法而不安，所以还是想用汉方药治疗。于是使用小柴胡汤加栀子、枳实，服用三天治愈，其非常高兴。

第一百一十五条

【原文】

陽明病，自汗出，若發汗，小便自利者，雖鞕不可攻之。當須自欲大便，宜蜜煎導而通之。若土瓜根及與大豬膽汁，皆可爲導。

【校勘】

成本"与"前有"及"字，玉函"汗"前有"其"字，无"者"字，"鞕"作"坚"，"豬"前无"大"字。宋本、成本、玉函"自利者"后有"此为津液内竭"等字，康平本为旁注。

【解说】

即使有大便硬，但并非里有热。自然汗出、或者药物发汗，而致体液损失，又出现尿出多者，越发内里干燥，大便变硬。但这种场合不是因里热存在而形成燥屎，所以不可用承气汤类攻下。欲解大便时，使用煎蜜导通导大便即可。土瓜根、大猪胆汁可作为蜜煎导的代用品。

【原文】

蜜煎導方

食蜜七合

右一味，於銅器内，微火煎，當須凝如飴狀，攪之勿令焦著，候可丸，并手捻作挺，令頭銳，大如指，長二寸許。當熱時急作，冷則鞕，以内穀道中，以手急抱，欲大便時乃去之。已試甚良。

又大豬膽一枚，瀉汁，和少許法醋，以灌穀道内，如一食頃，當大便出宿食惡物，甚效。

【校勘】

宋本作"蜜煎导"。成本作"蜜煎方"，无"一味"之"一"字，"于铜器内"作"内铜器中"，"煎"后有"之"字，"当须"作"稍"，"如饴状"作"似饴状"，"候"作"欲"，"鞕"作"硬"，无"已试甚良"四字，"猪胆"前无"又大"二字，"和少许法醋"作"和醋少许"，"内"作"中"，无"宿食恶物，甚效"六字。玉函作"内铜器中"，无"当须凝"三字，无"状"字，无"搅之"二字，无"著"字，"候"作"俟"，无"并手"二字，"大如指长二寸许"作"如指许长二寸"，"当热时急作"作"当热作"，"挺"后"令头锐"三字置于"作"后，无"冷则鞕"三字，无"以内谷道中"之"以"字，无"已试甚良"四字，"和少许法醋"作"和醋少许"，无"甚效"二字。宋本与康平本几乎相同，但康平本"蜜煎导"作"蜜煎方"，今作蜜煎导方。另宋本"甚良"后有"疑非仲景意"五字，康平本为旁注，成本、玉函无此五字。

【注释】

（278）食蜜——蜂蜜。

（279）谷道中——这里指肛门。

（280）食顷——指吃一顿饭的较短时间。

（281）宿食——腹中停滞之物。

【解说】

该方恐与后人添补有关，可能不是《伤寒论》原方。但该方提示了现在医疗灌肠治疗的适应证，具有一定的意义，所以采用于此。现在的甘油栓剂可以替代蜜煎导，其适应证，正如本条所提示的，用于病后者、老人、虚弱者等因体液枯燥所引起的便秘，不适宜于里热所致便秘。

那么，蜜煎导的制作方法，蜂蜜约七勺，置于铜器中，以弱火煮，至软硬度如胶饴时，加以搅拌，防止焦糊，待其软硬程度可以成丸时，以手捏之，使头部尖，大小如手指，长约二分。如果不趁热时快速制作，冷却后变硬则制作困难。制成后，将其插进肛门，并用手按压住，避免它立即掉出来。等待至终于大便欲解出时，撤去则宜。至今所试用，效果甚好。

另外，取猪之胆汁，用少许醋拌合，将其入于肛门亦可。这样，约一顿饭的时间，可解出大便及腹中滞留之物。此法亦有良效。

第一百一十六条

【原文】

陽明病，發熱汗出者，不能發黃也。但頭汗出，身無汗，劑頸而還，小便不利，渴引水漿者，身必發黃，茵陳蒿湯主之。

【校勘】

宋本、玉函"不能发黄"前有"此为热越"四字，"身必发黄"前有"此为瘀热在里"六字，康平本均为旁注，今从原文中删削。成本、玉函无"汗出者"之"者"字。玉函"发热"与"汗出"之间有"而"字，"剂"作"齐"，"水浆"后无"者"字。成本、玉函作"茵陈汤"。

【注释】

（282）剂颈——参考第七十一条的注释239。

（283）引水浆——水浆，指饮用物品，水样的东西。引，指口渴而频频饮用。

【解说】

在阳明病，如果伴随发热而有汗出者，则邪气发散于外，便不会形成黄疸。但是，如果仅仅头部汗出，局限在颈部，而身体无汗出者，并且小便尿出少，口渴，频频欲饮水者，必然形成黄疸。此为茵陈蒿汤主治之证。

【临床的眼】

（128）这里举出的症状可见于急性肝炎初期。即使在尚未出现黄疸时期，宜早使用茵陈蒿汤。这里做了省略，实际临床多见伴有便秘、心中懊恼、恶心等症状。

（129）茵陈蒿汤还有利尿、止血的功效，所以无黄疸症状也可使用。曾用于肾病综合征、痔疮出血、子宫出血等。

【原文】

茵陳蒿湯方

茵陳蒿六兩　栀子十四枚，擘　大黄二兩，去皮

右三味，以水一斗二升，先煮茵陳，減六升，内二味，煮取三升，去滓，分三服。小便當利。

【校勘】

成本、玉函"水一斗二升"作"一斗"，"分三服"作"分温三服"。宋本、成本、玉函"当利"后有"尿如皂荚汁状，色正赤，一宿，腹减，黄从小便去也"十九字，康平本为嵌注，据此，将其从原文中删削。

第一百一十七条

【原文】

陽明證，其人喜忘者，必有畜血，屎雖鞕，大便反易，其色必黑，宜抵當湯，下之。

【校勘】

宋本、成本、玉函"畜血"后有"所以然者，本有久瘀血，故令喜忘"十三字，康平本为旁注，今据康平本，将其从原文中删削。宋本、康平本"黑"后有"者"字，今据康平本，将其删削。玉函"鞕"作"坚"，无"宜"字，"下"作"主"字。康平本"屎虽鞕"作"屎虽难"，推测为传抄之误。另，康平本"其色"前有"而"字。

【注释】

（284）喜忘——喜，屡屡之意，指经常忘记事物。

（285）畜血、瘀血——指停滞的血液。畜，同蓄。

【解说】

在此本条不言阳明病，而言阳明证，大概是因为阳明胃家实之证全部具

备之意吧。这里论述的是与前条举出的黄疸接近的瘀血证。在《金匮要略》中，也是紧接着黄疸之后论述瘀血。据此也可以考虑到黄疸与瘀血的密切关系。瘀血也许与肝的机能障碍具有一定的关系。

重度健忘者，一定有瘀血存在。这种场合，大便虽然硬，但可以顺利解出。但其色黑，这是因为血液混杂在大便中的缘故。此时应当使用抵当汤泻下。

关于抵当汤，已经在第六十七条中论及，可参照。

第一百一十八条

【原文】

陽明病，下之，心中懊憹而煩，胃中有燥屎者，宜大承氣湯。

【校勘】

宋本、成本均于"胃中有燥屎者"后有"可攻，腹微满，初头鞕，后必溏，不可攻之"十字，玉函作"攻之，其人腹微满，头坚后溏者，不可攻之"。康平本"大承气汤"后有"若有燥屎者，可攻，腹微满，初头鞕，后必溏者，不可攻之"的嵌注，今将其从原文中删削。

【解说】

在第一百一十一条，阳明病，下之后，心中懊憹，饥而不能食，但头汗出者，栀子豉汤主之，此为虚烦。在本条，同是阳明病下之后，心中懊憹而烦，但是大便硬有燥屎，所以为实烦，对此应使用大承气汤。或谓之实，或谓之虚，其差别在于微妙之处，必须慎重地诊察。即使大便开头硬，但如果后出为软便，则不可用大承气汤攻下。

第一百一十九条

【原文】

大下後，六七日不大便，煩不解，腹滿痛者，此有燥屎也，宜大承氣湯。

【校勘】

玉函"燥屎"后无"也"字。宋本、成本、玉函"宜大承气汤"前有

"所以然者，本有宿食故也"十字，康平本为旁注，今据康平本，将其从原文中删削。

【解说】

大下之后，如果泻下的指征去除，应当无燥屎存在。此与第一百一十八条类同，下之后六七日间无大便，烦苦不去，腹部膨满而疼痛。注文虽然提示这是因为有宿食的存在，但没有必要拘泥于此。这是燥屎存在的缘故，所以宜用大承气汤泻下。

第一百二十条

【原文】

食穀欲嘔者，屬陽明也，吳茱萸湯主之。

【校勘】

宋本无"者"字。玉函"阳明"后无"也"字。宋本、成本"主之"后有"得汤反剧者，属上焦也"九字，玉函"上焦"后无"也"字，康平本此九字为嵌注，今据康平本，将其从原文中删削。

【解说】

不进食则不发生呕吐，进食则呕吐，这是胃中有病变，所以属阳明。属阳明，提示此种呕吐既不是少阳病胸胁满而呕的柴胡之呕，也不是干呕的太阳病之呕。此处的注文曰：服用吴茱萸汤后却出现剧烈呕吐者，是因为邪在胸胁之上焦。论述了与柴胡证的区别。

【临床的眼】

（130）如果仅读本条，对于学习应用吴茱萸汤则获益有限。少阴病篇有"少阴病，吐利，手足厥冷，烦躁欲死"一条，《金匮要略》中相关条文有"呕而胸满者，吴茱萸汤主之"、"干呕，吐涎沫头痛者，吴茱萸汤主之"，有必要将这些条文一起来读。

根据这些条文可知，吴茱萸汤证本来为胃有寒饮、呈胸满者，而胃中无热。本条提示为进食则呕吐，不进食则不呕吐的情况，但其他条文则有即使不进食也呕吐的叙述。另外，这种呕吐有时伴有剧烈头痛，所以经常用于治疗偏头痛。发作时脉象也会变得沉迟，手足冷。偏头痛时，必定表现有于疼痛侧从项部至耳后的凝滞感。头痛剧烈时，甚至会呕吐胆汁，并且心下部有膨满的痞塞感觉。

【原文】

吴茱萸汤方

吴茱萸一升，洗　人参三两　生姜六两，切　大枣十二枚，擘

右四味，以水七升，煮取二升，去滓，温服七合。日三服。

【校勘】

康平本该方出于少阴病篇，无"洗"字，人参作"二两"。玉函无"切""擘"字。

第一百二十一条

【原文】

太陽病三日，發汗不解，蒸蒸發熱者，屬胃也，調胃承氣湯主之。

【校勘】

玉函"汗"前有"其"字，作"蒸蒸然"。

【解说】

本条与太阳病中篇第四十一条"发汗后，恶寒者，虚故也，不恶寒，但热者，实也，当和胃气，与调胃承气汤"意义相同，可参照之。发汗不解，不是太阳病不解，而是指病未治愈。因为是蒸蒸发热的状态，可知无恶风与恶寒。因为如果有恶风或恶寒，则是尚残留表证，不可使用调胃承气汤。该证尚未形成潮热、谵语、腹满等，所以使用调胃承气汤和其胃气。

第一百二十二条

【原文】

傷寒六七日，目中不了了，睛不和，無表裏證，大便難，身微熱者，急下之，宜大承氣湯。

【校勘】

宋本、成本、玉函"微热者"后有"此为实也"四字。康平本为旁注。今从康平本。

【注释】

（286）目中不了了——眼睛看不清东西。

（287）睛不和——虹膜功能失调。

（288）无表里证——无少阳柴胡证。

【解说】

本条论述伤寒重症，欲陷于阴证者，应急予泻下，宜使用大承气汤，不得犹豫片刻的状态。

患伤寒，仅六七日，却出现眼光呆滞、不能看清事物、大便秘结的表现，触摸身体无较重发热，也无少阳柴胡证。此种状况看上去不似重病，但这是抵抗疾病的体力衰退所致，所以如果不给予适当的处置，会有陷于阴证的危险。必须急以大承气汤泻下，祛除沉伏在里之热邪。

第一百二十三条

【原文】

陽明少陽合病，必下利，脈滑而數者，有宿食也，當下之，宜大承氣湯。

【校勘】

宋本、成本"下利"后有"其脉不负者，为顺也，负者失也，互相克贼，名为负也"二十字，玉函"阳明"后有"与"字，无"顺""失""负"诸字后的"也"字。康平本"其脉不负者，为顺也"为旁注，"负者失也，互相克贼，名为负也"为嵌注，今从康平本，将此二十字从原文中删削。

【解说】

阳明与少阳合病，原则不泻下。但本条对泻利患者再施泻下，实为变则。所以不言主之，而云宜。此处虽然泻利，但脉滑而数者，原因是食物未消化而停滞于胃肠，这种场合，宜使用大承气汤泻下。但并非此种场合必须使用大承气汤，也有适宜使用调胃承气汤、小承气汤等的时候。

第一百二十四条

【原文】

伤寒七八日，身黄如橘子色，小便不利，腹微满者，茵陈蒿汤主之。

【校勘】

玉函"腹"前有"少"字，"满"后无"者"字。康平本无"汤"字，今从宋本。

【解说】

本条与第一百一十六条合在一起读，茵陈蒿汤的提示则明了起来。患伤寒，经七八日，身体发黄如橘子色，小便量减少，腹部略微膨满，此为茵陈蒿汤主治之证。本条虽未言及大便，但有便秘倾向。如果没有便秘倾向，则有必要考虑使用茵陈五苓散。

第一百二十五条

【原文】

伤寒，身黄，發熱者，栀子柏皮汤主之。

【校勘】

宋本、玉函无"者"字，今据成本、康平本。

【解说】

本条对前条所述茵陈蒿汤证之轻症的治疗方剂进行论述。该轻症无腹满、便秘、小便不利等症状，黄疸色也未及橘子色那样深。

【临床的眼】

（131）我曾使用该方治疗黑变病，也治疗过颜面出现黑褐色斑点，有热感和痒感的病例。还用于肛门瘙痒症。宜参酌栀子豉汤条来考虑其具体应用。

【原文】

栀子柏皮汤方

肥栀子十五個，擘　　甘草一兩，炙　　黄柏二兩右三味，以水四升，煮取一升半，去滓，分温再服。

【校勘】

成本无"肥"字。玉函"个"作"枚"，黄柏"二两"作"二两十六铢"，"三味"后有"㕮咀"二字。

第一百二十六条

【原文】

傷寒，瘀熱在裏，身必發黃，麻黃連軺赤小豆湯主之。

【校勘】

宋本无"发"字，玉函"黄"后有"宜"字。

【注释】

（289）瘀热——同郁热。指里有瘀热的场合，为内里热邪郁结之意。

【解说】

本条存在着疑问。患伤寒，瘀热在里，形成黄疸者，必须使用茵陈蒿汤治疗。所以对于使用麻黄连軺赤小豆汤治疗，难以理解。是否有错简存在呢？

浅田宗伯对这一点有论述如下。因为如果有瘀热在里，则应该是茵陈蒿汤证，所以此处应把瘀热改为寒湿吧，尚存疑问。本条与前条也许是互为错简状态吧，对于瘀热在里者使用麻黄剂发表不合道理，倒不如说这里应该使用栀子柏皮汤吧。那么，正是前条之身黄发热证，为太阴表证，不应该是麻黄连軺赤小豆汤证吗？可是，将该方用于治疗瘀热在里而引发的浮肿、黄疸、小便不利及其他多种皮肤病等，诚然多有良效。如此便不可随意改作，宜暂待以后考证结果。

【临床的眼】

（132）据载，麻黄连軺赤小豆汤治疗因湿疹等内攻引起的肾炎性浮肿有良效，浅田派医家喜用该方。我也试用过数次，但未见明显效果，有的病例反而加重。

【原文】

麻黃連軺赤小豆湯方

麻黄二兩，去節　　連軺二兩，連翹根是也　　杏仁四十個，去皮尖　　赤小豆一升　　大枣十二枚，擘　　生梓白皮一升，切　　生姜二兩，切　　甘草二兩，炙

右八味，以潦水一斗，先煮麻黄再沸，去上沫，内諸藥，煮取三升，去滓，分温三服。

【校勘】

宋本、成本"三服"后有"半日服尽"等字，康平本为嵌注，据此将其从原文中删削。成本无"连翘根是也"的"是"字，"大枣"后无"擘"字，"生梓白皮"后无"切"字，"右"作"已上"。玉函无"去节""连翘根是也""切""擘"等字，作"杏仁三十枚"，"再沸"作"一二沸"，"分温三服"作"温服一升"。

【注释】

（290）潦水——即雨水。柳田子和论述道：学之泰人，药性辨中云，潦，为地上降注之雨水，取其清者而用之。屋檐滴下之水不可用之，云有毒。

阳明病篇总结

在本篇，首先对阳明病是怎样的疾病，以大纲进行论述，阐明腹部充实、膨满、便秘为主要症状的承气汤类的证治。从一百零八条的三阳三阴合病开始的数条，列举尚未完全形成胃家实的病例，阐明不可攻下证。然后，分别论述栀子豉汤、白虎加人参汤、猪苓汤，并言及不大便者有少阳病小柴胡汤证。接着论述小柴胡汤证和麻黄汤证的疑似证，其后话题一转，论述由黄疸和瘀血所致的腹满、便秘者，举出茵陈蒿汤和抵当汤。其后，揭示出少阴病前哨的吴茱萸汤证。作为该篇的结尾部分，列举出无腹满、便秘征候的黄疸证之治疗方剂栀子柏皮汤和麻黄连轺赤小豆汤，暗示着向太阴病的移行。

少阳病篇

第一百二十七条

【原文】

少陽之爲病，口苦，咽乾，目眩也。

【校勘】

成本无"为"字。

【解说】

本条论述少阳病的大纲。少阳病，是热邪居于太阳表与阳明里之间的疾病。所以，既非单纯的表，也还不是里。

在此举出口、咽、目，作为少阳病的指征。口苦这一症状，不是太阳病的病状。例如即使在感冒的场合，发病之初，并没有口苦、口黏之类的征候。经过三四日，开始出现饮食乏味，口中发黏，口渴之类的症状。这是疾病已经从太阳进入了少阳的标志。若进入阳明病，会出现口不仁、烦渴等症状，但少阳病尚未可见如此重的表现。目眩，指眩晕。

第一百二十八条

【原文】

少陽中風，兩耳無所聞，目赤，胸中滿而煩者，不可吐下。吐下則悸而驚。

【校勘】

康平本"少阳中风"作"少阳病"，玉函无"所""者"二字。

【解说】

本条为前条的追加论述。中西深斋推测"吐下则悸而惊"六字为后人的补充文字。

少阳中风显示出的病势是缓慢而良性的。两耳无所闻说的是耳聋，实际上中耳炎、耳管炎等疾病多表现为少阳病。目赤，指眼球充血。胸中满而烦，指胸中胀满而烦苦。此时因为具有胸中满而烦的症状，所以恐怕会使用吐法、下法，如若进行吐下等误治，则易出现动悸、为外物所惊的病状。

【临床的眼】

（133）这里虽然未举出治疗方剂，但对于截止到胸中满而烦病状者，可使用小柴胡汤。对于经误治，发展到悸而惊病状者，可选用柴胡桂枝干姜汤、桂枝加龙骨牡蛎汤等。

第一百二十九条

【原文】

傷寒脈弦細，頭痛發熱者屬少陽，少陽不可發汗。發汗則譫語。胃和則愈。

【校勘】

康平本至"属少阳"为一条，其后为另一条，今据宋本归为一条。康平本"此属胃，胃不和烦而悸"等九字为旁注。宋本"谵语"后有"此属胃"三字，"胃和则愈"后有"胃不和，烦而悸"六字。玉函"胃和则愈"的"则"字作"即"字。成本、玉函"胃不和"后有"则"字。今据康平本删削此九字。另，宋本"悸"后有"一云躁"细注。中西深斋认为"发汗则谵语，此属胃，胃和则愈，胃不和则烦悸"等十八字为后人的补充文字。

【注释】

（291）脉弦细——弦脉，指如张开的弓弦而有砰砰质感的脉象。细，指窄小的脉象。

可见于阳气略有衰微的场合。

【解说】

本条为第一百二十七条的追加论述。弦细为少阳病脉象，头痛、发热为太阳病征候。该证已不是太阳病，已经转属为少阳病，所以不可用发汗的方法进行治疗。如果误使之发汗，则会出现谵语。这种谵语是因病邪入里而成阳明病所致，所以调和胃气即可治愈。

【临床的眼】

（134）少阳病禁用汗、吐、下法。对于脉弦细、头痛、发热证候使用小柴胡汤。小柴胡汤，另有一名曰三禁汤，是因为在汗吐下三法禁用场合而用该方，故得名。若该证误治，使用麻黄汤类发汗，邪入于里，形成阳明病，可出现如谵语样症状。此时可使用调胃承气汤调整胃气以治愈。

第一百三十条

【原文】

本太陽病不解，轉入少陽者，脅下鞕滿，乾嘔不能食，往來寒熱。尚未吐下，脈沉緊者，與小柴胡湯。若已吐下，發汗，溫針，譫語，柴胡證罷，此爲壞病。

【校勘】

宋本、成本"若已"以下为另一条，"坏病"后有"知犯何逆，以法治之"八字。康平本"若已"以下为另一条，"知犯"以下八字为嵌注。今从玉函作一条，据康平本将"知犯"以下八字删削。成本"柴胡证"作"柴胡汤证"。玉函无"本太阳病"之"本"字，"鞕"作"坚"，"食"作"食饮"，"脉"作"其脉"。

【注释】

（292）胁下鞕满——即俗称所指的胁腹下硬而膨满状态。为小柴胡汤腹证。

（293）脉沉紧——紧脉已于第三条中说明，可参考。沉脉，与浮脉正相反，为切脉时指端重按方可触及之脉。

（294）温针——古代使用的发汗法之一。

【解说】

原是太阳病，转为少阳病后，胁下硬而胀满，虽然未吐出吃下的食物，但出现恶心干呕，不能饮食。恶寒之后出现发热，热退后又发作恶寒，形成如此寒与热互相往来的状态。这样的患者，尚未进行或吐、或泻下的治疗，如果出现脉沉紧，给予小柴胡汤治疗。如果此时对患者使用或吐、或泻下、或发汗、或温针等治疗，导致谵语的出现，则表明使用柴胡剂的证候消失。此时为一种被称为坏病的状态。

少阳病篇总结

本篇论述了少阳病的大纲及其发生经过，虽然仅仅举出了数个条文，但并非意味着少阳病不重要。作为少阳病的治疗方剂，柴胡剂、泻心汤类、栀子剂等，已经在太阳病篇出现，因而便没有在少阳病篇重复。正如前面所提及的，在太阳病篇中，并非都是用于太阳病的药方，其后发展变化而成的少阳病、阳明病的药方，甚至连阴病的药方也在太阳病篇出现了。

太阴病篇

第一百三十一条

【原文】

太陰之爲病，腹滿而吐，食不下，自利益甚，時腹自痛。若下之，必胸下結鞕。

【校勘】

玉函"結鞕"作"痞坚"。

【注释】

（295）胸下结鞕——心口窝部位硬而窒塞不通的状态。

【解说】

本条论述太阴病的大纲。对于其中"自利益甚"四字，有一些疑问。《医宗金鉴》引吴人驹之说，认为"自利益甚"四字应当在"胸下结鞕"之后，因为对于自利愈发加重者不应该再用泻下剂。中西深斋、多纪元简、浅田宗伯等也赞同此说。但是，所谓自利是指不使用泻下剂而自然发生的泻利，如果使用泻下剂，因此而致胸下结鞕、泻利，这种泻利则不应称作自利。所以吴人驹的说法似是而非。

太阴病，腹胀，呕吐，食物不下行，自发泻利，泻利并非一时性，越来越加重，腹部也时时自发疼痛。此时，如果认为腹中有何恶物残留而使用泻下剂，则导致心口窝部位硬而窒塞不通。

【临床的眼】

（135）太阴病为里寒证，与阳明病的里热证相反相对。虽然均有腹满症状，但太阴病为虚满，阳明病为实满。虽未述及脉象，在太阴病呈弱脉，在阳明病则呈有力之脉。太阴病出现自下利，在阳明病则有便秘。太阴病宜补之，阳明病宜攻之。

第一百三十二条

【原文】

太陰病，脈浮者，可發汗，宜桂枝湯。

【解说】

有太阴病，可知具有第一百三十一条所列举的自下利、腹满等症状。但该患者脉象非沉而浮，浮为表热之候。太阴病有表热，所以应考虑为太阴中风。因此，首先使用桂枝汤去其表热，然后，随证而施治。

【临床的眼】

（136）桂枝汤为太阳病表虚证使用的方剂，借之而应用于太阴病脉浮者。中神琴溪在《生生堂治验》中记载了慢性泻利经多种治疗无效而使用大剂量桂枝汤治验的病案。

第一百三十三条

【原文】

自利不渴者，屬太陰，其臟有寒故也，當温之。

【校勘】

宋本、成本、玉函"温之"后有"宜服四逆辈"五字，康平本"四"作"回"，该五字为嵌注，今据康平本从原文中删削。中西深斋也按之曰：宜服四逆辈五字虽不悖其义，但盖为后人所补之处。

【解说】

并非泻下剂所致，而是自然发生的泻利，无主诉口渴者，属太阴病。此为里有寒，所以应施温法治疗。脏，意味着里，寒与热相反，意味着新陈代谢的衰退。

【临床的眼】

（137）太阴病为里有寒的疾病，所以即使泻利，也无口渴症状。在这种场合，宜使用理中汤、四逆汤、真武汤等进行温补。关于泻利，急性泻利而里有热者，可使用葛根汤、大柴胡汤、白头翁汤、泻心汤等，而慢性泻利中里有寒者多见，多适于温补。但这仅是指一般情况而言，在必须使用附子的患者中，也有主诉口渴者。

第一百三十四条

【原文】

本太陽病，醫反下之，因而腹滿時痛者，桂枝加芍藥湯主之。大實痛者，桂枝加大黃湯主之。

【校勘】

玉函"太阳病"前有"本"字。宋本、成本、玉函"时痛者"后有"属太阴也"四字，康平本为旁注。成本"大实痛"以下为另一条。

【注释】

（296）大实痛——实，充实之实，为内里滞塞不通、重度腹痛之意。

【解说】

本条论述太阳病因误下而变成为太阴病者、与变成为阳明病者，这两种场合的治疗方剂。

本为太阳病应使用发汗进行治疗，因医者误下，出现腹胀、时时腹痛者，这是变成了太阴病，所以是桂枝加芍药汤的主治之证。但是，如果出现便秘、腹满，有重度腹痛主诉者，则属于阳明病，所以是桂枝加大黄汤的主治之证。

【临床的眼】

（138）桂枝加芍药汤为桂枝汤中芍药增量，所以相对于桂枝汤为太阳病的治疗方剂，该方为太阴病的治疗方剂。古人谓桂枝助阳、芍药助阴，增加助阴之芍药剂量，在于治疗太阴病之腹满、腹痛。此时，略有便秘的感觉，大便软而不畅快，也有里急后重感，即俗称的涩腹。腹肌多处于紧张状态，腹壁一般缺乏弹力，皮肤有偏薄的感觉。该方对于平素胃肠虚弱者、胃弛缓症、胃下垂症、大肠炎、慢性腹膜炎等病症有使用的机会。

桂枝加大黄汤为桂枝加芍药汤再加大黄而成，所以，适用于桂枝加芍药汤适应证患者，出现便秘而有腹力者。

【原文】

桂枝加芍藥湯方

桂枝三兩，去皮　芍藥六兩　甘草二兩，炙　大棗十二枚，擘　生姜三兩，切

右五味，以水七升，煮取三升，去滓，溫分三服。

【校勘】

宋本"三服"后有"本云桂枝汤，今加芍药"九字，康平本为嵌注。玉函作"桂枝倍加芍药汤"，无"去皮""切""擘"等字，"一升"后有"本方桂枝汤今加用芍药"等字。

【原文】

桂枝加大黃湯方

桂枝三兩，去皮　大黃二兩　芍藥六兩　生姜三兩，切　甘草二兩，炙　大棗十二枚，擘

右六味，以水七升，煮取三升，去滓，溫服一升。日三服。

【校勘】

康平本无"去皮"二字。玉函"大黄"作"三两"，成本作"一两"。玉函无"去皮""切""擘"等字，"六味"后有"㕮咀"二字，无"日三服"等字。

太阴病篇总结

太阴病篇与少阴病篇相同，内容不过数条。仅仅如此举出太阴病大纲，论述了其从太阳病的转变。其他内容已经在太阳病篇中出现，所以在本篇未再重复。

少阴病篇

第一百三十五条

【原文】

少陰之爲病，脈微細，但欲寐也。

【校勘】

玉函无"也"字。

【解说】

本条论述少阴病的大纲。少阴病，因阳气衰微，所以呈现微弱、难以触及、无宽度的微小脉象。即使如此，并无痛苦的主诉，表现为只愿随便躺倒而欲睡的状态。

【临床的眼】

（139）在少阴病，患者的愁苦主诉相对较少，并不表现为像阳病那样外向的症状。但是，这并不是因为病情程度轻，而是病沉伏于内的缘故。看到后面续出的各条文，应该可以注意到愁苦主诉少的情况吧。

第一百三十六条

【原文】

少陰病，欲吐不吐，心煩但欲寐，五六日，自利而渴者，虚故引水自救。若小便色白者，少陰病形悉具。

【校勘】

宋本、成本、玉函"渴者"后有"属少阴也"四字，康平本此为旁注。

宋本、成本"具"后有"小便白者，以下焦虚有寒，不能制水，故令色白也"十九字，玉函作"所以然者，以下焦虚有寒，不能制溲，故白也"十七字，康平本此十九字为嵌注。中西深斋也有论述认为"小便白者"以下为后人注文。

【注释】

（297）虚故引水自救——引水，指饮水之事。泻利失去水分，更有多量像水一样稀薄的尿液排出，体液虚少，所以为补充体液而饮水。

（298）小便色白者——指小便有机成分少而水分多，无着色的情况。

【解说】

少阴病欲吐而不能吐，心胸中烦苦，只欲眠睡。该情况经过五六日后，虽然未使用泻下剂，也出现自然泻利、口渴样的状态。这是因为体液损失而虚所致，所以为补充体液而饮水。如果这样的患者出现小便像水一样稀薄，作为少阴病的病象便具备了。

第一百三十七条

【原文】

少陰病始得之，反發熱，脈沉者，麻黃細辛附子湯主之。

【校勘】

成本、玉函作"麻黄附子细辛汤"。

【注释】

（299）得之——云"得之"时，为发病时期不清楚之时。因少阴病自觉症状轻微，所以何时发病不清楚者较多。在少阴病篇，使用"得之"表现者有四条。

【解说】

在少阴病，脉微细而无发热为一般原则，但在发病之初，反而出现发热、脉沉者，为麻黄细辛附子汤主治之证。

在太阳病，具有恶寒或恶风，可知表证的存在，在少阴病，具有发热，可知表证的存在。

那么，本条举出少阴病发病之初具有表证的病例，虽然发热，但脉不浮而为沉，所以，使用麻黄细辛附子汤去其表邪。这里虽然未举出恶寒症状，但因为是少阴病，能够推测恶寒是当然存在的。在《伤寒论》往往使用一种笔法，即将当然存在的事情予以省略。在此处，举出通常少阴病不应有的发热现象，加入"反"字，以唤起注意。

但是，具有发热和恶寒的场合，也可能是太阳病。这里言脉沉，欲使读者明白此为少阴病。如果是太阳病，则脉象应浮。

【临床的眼】

（140）老年人感冒，有呈麻黄细辛附子汤证者。即使是年轻人，在感冒初期不拘于发热恶寒的存在，而脉象沉者，可使用该方。另外，喘息、百日咳等疾病也有宜用该方者。也可用于头部发冷、头痛犹如戴盖何物者。我一友人，为支气管哮喘患者，麻黄细辛附子汤效果明显。

该方合桂枝去芍药汤，则为桂姜枣草黄辛附汤，《金匮要略》中出其证治。

【原文】

麻黄細辛附子湯方

麻黄二兩，去節　細辛二兩　附子一枚，炮，去皮，破八片

右三味，以水一斗，先煮麻黄，減二升，去上沫，內諸藥，煮取三升，去滓，溫服一升。日三服。

【校勘】

成本无"诸"字。玉函无"去节""日三服"等字。

第一百三十八条

【原文】

少陰病，得之二三日，麻黄附子甘草湯，微發汗。

【校勘】

宋本"微发汗"后有"以二三日无证故微发汗也"十一字，成本于"证"字前有"里"字，玉函无"也"字，康平本同成本有十二字，为嵌注。中西深斋也认为"以二三日"以后为后人注文。

【解说】

本条仅"得之二三日"等字，省略了证候。麻黄附子甘草汤与麻黄细辛附子汤的差别，在于甘草和细辛的不同。

那么，患少阴病，经过二三日后，仍无里证，所以用该方略发汗。即，因为发病后已经过二三日，所以顾虑里证的发生，而使之略发汗。

【临床的眼】

（141）《金匮要略》中有"水之为病，其脉沉小，属少阴，浮者为风，无水，虚胀者为气水，发其汗即已。脉沉者，宜麻黄附子汤，浮者宜杏子汤"的条文，其中也掺入了注解文字，混乱不畅。其原文为"水之为病，其脉沉小，宜麻黄附子汤"。据此可知该方的用法。

【原文】

麻黄附子甘草汤方

麻黄二兩，去節　甘草二兩，炙　附子一枚，炮，去皮，破八片

右三味，以水七升，先煮麻黄，一兩沸，去上沫，内諸藥，煮取三升，去滓，温服一升。日三服。

【校勘】

成本无"破八片"三字。玉函"三升"作"二升半"，"一升"作"八合"，无"日三服"等字，无"去节"等字，"一两沸"作"一二沸"。

第一百三十九条

【原文】

少陰病，得之二三日以上，心中煩不得臥，黄連阿膠湯主之。

【校勘】

康平本"卧"后有"者"字。

【解说】

本条承接前两条，论述患少阴病，经过二三日以上，出现里证的证治。

那么，患少阴病尚无里证时，应当以麻黄细辛附子汤、麻黄附子甘草汤等使轻发汗，但若误治，经过二三日以上，邪气入里，生热，以致血液枯燥，

出现胸中烦苦，不得安卧。这是"欲吐不吐，心烦"的变证，与栀子豉汤证的虚烦不得眠相似。

在太阳病的场合，邪气入里多经过五六日以上，但少阴病二三日则邪已入里，呈现出血液枯燥的状态。此为黄连阿胶汤主治之证。

【临床的眼】

（142）对于黄连阿胶汤的应用，如果考虑所组成药物的功效，便可应用至多个方面。

该方用于失眠症、泻利证，也可用于皮肤病。如果把芍药、鸡子黄、阿胶看作取代泻心汤中的大黄，则可以考虑用于泻心汤、黄连解毒汤的虚证。这三种药物具有滋润的功效，鸡子黄、阿胶还有强壮的作用，所以宜从这几点来考虑具体应用。柯琴谓该方为少阴之泻心汤。

【原文】

黄連阿膠湯方

黄連四兩　黄芩二兩　芍藥二兩　雞子黄二枚　阿膠三兩，一云三挺

右五味，以水六升，先煮三物，取二升，去滓，內膠烊盡，小冷，內雞子黄，攪令相得，溫服七合。日三服。

【校勘】

成本、玉函黄芩"二两"作"一两"，"六升"作"五升"。

【注释】

（300）三挺——阿胶是从牛皮或驴皮所取之胶，大概以一挺二挺来计数吧。所以"一云三挺"便为"另有本为三挺"之意。

（301）烊尽——完全融化之意。

（302）鸡子黄——鸡的卵黄。该物在药液太热时放入宜凝固，应于稍凉后再加入。

第一百四十条

【原文】

少陰病，得之一二日，口中和，其背惡寒者，附子湯主之。

【校勘】

宋本、成本、玉函"者"后有"当灸之"三字，今据康平本删削。中西深斋也认为"当灸之"三字为后人添补。

【注释】

（303）口中和——口中不干燥，与平素无变化。

【解说】

本条论述发病当初即出现里证的证治。

此处特别提出"口中和"，目的在于与"伤寒，无大热，口燥渴，心烦，背微恶寒者，白虎加人参汤主之"进行鉴别。白虎加人参汤证也在体表无热、背恶寒方面，与附子汤证很相似。但白虎加人参汤证因里有热，出现口燥渴，附子汤证因里有寒，则为口中和。

那么，少阴病，脉微细，但欲寐，无口舌干燥状、背恶寒者，为附子汤主治之证。

另，可参考下一条。

【原文】

附子湯方

附子二枚，炮，去皮，破八片　茯苓三兩　人參二兩　白朮四兩　芍藥三兩

右五味，以水八升，煮取三升，去滓，溫服一升。日三服。

【校勘】

成本无"炮"字。玉函无"炮去皮破八片"等字。玉函"五味"后有"哎咀"二字。康平本无"温服"二字。

第一百四十一条

【原文】

少陰病，身體痛，手足寒，骨節痛，脈沉者，附子湯主之。

【校勘】

玉函"沉"字后有"一作微"细注。

【解说】

少阴病，如果身体疼痛，手足寒冷，关节疼痛，脉沉，则为里寒证，为

附子汤证。指身体的场合，即包括躯干和四肢。手足寒为自己感觉寒冷，与手足厥冷不同。手足厥冷或者厥逆，指手足很凉，但自己并不一定有多大程度的寒凉感。重症危笃的病人，心脏衰弱，手足处于厥逆状态，但有时患者并无厥冷主诉。

该证与"太阳病，头痛，发热，身疼腰痛，骨节疼痛，恶风，无汗而喘者，麻黄汤主之"所述之症状相似，但太阳病之麻黄汤证，为表有热，脉象浮紧，而少阴病之附子汤证，为里有寒，脉象沉。另外，麻黄细辛附子汤和麻黄附子甘草汤，亦同为少阴病，但其属于发病初起，尚有表证的场合。所以配麻黄以发汗。

【临床的眼】

（143）附子汤与真武汤（玄武汤）的区别，在于人参与生姜的有无。真武汤言泻利、腹痛，该方云身体痛、骨节痛。但是在真武汤证也有四肢沉重疼痛，在附子汤证也有泻利，宜互相参酌而使用。

第一百四十二条

【原文】

少陰病，下利，便膿血者，桃花湯主之。

【校勘】

玉函无"者"字。

【解说】

虽下脓血便，但并非白头翁汤证样的热利，而是虚寒泻利之便脓血，本条论述其证治。

【临床的眼】

（144）该方的泻利，与赤石脂禹余粮汤证相似。赤石脂具有收敛的作用，用于直肠括约功能减退而泻利症。故而，该方用于无食欲不振、呕恶等胃方面症状而病变局限于直肠者。赤石脂往往会碍胃，宜加以注意。《百疢一贯》亦云：即使泻利，而疼痛于上腹部者，不可用桃花汤、赤石脂禹余粮汤类。

【原文】

桃花湯方

赤石脂一斤，一半全用，一半篩末　乾姜一兩　粳米一升

右三味，以水七升，煮米令熟，去滓，內赤石脂末方寸匕，日三服。

【校勘】

宋本、成本、玉函"去滓"后有"温服七合"四字，康平本此为旁注。以上诸本"三服"后有"若一服愈，余勿服"七字，康平本为嵌注，今从原文中删削。成本粳米"一升"作"一斤"。

【解说】

赤石脂一斤，一半原样使用，另一半过筛取粉末用，我直接从药铺买粉末使用。水七升，约现在的七合，但未说明煎煮取多少，旁注有饮七合，可做参考，即煎煮至二升一合。

第一百四十三条

【原文】

少陰病，二三日，至四五日，腹痛，小便不利，下利不止，便膿血者，桃花湯主之。

【校勘】

玉函"下利"后有"而"字，无"者"字。

【解说】

本条举出比前条病情深而重的病例，补足了桃花汤证。腹痛为里寒所致，小便不利则为泻利不止所致。

第一百四十四条

【原文】

少陰病，吐利，手足逆冷，煩躁欲死者，吳茱萸湯主之。

【校勘】

成本"逆冷"作"厥冷"。玉函"吐利"后有"而"字。

【解说】

阳明病篇的第一百二十条，对于食谷欲呕者，使用吴茱萸汤。但本条不仅有呕吐，还列举有泻利，有手足冷，非常烦苦，挣扎不宁，如欲死状，并将这种状态也作为吴茱萸汤的主治之证。

本条与四逆汤证相似。四逆汤证的呕吐、泻利程度重，手足厥冷，脉微弱，甚至可出现死亡者。但吴茱萸汤之"欲死"，是对烦躁程度甚重的形容，并无也许导致死亡的意思。本条虽未言及头痛，但存在剧烈头痛的主诉，多数场合下，心口窝部胀满。

【临床的眼】

（145）借用宇津木昆台的笔法来阐述吴茱萸汤与四逆汤的区别，如果吴茱萸汤证是被强盗按压住而不得动弹的姿态，那么，四逆汤证则为气力竭尽动弹不能的姿态，即使同样具有吐利、厥逆的症状，四逆汤证较吴茱萸汤证重笃。

第一百四十五条

【原文】

少阴病，下利，咽痛，胸满，心烦者，猪肤汤主之。

【校勘】

宋本、玉函"心烦"后无"者"字，今据成本、康平本加入"者"字。

【解说】

少阴病，出现泻利，但不呕吐，无手足厥冷，仅有咽喉疼痛、胸胀满、胸中烦苦等证候。此为猪肤汤主治之证。

对于猪肤汤，古人实际病例极少见，笔者亦无使用该方的经验。

【原文】

猪肤汤方

猪肤一斤

右一味，以水一斗，煮取五升，去滓，加白蜜一升，白粉五合，熬香，和令相得，温分六服。

【校勘】

玉函无"一味"二字。成本、玉函无"令"字。

【注释】

（304）白蜜——上等的蜂蜜。

（305）白粉——粉，指米粉。白粉，即白米的粉。熬之，出香气味后混匀，分六次温服。

第一百四十六条

【原文】

少陰病，二三日，咽痛者，可與甘草湯。不差與桔梗湯。

【校勘】

成本、玉函"不差"后有"者"字。

【解说】

患少阴病，二三日时，有咽喉疼痛者，可试予甘草汤。如果不愈，给予桔梗汤。

【临床的眼】

（146）患感冒而诉恶寒、发热者，多为太阳病，所以可使用葛根汤、葛根汤加桔梗、石膏等。对于轻症的感冒，无发热，仅诉咽喉疼痛者，使用甘草汤。这种场合有咽喉部窘迫感疼痛重者，也有疼痛并不重者。服药宜一口一口含于咽喉，徐徐咽下。但是，如果甘草汤无效，出现引起如扁桃体炎的咽喉疼痛，应使用桔梗汤。这种发生扁桃体炎的场合，如果出现发热、恶寒、脉浮数，则按太阳病处置为宜。

【原文】

甘草湯方

甘草二兩

右一味，以水三升，煮取一升半，去滓，溫服七合。日二服。

【校勘】

康平本"日二服"作"日三服"，以"日二服"为是。

【原文】

桔梗汤方

桔梗一两　甘草二两

右二味，以水三升，煮取一升，去滓，温分再服。

【校勘】

成本、玉函"温分"作"分温"。

【注释】

（306）甘草——甘草汤、桔梗汤中甘草宜生用，请予以注意。另外，饮用此二方时，以口含、徐徐咽下为宜。

第一百四十七条

【原文】

少阴病，咽中伤生疮，不能语言，声不出者，半夏苦酒汤主之。

【校勘】

宋本、成本、玉函"半夏苦酒汤"作"苦酒汤"，今从康平本。

【解说】

本条有不能出声音的症状，可知炎症不仅在咽，也波及喉头。

【临床的眼】

（147）在尚无结核病化学疗法时期，对于咽喉结核患者，我总是使用该药方。饮用该方，约一个小时左右，咽喉部疼痛会缓解，可摄食各种营养物品。

另外，有持桂里论述如下：该药方可应用于咽喉肿胀、咽喉新生物、咽喉糜烂及严重喑哑、不出声音等病证，效果远较半夏散为好。该方味道很难喝，用一般的服药方法不易服用，宜一口一口呷饮，该方法多用于第一剂、第二剂时。服药时可以捏住鼻子，否则会因醋味刺激呛入气管。有些病人很厌恶服用该方。可将药液放温后服用较好，热药很难喝。

【原文】

半夏苦酒汤方

半夏十四枚，洗，破如棗核　雞子一枚，去黃，內上苦酒，著雞子殼中

右二味，內半夏，著苦酒中，以雞子殼，置刀環中，安火上，令三沸，去滓，少少含咽之。不差更作三劑。

【校勘】

成本、玉函"十四枚"前有"大"字。成本"环"作"鐶"。玉函"半夏"后有"内苦酒中"四字，"鸡子"后有"内苦酒于壳中"六字，无"上苦酒"之"上"字，无"著鸡子"三字。另，玉函作"右以鸡子壳，置刀环中，安火上，三沸去滓细含咽之，不差更作"。

【注释】

（307）破如枣核——破半夏，使之如枣核大小。意在勿碎之过小如粉末。

（308）去黄——去鸡卵黄，留卵白。鸡子，指鸡卵。

（309）上苦酒——上等的醋。

（310）刀环——形如刀状的古钱币，头部有环。将鸡卵置于环上，使之安稳。

【解说】

半夏苦酒汤，将半夏破碎开但又不使之过小，一方，将鸡卵去黄，留卵白，放入半夏，加入醋。此时，为防止沸腾后醋液溢出，使之近七成满即可。然后将鸡卵安稳地放好，置于火上，使其稍加沸腾，去半夏，少量多次含于口中，呷饮。如服尽一剂仍不愈，再做三剂。但是，醋浓厚时，卵白会凝固，所以将醋稀释后加入为宜。

第一百四十八条

【原文】

少陰病，咽中痛，半夏散及湯主之。

【解说】

少阴病，咽喉疼痛者，为半夏散或半夏汤主治之证。关于咽中痛与咽痛的区别，有观点认为咽痛为咽喉一部分疼痛，而咽中痛为咽喉部全面疼痛。但这种观点并无根据。《金匮要略》有条文"问曰：病腹痛有虫，其脉何以

别之。师曰：腹中痛，其脉当沉若弦，反洪大，故有蛔虫"，回答对"腹痛"的疑问，从回答使用"腹中痛"一词可以看出，"中"字并不具有多么大的含义。

【临床的眼】

（148）限于本条文所示内容来看，甘草汤的咽痛和桔梗汤的咽痛无明显区别。我曾使用半夏汤治疗感冒咽痛、扁桃体炎咽痛，但未见奏效病例。至于半夏散，可能是忌其强烈刺激咽喉的作用，未曾使用过。

【原文】

半夏散及湯方

半夏洗　桂枝去皮　甘草炙

右三味，等分，各別搗篩，已合治之，白飲和服方寸匕。日三服。若不能散服者，以水一升，煮七沸，内散兩方寸匕，更煮三沸，下火令小冷。少少嚥之。

【校勘】

成本"甘草"后有"等分"二字，"三味"后无"等分"二字，"右"作"已上"，无"兩"字，"煮"作"煎"。玉函无"洗""去皮"等字，"甘草"后有"等分"二字，"三味"后无"等分"二字，"兩"作"一二"。宋本"咽之"后有"半夏有毒，不当散服"八字，康平本为嵌注。

【解说】

半夏散由半夏、桂枝和甘草三味组成，分别制成粉末，等量混合，用米汤搅合，以一寸立方的杯勺，服用一杯勺。如果不能服用散剂，则取一合水煮沸，放入上述粉末二杯勺，稍加煮沸，撤火，待稍冷后，少量频服。

第一百四十九条

【原文】

少陰病，下利，白通湯主之。

【解说】

少阴病泻利者，为白通汤主治之证。患少阴病而出现泻利，有真武汤证，有四逆汤证，也有吴茱萸汤证。那么，上述诸证与白通汤证之泻利，有何不同呢？如果不明白这一点，便不能很好地使用该方。可是本条所提示内容，仅泻利一症状，并未说明其证。但联系读及下一条，则白通汤之证终于可以明白了。

【原文】

白通湯方

蔥白四莖　乾薑一兩　附子一枚，生，去皮，破八片

右三味，以水三升，煮取一升，去滓，分温再服。

【校勘】

成本"生，去皮"之间有"用"字。玉函作"一枚，生用，去皮破"，无"八片"二字。

第一百五十条

【原文】

少陰病，下利，脈微者，與白通湯。利不止，厥逆無脈，乾嘔煩者，白通加豬膽汁湯主之。

【校勘】

宋本、成本、玉函"主之"后有"服汤，脉暴出者死，微续者生"等十一字，康平本此十一字为嵌注。

【解说】

少阴病，有泻利，呈现出微弱到难以清晰触摸到程度的脉象，宜给予白通汤。即使用了白通汤，泻利仍不止，手足变冷，脉几乎触摸不到，频频干呕，但无物吐出，烦苦状，此为白通加猪胆汁汤主治之证。

尾台榕堂（1799—1870，日本江户时代医家，译者注）推测在下利与脉微之间脱落了"腹痛"二字，认为该方证较之四逆汤证，泻利稍缓，并且无完谷下利、汗剧流出、四肢拘挛等急迫症状，因此，该方不使用甘草。吉益东洞云，白通汤治有泻利、腹痛，手足厥冷而头痛者。

【临床的眼】

（149）目黑道琢（1739—1798，日本江户时代医家，译者注）对白通加猪胆汁汤论述如下。

"剧烈吐泻之后，无论如何面部色泽会减退，出现手足厥冷、足底发冷、手指里侧凉等这些虚寒证表现，并且会有心下膨满、烦躁等症状，在夏季的急性吐泻疾病也可以看到，甚至可以表现为脉象微弱、触摸困难，甚至好像消失一样。多数医者知道使用附子理中汤等促使阳气运行的药物，但忘记了治疗心下膨满，所以无法取得疗效。对于这种情况，应该使用白通加猪胆汁汤，其效力胜过人参、附子方及理中汤十倍。急性吐泻病后出现心下痞满、堵塞感，是因为剧烈吐泻使胃之气力急速衰弱，虚气、余邪积聚于心下所致。使用该方，以附子、干姜促进阳气循行，以猪胆汁抑制胀滞痞塞，以葱白增添脐以下的气力，以人尿这一类使气机镇静的药物等，来挽回飞散逃逸的元气。该方不仅用于吐泻病，对中风卒倒等及其他一切急剧发生的疾病而导致的急性阳气衰脱者，可建立奇效。但如果没有着眼点不可使用，特别是心下的着眼点"。

我想从目黑道琢的论述，白通加猪胆汁汤的用法可以明白了。关于白通即葱白，山田正珍、山田业广（1808—1881，日本江户至明治时代医家，译者注）猜测白通指人尿，我还是赞同葱白的说法。另外，在康平本嵌注中有"服汤，脉暴出者死，微续者生"，恐为经验之谈吧。

【原文】

白通加猪膽湯方

葱白四莖　乾姜一兩　附子一枚，生，去皮，破八片　人尿五合　猪膽汁一合

右三味，以水三升，煮取一升，去滓，内膽汁人尿，和令相得，分温再服。

【校勘】

宋本、康平本作"右五味"，成本"右"作"已上"。玉函无"三味"二字，"和"后无"令"字，"附子"后无"生、去皮、破八片"六字，有"炮"字。宋本、成本"再服"后有"若无胆亦可用"六字，康平本此六字为嵌注。今据成本将"五味"改作"三味"。

第一百五十一条

【原文】

少阴病，二三日不已，至四五日，腹痛，小便不利，四肢沉重疼痛，自下利，其人或欬，或小便利，或不利，或呕者，真武汤主之。

【校勘】

宋本、成本"疼痛"后有"自下利者，此为有水气"九字，无"自下利"三字。玉函"疼痛"后无"自下利"三字，作"而利，此为有水气"，"小便利"作"小便自利"。宋本、成本、玉函"玄武"作"真武"。康平本有"自下利者，此为有水气也"十字旁注。今将"或下利"改作"或不利"。

【注释】

（311）四肢沉重疼痛——指四肢重滞、疲怠、疼痛。

（312）真武汤——山田正珍认为，宋本、成本、玉函等经宋代林亿等校正，为避当时宋宣祖讳，将玄改为真。因此，诸本中玄武汤则改变为真武汤。

【解说】

中西深斋推测道，本条的"或下利"系"或不下利"而脱落了"不"字。但我考虑，由于"不"与"下"二字相似，会不会是在抄写"不利"时，误写为"下利"。在《伤寒论》中，云不利，则意味着大便不下利，而言小便的场合必定用小便利、小便不利等说法。所以，这里的"或不利"，意味着大便不下利。

那么，患少阴病，经过二三日，未见好转，至四五日，出现腹痛、小便减少、四肢重滞疲怠而疼痛、自然出现泻利，这种状态为真武汤主治之证。此时，也会出现咳嗽，或者小便增多，或者不出现泻利，或者有恶心症状，这种场合仍然是真武汤主治之证。这种证候是因为里有水气，以真武汤去其水气，诸证候即可消散。

【临床的眼】

（150）在配伍以附子的药方中，真武汤与在《金匮要略》中出现的八味肾气丸，是应用最为频繁的。特别是对于平素胃肠虚弱、容易出现泻利、肢冷证者，使用该方的机会较多。附子理中汤证与真武汤证相似，有必要进行鉴别。

【原文】

真武湯方

茯苓三兩　芍藥三兩　白朮二兩　生姜三兩，切　附子一枚，炮，去皮，破八片

右五味，以水八升，煮取三升，去滓，温服七合，日三服。

【校勘】

宋本、成本、玉函、康平本等均于"日三服"后有加减法"若咳者加五味子半升云云"，但该加减法基本相同于小青龙汤方后的加减法，今从原文中删削。其内容在临床上亦属无用。宋本、成本、玉函"玄武汤"作"真武汤"。玉函无"切""去皮破八片"等字。另，成本"日三服"后有"后加减法"四字。

第一百五十二条

【原文】

少陰病，下利清穀，裏寒外熱，手足厥逆，脈微欲絕，身反不惡寒，其人面色赤，或腹痛，或乾嘔，或咽痛，或利止脈不出者，通脈四逆湯主之。

【校勘】

成本、玉函"色赤"作"赤色"，今从宋本、康平本。宋本、成本、玉函"通脉回逆汤"作"通脉四逆汤"，今从康平本。玉函无"者"字。

【注释】

（313）下利清谷——所进食物尚未消化，以原来的样子泻利而出。

（314）里寒外热——体内冷，外表热。从外观上，看似有热的样子，但实际上体内处于冷的状态。这种场合，如果温煦体内，则体表之热可去。如果误治，使用攻解体表之热的药剂，例如麻黄汤之类，则不仅体表之热不得去，体内更冷，病状恶化。

【解说】

本条举出患少阴病外有热，内有寒，呈现出重笃症状的病例，明示通脉

四逆汤之证。

少阴病，泻利不消化便，身体内里冷，而外表发热，手足冷，脉诊时微微可触及，近乎绝无，并且不恶寒，颜面呈赤色，此为通脉四逆汤主治之证。这种状态的患者，若出现腹痛，或干呕，或咽喉疼痛，或泻利止而脉仍微弱不明显者，仍是该通脉四逆汤主治之证。

通脉四逆汤用于表现出较四逆汤证更为重笃症状者。此处所见症状，为急剧泻利时的表现，体表虽然有热，但其为精气消散状态的征候，所以呈现出在脉则微、在手足而厥冷的状态。因为这种患者为阴证，理应有恶寒，但并不恶寒，颜面亦呈赤色，据此便可判断宜使用通脉四逆汤，此外，若还有腹痛、干呕、咽喉疼痛等症状，也可用该方。另，对即使泻利停止，但仍脉微难以触及者，亦用该方。

与真武汤证之泻利不同，该证泻利的着眼点在于急迫、重笃。

【原文】

通脈四逆湯方

甘草二兩，炙　附子大者一枚，生用，去皮，破八片　乾姜三兩，強人可四兩

右三味，以水三升，煮取一升二合，去滓，分溫再服。

【校勘】

宋本、成本、玉函"再服"后有"其脉即出者愈"六字，今据康平本，从原文中删削。玉函"强人"后无"可"字，作"生用破"，无"去皮破八片"等字。另，诸本均于方后有"面色赤者加葱九茎云云"等加减法，如前所述，此为后人追加文字，于临床亦属无用之言，故将其从原文中删削。

第一百五十三条

【原文】

少陰病，其人或欬，或悸，或小便不利，或腹中痛，或泄利下重者，四逆散主之。

【校勘】

宋本、成本、玉函均于"病"后有"四逆"二字，"回逆散"作"四逆

散"，今据康平本改之。

【解说】

本条所述病形，与真武汤、四逆汤适应证很相似，但并非使用附子剂等进行温煦的场合，而是因为里热所致的病证。推测可能存在错简吧。

条文中虽言少阴病，但并非本来意义上的少阴病，是一种因内里有热，正气不能伸张于外，而出现四肢厥冷的病证，为热厥之例。所以使用大柴胡汤的变方四逆散。喜欢用四逆散的和田东郭论曰："本条论说之趣意、条理不明。四逆而为此药名所书者，想法大谬。四逆之症，不合由四逆散治疗，故此条削去可也。"

【临床的眼】

（151）回逆散，一般通称四逆散。但该方并不以本条所述为指征，而专以腹证为依据进行实际应用。要点为，作为大柴胡汤的变方，其腹证有胸胁苦满和腹直肌挛急，类似柴胡桂枝汤腹证，而又略向大柴胡汤证偏近。

和田东郭论述如下："此药方最值得尊信，当为古方，或为至后世精详医术者组方，为不仅于伤寒，于杂病上也用处很大的药方，时时奏效验，不胜枚举。为治疗之士屡屡有心得之方。其方意为甘草芍药二味合而缓和两胁、枳实推开胸中心下之意。该药煎汤服用较散剂更为奏效。"

【原文】

四逆散方

甘草炙　枳實破，水渍，炙乾　柴胡　芍藥

右四味，各等分，搗篩，白飲和，服方寸匕。日三服。

【校勘】

玉函"枳实"后无"破水渍炙干"等字，有"炙各十分"等字，无"各等分"等字，有"为散"等字，无"搗篩"与"和"等字。宋本、成本"等分"作"十分"。宋本、成本、玉函、康平本均于"三服"后有"咳者加五味子干姜云云"加减法，因不能认作原文，故将其删削。

【注释】

（315）破水渍炙干——枳实坚硬难以切破，以水浸软后切，再将其炙干。

第一百五十四条

【原文】

少陰病，下利六七日，欬而嘔，渴，心煩不得眠者，豬苓湯主之。

【解说】

本条虽亦言少阴病，但并非真正的少阴病，其病形与少阴病的真武汤证相似，不是因为里寒，而是由里热导致的。这里虽然未举出小便不利的症状，但推测或许是被省略，或许是脱落了吧。

这里的泻利，因热所致。泻利损失体液，出现咳嗽而呕吐，还有口渴，胸中苦烦，不能入眠。这种呕吐应属于因咳嗽而催发的症状。具有这样的证候，如果再有小便不利，则为猪苓汤主治之证。

【临床的眼】

（152）该方经常用于膀胱炎、尿道炎、尿路结石、肾出血等。另外，对于肾膀胱结核，我将该方与四物汤合用。

【原文】

豬苓湯方

豬苓去皮　茯苓　阿膠　澤瀉　滑石各一兩

右五味，以水四升，先煮四物，取二升，去滓，内阿膠，烊盡，温服七合。日三服。

【校勘】

康平本、玉函无"去皮"二字。玉函"滑石"后有"碎"字。成本、玉函"四物"作"四味"。成本"内"后有"下"字，"烊尽"作"烊消"。玉函"阿胶"作"胶"字，"烊尽"作"消尽"。

【注释】

（316）去皮——去猪苓外面的黑皮。

（317）烊尽——放入阿胶，使之完全融化。

第一百五十五条

【原文】

少陰病，得之二三日，口燥咽乾者，急下之，宜大承氣湯。

【解说】

在少阴病中，"口中和"，无口干症状，是一种普通的状态。但是，在这里，患少阴病二三日时候，突然变得口内干燥。这是少阴病剧重之证。如果怠失时机，也许会体液枯燥陷入危笃的状态。所以要急以大承气汤泻下，去除积蓄于内里之热。可是，用大承气汤泻下之后，有可能必须立即再用四逆汤温之，所以用"宜"，而不言"主之"。如果误治，应下之证而用温法，应温之证却泻下之，则病势更加重笃，所以必须慎重。尽管大承气汤、四逆汤是正相反的药方，但二者在病人身上表现出来之差别，有时竟寡薄如一纸。对于急性病的治疗，有时是朝须大承气，而夕必四逆汤。

第一百五十六条

【原文】

少陰病，自利清水，色純青，心下必痛，口乾燥者，急下之，宜大承氣湯。

【校勘】

玉函"自利"作"下利"。宋本、康平本"急"作"可"，今从成本、玉函。宋本"大承气汤"后有"一法用大柴胡汤"的细注。

【注释】

（318）自利清水——自利，云自下利，清同圊，排解大便之意，清水，指泻下物如水。这里的清字，并非清浊之清。

（319）色纯清——指泻下的大便已无黄色，因为是单纯的污水而泛青色。

【解说】

该证举出结粪残留在肠管，透漏其缝隙，泄下污水的病变。在这种情况下，因肠管结粪的原因，出现心口窝部疼痛，口中干燥，治疗如前条，急以大承气汤泻下。

第一百五十七条

【原文】

少陰病，脈沉者，急溫之，宜四逆湯。

【解说】

这里虽言脉沉，但应为脉微细而沉。在少阴病篇开始有"少阴之为病，脉微细"条，所以此处应是省略了"微细"记述。如果有发热、身体痛等病状，则必须使用麻黄细辛附子汤等。如果脉沉实，则必须使用承气汤类。如果脉微细而沉，则使用四逆汤类。

第一百五十八条

【原文】

少陰病，飲食入口則吐，心中溫溫欲吐，復不能吐，始得之，手足寒，脈弦遲者，不可下也。若膈上有寒飲，乾嘔者，不可吐也。當溫之，宜四逆湯。

【校勘】

宋本、成本、玉函"脉弦迟者"后有"此胸中实"等字，"不可下也"后有"当吐之"三字。康平本"迟"后无"者"字，有"脉弦迟者，此胸中实，当吐之"十二字旁注，今据康平本，将"此胸中实"与"当吐之"从原文中删削。玉函"温温"作"嗢嗢"。成本、玉函"当"作"急"。

【注释】

（320）温温——在此处形容恶心欲吐之状。

（321）膈上——指胸中。

（322）寒饮——寒冷的水毒。

【解说】

少阴病，本条列举当用瓜蒂散吐法之证和当用四逆汤温法之证，论述其鉴别。少阴病，呕吐饮食物，或者恶心而不能吐，手足冷，脉弦迟，这是胸中寒饮积聚阻滞所致，不可使用调胃承气汤泻下，而是应该使用瓜蒂散样的吐剂吐之。如果虽然胸中有寒冷的水毒，但只是干呕的场合，此非积聚寒饮阻滞，所以不可使用吐剂吐之，应当使用四逆汤温之。

少阴病篇总结

本篇首先揭示少阴病总纲，论述该病为里有寒，呈现出脉微细，只欲躺卧睡觉的状态。其次，论述少阴病兼有表邪的证治，举出麻黄细辛附子汤、麻黄附子甘草汤。然后论述一转，举出少阴寒邪转变而成热者，记述黄连阿胶汤的证治。接着，论述作为少阴病本来面目的里寒证，列举附子汤、桃花汤、吴茱萸汤、白通汤、白通加猪胆汁汤、真武汤、通脉四逆汤、四逆汤等，其间穿插着提示少阴病具有咽痛症状的证治，列举出猪肤汤、甘草汤、桔梗汤、半夏苦酒汤、半夏散及汤。最后，举出少阴病兼有气滞证的四逆散，以及寒转变为热者之猪苓汤、大承气汤等，阐述完少阴病的变化。

辨厥阴病篇

第一百五十九条

【原文】

厥陰之爲病，氣上撞心，心中疼熱，飢而不欲食，食則吐，下之，利不止。

【校勘】

宋本、成本、玉函于"病"之下有"消渴"二字，康平本为旁注。成本、宋本"吐"之下有"蚘"字，康平本"吐蚘"二字为旁注。今从康平本，将"消渴"与"蚘"字从原文删削。玉函"飢"作"饑"，无"而"字，"食"与"食"之间有"甚者"二字，"吐"之下有"蚘"字，"利不止"作"不肯止"。

【注释】

（323）气上撞心——寒邪之气向上推举冲突至胸。

（324）心中疼热——胸中苦闷极甚之状。

（325）饥而不欲食——腹中空但无食欲。

【解说】

本条论述厥阴病所呈现的病状。

所谓厥阴病，寒邪之气向上推举冲突至胸，胸中苦闷至极，尽管腹中空未进食物，但并无食欲，进饮食则吐，施于泻下剂则会出现腹泻不能停止。

此种厥阴病，寒与热错综，呈现上热下寒之状，医者对于属于寒之疾病，妄施不恰当的热药，则其寒未去而生热，或者反之，对于属于热之疾病，擅予不适宜的热药，则其热未去却寒生，寒与热相互缠络的疾病，均为厥阴病。

第一百六十条

【原文】

凡厥者，陰陽氣不相順接，便爲厥。

【校勘】

宋本、成本、玉函"便为厥"之下有"厥者，手足逆冷者是也"九字，康平本"厥者，手足逆冷者是"为嵌注。

【解说】

凡是手足厥逆者，均是因为阴之气与阳之气不能良好地交接所致。

第一百六十一条

【原文】

傷寒，脈微而厥，至七八日膚冷，其人躁，無暫安時者，非蚘厥也。令病者靜，而復時煩，須臾復止，得食而嘔，又煩，其人當自吐蚘，蚘厥者，烏梅丸主之。

【校勘】

宋本、成本、玉函"无暂安时者"后有"此为脏厥"四字，康平本为嵌注，今据康平本从原文中删削。宋本、玉函"非为蚘厥也"作"非蚘厥也"，今据成本、康平本。宋本、成本、玉函"蚘厥也"后有"蚘厥者，其人当吐蚘"八字，康平本为嵌注，今据康平本从原文中删削。宋本"而复时烦"后有"者"字，其后有"此为脏寒"四字，成本、玉函无"者"字，而有后四字，此四字康平本为旁注，今据康平本。宋本又有"蚘上入其膈故烦"等字，成本、玉函无"其"字。康平本"蚘上入其膈故烦"为嵌注，今据康平本。宋本、成本、玉函"又烦"后有"蚘闻食臭出"五字，康平本作"烦者，蚘闻食臭出"，为旁注，今据康平本，从原文中删削。宋本、康平本"乌梅圆"作"乌梅丸"。宋本、成本"主之"后有"又主久利方"五字，康平本作"又主久利"，为嵌注。另，玉函"令病者"作"今病者"。

【注释】

（326）蚘——蛔虫。

（327）蚘厥——因蛔虫所致手足厥冷的疾病。

【解说】

本条论述手足厥冷患者，有因蛔虫所致的，和并非由蛔虫引起者，并明确了乌梅丸证。

患伤寒，脉微，手足发凉者，经过七八日，不仅是手足，连身体内部也发冷，频繁出现手足不安地扰动不适，如果处于不能有片刻安静的状态，这种情况不是蛔虫引起的手足厥冷，而是被称为脏厥的状态，为不治之证。如果病人安静，时时烦苦不适，得片刻停止，进饮食则吐，这是蛔虫所致，称为蛔厥，为乌梅丸主治之证。

在这里需要注意的是躁与烦的区别。躁，指苦闷而扭动手足的状态。烦，指并非外观上可见之苦闷的动作，为患者自觉的痛苦。躁重，烦轻。在蛔厥证，仅为烦，而非躁，并且这种烦也是时时发作的程度。

【临床的眼】

（153）乌梅丸作为驱虫剂而用于蛔虫症，治疗因蛔虫引起的腹痛、呕吐和腹泻。不仅如此，乌梅丸还用于与蛔虫没有关系的腹泻日久不止、妊娠恶阻等病证。

【原文】

乌梅丸方

乌梅三百個　細辛六两　乾姜十两　黄連十六两　當歸四两　附子六两，炮，去皮　蜀椒四两，出汗　桂枝六两，去皮　人参六两　黄柏六两

右十味，異搗篩，合治之，以苦酒漬乌梅一宿，去核，蒸之五斗米下，饭熟搗成泥，和藥令相得，内臼中，與蜜杵二千下，丸如梧桐子大。先食飲服十九，日三服，稍加至二十九。禁生冷滑物臭食等。

【校勘】

宋本、康平本"個"作"枚"。黄連"十六两"，成本作"一斤"，玉函作"一斛"。成本、玉函"炮去皮"作"炮"，"蜀椒"后无"出汗"二字，有"去子"二字，"桂枝"后无"去皮"二字。玉函"饭熟"后有"取"

字，无"二千下"之"下"字。宋本、康平本"圆"作"丸"。

【注释】

（328）出汗——蜀椒炒时可渗出油，此即所谓出汗。蜀椒，是指去除中间的种子而仅剩的外壳，中间的种子称作椒目。

（329）苦酒——以醋代用。

（330）一宿——一夜。

（331）五斗米——现在的五升米。

【解说】

乌梅丸的制法，是先将乌梅以外的药物分别制成粉末，过筛，充分混合。另将乌梅用醋渍泡一夜后，用五升米蒸熟，与饭一起捣制成泥状，将其与先前的药物混合，置于臼中，与蜂蜜搅合捣制，制成梧桐子大小药丸。饭前服用十丸，日三服，渐次增加至二十丸。禁食生、冷、黏滑、有令人生厌气味的东西。

制作乌梅丸较为繁琐，可使用煎剂饮用，也有效果。

二千下是指捣二千遍，但不必拘泥二千的数目，成药丸即可。

第一百六十二条

【原文】

傷寒脈滑而厥者，裹有熱，白虎湯主之。

【校勘】

宋本、玉函"热"后有"也"字。

【注释】

（332）脉滑而厥——滑脉为指端感觉如球滚动样，流利地快速搏动之脉。可见于里有热时。厥，指手足厥冷。因此，即使手足厥冷，也并非里寒引起的，而是由里热所致，这种状况也称为热厥。

【解说】

伤寒，脉滑手足厥冷者，因里有热所致，为白虎汤主治之证。此时，应有口渴、烦躁等主诉吧。如果脉沉微而出现手足厥冷者，为里寒之证，为四逆汤证。

第一百六十三条

【原文】

手足厥寒，脉细欲绝者，当归四逆汤主之。若其人内有久寒者，宜当归四逆加吴茱萸生姜汤。

【校勘】

宋本、成本、玉函"回"作"四"，今据康平本。

【注释】

（333）手足厥寒——此处"厥寒"一词初次出现。厥冷为他觉的手足厥冷，他人可以感知，而患者自身未必自觉厥冷，相对于此，厥寒则为患者自身主诉手足厥冷。

（334）内有久寒——腹内从以前就存在久寒即寒饮。

【解说】

承接前条的脉滑而厥冷的热厥，本条列出主诉手足厥寒、脉细而难以触及的证候，举出当归四逆汤证。并且进一步阐明，这种状态的患者，如果为平素既有腹内寒冷水毒蓄积者，便为当归四逆加吴茱萸生姜汤证。

在四逆汤、通脉四逆汤，出现手足厥冷，在当归四逆汤出现手足厥寒。对于这两种场合的区别，宇津木昆台在《古训医传》中，比喻说明如下：

如果假定四逆汤是用于体力从根底上疲乏，无力行走而倒于道旁者的药方，当归四逆汤则是用于被盗贼袭击按倒在地不能行走者的药方。前者为内里的阳气虚衰，发生手足的厥冷，后者为受外来寒冷侵袭，应之而发生的厥寒。前者为重，后者为轻。

【临床的眼】

（154）因为当归四逆汤是以手足厥寒为临床使用指征的，所以不仅应用于肢冷证、冻疮等，对古人所说的"疝"病也有显著疗效。我使用该药方治疗持续数年苦于"疝"病的病例，解除了患者病痛，其例不胜枚举。详细情况请参考发表于《日本东洋医学会志》第14卷2期的论文"当归四逆汤和当归四逆加吴茱萸生姜汤的临床经验"。现将该论文的结论概述如下：

当归四逆汤和当归四逆加吴茱萸生姜汤（在论文原稿中，因考虑到回逆汤不易被理解而称四逆汤）用于古人称作"疝"的疾病而具有下述症状者。发病日浅者其效力显现快，如果是有数年病史的患者则需要数月至两三年方能痊愈。

（一）主诉为慢性过程的疼痛，其症状因寒冷而加重。

（二）疼痛以腹痛为主，特别是多见于下腹部。也有伴随腰痛、背痛、头痛、四肢痛者。

（三）疼痛的实际病态现代医学检查多难以明确，有被诊断为神经性原因所致的倾向。

（四）腹诊，较多数患者见于下腹部的左右、或右、或左的任何一个部位压痛，但是在该部位触及较强抵抗者少。还可见腹部软弱者和腹直肌拘急状态者，虽然其腹部状态并不是一定的，但为虚证、寒证。

（五）疼痛多数与痉挛、拘急状态有关，为多部位疼痛，仅仅一处疼痛者少见。

（六）出现的证候多可认为是由肝经变化而引起的，特别是生殖系统、泌尿系统方面损害的主诉多见。

（七）可认为与发病有关的因素，有刮宫、流产、分娩、子宫肌瘤手术、卵巢手术、卵巢炎症、输卵管炎症、子宫脱垂手术、疝气手术、肠梗阻手术、子宫切除、腹膜炎、肠结核、肠管粘连、激素制剂滥用等，可以考虑为医源性疾病者占相当的比例。

【原文】

当歸四逆湯方

當歸三兩　桂枝三兩，去皮　芍藥三兩　細辛三兩　甘草二兩，炙　通草二兩

大棗二十五枚，擘，一法十二枚

右七味，以水八升，煮取三升，去滓，温服一升。日三服。

當歸四逆加吴茱萸生姜湯方

當歸三兩　芍藥三兩　甘草二兩，炙　通草二兩　桂枝三兩，去皮　細辛三兩

生姜半斤，切　吴茱萸二两　大枣二十五枚，擘

右九味，以水六升，清酒六升，和煮取五升，去滓，分温五服。

【校勘】

康平本以外诸本"回"作"四"。成本、玉函无"去皮"二字。玉函当归四逆汤的"细辛三两"作"细辛一两"、大枣后无"擘"与"一法十二枚"等字。玉函当归四逆加吴茱萸生姜汤的"甘草"作"三两"，"生姜"后无"切"字。"右九味"后作"㕮咀，以水四升，清酒四升煮，取三升，去滓，温服一升，日三"。宋本、康平本作"茱萸二升"，成本作"吴茱萸二升"，今据玉函改作"吴茱萸二两"。宋本、成本"五服"后有"一方水酒各四升"等字。

第一百六十四条

【原文】

大汗出，热不去，内拘急，四肢疼，又下利厥冷而恶寒者，四逆汤主之。

【校勘】

宋本、成本、玉函"回"作"四"。

【解说】

无论是发汗而使大量汗出的场合，还是未使用汗剂而大量汗出的场合，尽管汗出但热未去。这种情况为已经从太阳病或者阳明病陷入阴证，出现腹部拘挛、四肢疼痛样证候。还有腹泻、手足变冷而恶寒等。此时恶寒并非太阳病的恶寒，为阴证的证候。这些状态，均为精气虚脱所致，所以为四逆汤主治之证。

【临床的眼】

（155）拙作《汉方诊疗三十年》有一例（第219号病案，译者注）缠绵不愈的阑尾炎验案，可以作为本条的参考。患者是一名住院病人，应该医院院长的要求我往诊治疗，现引用病案一部分如下：

"第一，全身大汗出，终日不止。第二，出现散在性感觉异常。第三，右

脚内侧出现轻微痉挛。第四，脉变弱，幅度变窄。并且已有的恶寒、发热、腹痛、手足烦热、口干等症状依然存在，结果很明显，病情加重了。

于是根据'大汗出，热不去，内拘急，四肢疼，而恶寒者，四逆汤主之'一条，作为最后的一张牌，决定使用四逆汤，并加上人参茯苓，投予了茯苓四逆汤。

出乎意料的是，仅服药一天，感觉即变得爽快，腹痛减轻，腹满消失，也有了食欲。服上方十天便痊愈出院了。"

第一百六十五条

【原文】

大汗，若大下利，而厥冷者，四逆汤主之。

【校勘】

宋本、成本、玉函"回"作"四"。

【解说】

对太阳病重度发汗，或者对阳明病大泻下，手足变得厥冷。这是误用发汗、泻下的方法，因大发汗或大泻下，精气虚脱，成为厥阴病。挽救的方法除使用四逆汤外，更无良策。

第一百六十六条

【原文】

病人手足厥冷，脉乍紧者，邪结在胸中，心下满而烦，饥不能食者，病在胸中，当须吐之，宜瓜蒂散。

【校勘】

玉函"人"作"者"，无"须"字。

按，本条原文过于烦琐，恐为后人追加之论吧。特别是"心下满而烦，饥不能食者，病在胸中"十四字，应该看做是"邪结在胸中"的注文，这样考虑较为妥当吧。

【解说】

手足厥冷的病人，虽然脉非沉微，却不拘于时显现出短暂的紧象，这是邪气结聚于胸中所致。这类患者心下部位胀满而烦苦，腹中空却不欲饮食。这是邪气滞塞于胸中所致，应当给予瓜蒂散吐之。瓜蒂散处方出现在太阳病下篇，可参考。

第一百六十七条

【原文】

伤寒厥而心下悸，宜先治水。当服茯苓甘草汤。却治其厥。不尔，水渍入胃，必作利也。

【校勘】

成本、玉函"悸"后有"者"字。按，"却"以后十四字推测为后人注文。

【注释】

（335）水渍——水浸泡。

【解说】

关于五苓散与茯苓甘草汤的区别，在太阳病中篇，渴而小便不利者则为五苓散，不渴而小便不利者归属茯苓甘草汤。本条虽未言及小便不利，但是理应考虑有小便不利的存在。

伤寒，手足厥冷，于心下部位发生悸动者，是由水毒的摇动所引起的，所以首先必须建立治水的方法，为此则宜使用茯苓甘草汤。其后，如果仍有手足厥冷，则可考虑对该证候进行治疗。如果不这样施治，形成胃肠水浸，便会出现腹泻。

茯苓甘草汤处方出现在太阳病中篇。

第一百六十八条

【原文】

伤寒，本自寒下，医复吐下之，寒格。若食入口即吐，乾姜黄芩黄连人参汤主之。

【校勘】

诸本"寒格"后有"更逆吐下"四字。此四字可能为"寒格"的注文，应理解为：进一步逆而使之吐下，因而引起寒格。把此四字当作原文恐怕是错误的。正因为如此，先辈诸家对"逆"字的解释存在疑惑，或作"迎"，或作"反"，未能对此四字做出恰当的解释。所以，也许有些过分，便将此四字做为注文而从原文中删削。玉函"口即吐"作"即出者"。成本作"干姜黄连黄芩人参汤"。

【注释】

（336）寒下——里有寒而腹泻。

（337）寒格——在里之寒与所服用之药物互相争斗。格，即逆反、敌对之意。

【解说】

伤寒，内里本有寒邪，出现腹泻，医者误诊为里热所致腹泻，施以吐剂、下剂。如此使用吐下药物施行逆治，所以内里之寒与药物相争，所入食物不得摄纳安定，形成食入后随即吐出的情况，这是干姜黄芩黄连人参汤主治之证。

【原文】

乾姜黄芩黄连人参汤方

乾姜　黄芩　黄连　人参各三两

右四味，以水六升，煮取二升，去滓，分温再服。

第一百六十九条

【原文】

下利清谷，裏寒外热，汗出而厥者，通脉四逆汤主之。

【校勘】

玉函无"者"字，宋本、成本、玉函"回"作"四"。

【解说】

食物基本上不能消化，完谷下利，腹内冷，而身体外表发热，汗出，手足厥冷，出现这些证候者，为通脉四逆汤主治之证。

这样的患者体表有热，但并非太阳病之热，因腹泻、脱汗而消耗体液，内里陷于虚寒状态，导致精气向体外离散，而看上去如热状，这种情况称作真寒假热。

试举战场为例加以说明。如果外廓已陷入敌手而只得死守中心城池时，比喻于疾病，则为体内精气尚有残存，但体表已凉，脉已沉微，此时为四逆汤主治之证。可是，一旦敌人占领中心城池，友军也随即各自逃散，譬如疾病状态，则为体内精气竭尽，体表出现发热，为最终命运走上消亡之途，犹如灯火灭掉瞬间的闪耀，此为通脉四逆汤主治之证。

通脉四逆汤处方见于少阴病篇，此处省略。

【临床的眼】

（156）有言曰阴极成阳，也可以说极右似左，零似无穷大。该通脉四逆汤证，诊其脉为浮大，体表有热，也可见恶寒，如果粗心大意，有时易与太阳病篇出现的桂枝加附子汤证相混淆。

第一百七十条

【原文】

热利下重者，白头翁汤主之。

【校勘】

玉函无"者"字。

【注释】

（338）热利——里热所致腹泻。

（339）下重——俗语所说"涩腹"，指里急后重，有便意，但费力解不出的状态。

【解说】

前条列举了里寒所致的腹泻，本条论述热利的治疗。但本条本来不应该列在厥阴篇里，推测是权宜之处置吧。

里有热，腹泻，里急后重感，此为白头翁汤主治之证。

【临床的眼】

（157）白头翁汤的腹泻为热利、口渴甚、肛门灼热感。《金匮要略》有"产后，下利，虚极，白头翁加甘草阿胶汤主之"，用于产后腹泻引起的衰弱状态。

【原文】

白頭翁湯方。

白頭翁二兩　黃柏三兩　黃連三兩　秦皮三兩

右四味，以水七升，煮取二升，去滓，溫服一升。不愈，更服一升。

【校勘】

玉函"白头翁"作"三两"。

第一百七十一条

【原文】

下利，腹脹滿，身體疼痛者，先溫其裏，乃攻其表。溫裏宜四逆湯，攻表宜桂枝湯。

【校勘】

成本无"宜"字。玉函无"者"字。宋本、成本、玉函"回"作"四"。

【解说】

《伤寒论》分腹胀与腹胀满，有腹满者多为实证，有腹胀满者多为虚证。本条有腹泻，却同时存在腹胀满，可知内里有虚寒。另有身体疼痛，是因为体表有热邪的缘故。该患者里有寒，表有热。所以，首先以四逆汤温其里，待腹泻止住后，再以桂枝汤去表之邪。

第一百七十二条

【原文】

乾嘔，吐涎沫，頭痛者，吳茱萸湯主之。

【校勘】

玉函"头痛"前有"而复"二字，无"者"字。

【解说】

恶心、干呕，但并未吐出食物，吐出唾液、胃液、胆汁样物，并有头痛者，为吴茱萸汤主治之证。此时，有手足厥冷证候，脉象也多为沉迟。依据本条，将该方应用于偏头痛。吴茱萸汤可参考少阴病篇。

辨厥阴病篇总结

本篇在论述厥阴病大纲和厥阴病证治的同时，也举出并非厥阴病却出现手足厥冷而疑似厥阴病者。热厥之白虎汤证、热利之白头翁汤证不属于厥阴病，但恐怕是为进行鉴别而将其在该篇列出。另外，虽然该篇出现了麻黄升麻汤证治，但其为后人的追加文字，临床上也并非必要，故省略。

辨厥阴病霍乱篇

第一百七十三条

【原文】

吐利、恶寒、脉微而復利，四逆加人参汤主之。

【校勘】

宋本、成本、玉函均无"吐利"二字，"復利"后有"利止亡血也"五字，"回"作"四"。今据康平本加"吐利"二字，"四"改作"回"。将"利止亡血也"五字从原文中删削。康平本此五字为旁注。

【解说】

霍乱是以呕吐和泻利为主要症状的疾病（见辨厥阴病霍乱篇总结部分）。

浅田宗伯认为霍乱篇不应该出现在《伤寒论》中，应该由杂病论的《金匮要略》收录，其所著《伤寒论识》便省略了该篇。柳田子和与其他先贤认为本条应置于"吐利，汗出，发热恶寒，四肢拘急，手足厥冷"条之后，推测有错简存在。

宋本、成本、玉函为"辨霍乱病脉证并治"或"辨霍乱病形证治"，但在康平本则为"辨厥阴病霍乱"。如浅田宗伯所言，《伤寒论》中不应该出现霍乱篇，但是以呕吐、泻利、手足厥冷为主要症状的霍乱与厥阴病的症状很近似，所以在这里是为鉴别而叙述的。所以，在康平本便形成了辨厥阴病与霍乱的一篇。如果这样考虑的话，本条在此处是正确的，而非错简。

那么，如果由于呕吐、腹泻的原因，内里陷于虚寒状态，主诉恶寒，脉微而难以触及，甚至在此基础上又出现泻利，这是体液被严重损耗的状态，为四逆加人参汤主治之证。旁注"利止亡血也"之亡血，为亡体液之意。即使泻利止住，也因是体液耗损的状态，仍以使用四逆加人参汤为宜。

【临床的眼】

（158）该方曾用于因突然急剧失血而陷于虚脱状态者，取得显著效果，可与现在的输血治疗并用。也曾用于分娩时严重出血的病例而获效。

【原文】

四逆湯加人參湯方

甘草二兩，炙　附子一枚，生，去皮，破八片　乾姜一兩半　人參一兩

右四味，以水三升，煮取一升二合，去滓，分溫再服。

【校勘】

甘草"二两"康平本作"三两"。"回逆加人参汤"玉函作"人参四逆汤"，宋本、成本作"四逆加人参汤"。

第一百七十四条

【原文】

吐利，頭痛發熱，身疼痛，熱多欲飲水者，五苓散主之。寒多不用水者，理中丸主之。

【校勘】

宋本、成本、玉函"吐利"代之以"霍乱"二字，康平本作"吐利"，"吐利"的旁注有"霍乱"二字。今据康平本，将"霍乱"二字从原文中删削。玉函"饮水"后无"者"字。

【解说】

本条论述五苓散与理中丸的鉴别。出现呕吐与泻利，在此基础上又有头痛、发热、身疼痛等症状，欲饮水者，为五苓散主治之证，即使出现呕吐、泻利，但内里有寒，不欲饮水者，为理中丸主治之证。

在五苓散证，有口渴，即使饮水也尿出较少，在理中丸证，即使不饮水尿出也良好。相对于五苓散证的内里有热，理中丸证为内里有寒。另外，五苓散证还有头痛、发热、身疼痛等所谓之表证。据此，便可以将两个药方区

别开来。

【临床的眼】

（159）理中丸有温煦里寒的作用，对于肢冷证，对于胃下垂病、胃弛缓证等患者，出现口中蓄积稀薄唾液、或尿出量多、或食欲减弱、或进食则立即腹胀满、或腹胀满则昏昏欲睡，或胸、腹、背等处疼痛样症状者，宜使用本药方。脉、腹部无力感也经常见到。但并非一定用于呕吐、泻利。

【原文】

理中丸

人參　乾姜　甘草炙　白朮各三兩

右四味，搗篩，蜜和爲丸，如雞子黄許大，以沸湯數合，和一丸，研碎温服之。

腹中未熱，益至三四丸。然不及湯。湯法以四物，依兩數切，用水八升，煮取三升，去滓，温服一升。日三服。

【校勘】

成本"篩"后有"为末"二字，"和"后无"为"字，"鸡子黄许"作"鸡黄"。玉函"丸"作"圆"，"篩"后有"为末"二字，"和爲丸"作"和圆"，"鸡子黄许"作"鸡黄"。宋本、成本"温服之"后有"日三四夜二服"字，玉函有"日三服夜二服"字，康平本有"日三四夜一服"嵌注，今从原文中删削。宋本、成本、玉函、康平本"日三服"之后有"若脐上筑者，肾气动也云云"的加减法，今仿小青龙汤、小柴胡汤等，将其从原文中删削。

【注释】

（340）鸡子黄——鸡蛋黄。

（341）研碎——研碾、捣碎。该丸药置于沸腾的开水中，研碾捣碎后服用。

（342）汤法——不制成丸药，煎煮后服用。此时，将上述剂量作为一日量煎服。

第一百七十五条

【原文】

吐利，汗出，發熱惡寒，四肢拘急，手足厥冷者，四逆湯主之。

【校勘】

宋本、成本、玉函"囬"作"四"字。

【解说】

出现呕吐、泻利，并有汗出，该汗出为精气虚脱所致，发热恶寒也并非表证症状，应属真寒假热，为四逆汤主治之证。该证候与第一百六十九条类似，可参考。

第一百七十六条

【原文】

既吐且利，小便復利，而大汗出，下利清穀，內寒外熱，脈微欲絕者，通脈四逆湯主之。

【校勘】

宋本、成本、玉函"囬"作"四"字。诸本均无"通脉"二字，今考虑本条所述内容，应为通脉四逆汤主治之证，故加入"通脉"二字。

【解说】

到目前为止，既有呕吐，又有泻利，因此而致体液损失。体液损失后小便量本应少，此时却反而小便出，并且还有大量汗出，完谷下利，所进食物原样排出。这样的患者，即使体表有热，但因内里有寒，应属真寒假热之证，所以脉象微而模糊，难以明辨。此为通脉四逆汤主治之证。

该证为极虚之证，较之第一百六十九条更加危重，通脉四逆汤为其救治的方法。

第一百七十七条

【原文】

吐已下断，汗出而厥，四肢拘急不解，脉微欲绝者，通脉四逆加猪胆汁汤主之。

【校勘】

宋本无"汁"字。宋本、成本、玉函"回"作"四"字。

【解说】

呕吐与泻利均止住。但这并非疾病治愈，是因为呕吐之力、泻下之力俱失，所以吐泻停止。此时所出之汗为冷汗，因气力脱而流出。条文中有汗出而厥，而不言手足厥冷，可知厥冷已经遍及全身。出现这样的症状，脉象微而模糊，难以明辨，为危笃状态。此种情况，即使使用通脉四逆汤也不能挽救，为通脉四逆加猪胆汁汤主治之证候。

【原文】

通脉四逆加猪胆汁汤

甘草二两，炙　乾姜三两，强人可四两　附子大者一枚，生，去皮，破八片　猪胆汁半合

右四味，以水三升，煮取一升二合，去滓，内猪胆汁，分温再服。

【校勘】

玉函"猪胆汁"作"四合"。"附子"后无"去皮破八片"等字。干姜后无"强人可四两"等字。宋本"再服"后有"其脉即来，无猪胆，以羊胆代之"等字。康平本"其脉即来"为旁注，"无猪胆，以羊胆代之"为嵌注，今据康平本将此二句从原文中删削。

辨厥阴病霍乱篇总结

在本篇的开始，对于霍乱论述道："问曰：病有霍乱何。答曰：呕吐而利，此名霍乱。""问曰：病发热，头痛，身疼，恶寒，吐利者，此属何病。

答曰：此名霍乱，霍乱自吐下，又利止复发热也。"

在《伤寒论》中，凡是像这样设置问答体加以解说之处，均为后世人追加的论述，当然，据此可以明了霍乱是怎样的疾病。

然后，对于伤寒与霍乱的关系则论述道："伤寒，其脉微涩者，本是霍乱，今是伤寒云云"等。

如篇中所述，厥阴病与霍乱，均有呕吐、泻利、手足厥冷等相似点，所以，在本篇对具有这一类症状特点的疾病一括而论述之。

辨阴阳易差后劳复病篇

第一百七十八条

【原文】

大病差後，勞復者，枳實梔子湯主之。

【校勘】

成本、玉函"主之"后有"若有宿食者，加大黄如博碁子大五六枚"十六字，宋本则置于方后"微似汗"后，"五六枚"后有"服之愈"三字。康平本"若有宿食者，加大黄如博碁子大五六枚，服之愈"等字置于"微似汗"后，为嵌注。

【解说】

大病几近痊愈，气力尚未充分恢复时，做勉强之事，病情出现反复，此时为枳实梔子汤主治证候。

枳实梔子汤主治之劳复，也有因饮食不节所致者。所以，在方后注中有"若有宿食者加大黄"的指示。

【原文】

枳實梔子湯方

枳實三枚，炙　梔子十四枚，擘　豉一升，綿裹

右三味，以清漿水七升，空煮取四升，內枳實梔子，煮取二升，下豉，更煮五六沸，去滓，溫分再服。

【校勘】

成本、玉函作"枳实梔子豉汤"。宋本、康平本"十四枚"作"十四个"。玉函"空煮取四升"作"空煎减三升"，"下豉"作"内豉"。宋本、

成本、康平本"再服"后有"覆令微似汗"等字，玉函有"取汗出"等字，但该方无发汗出之力，可能是错简吧。

【注释】

（343）清浆水——"早醋"的上层澄清液。"早醋"，即用粟米、糯米等制作的醋。《本草蒙筌》记载有制作浆水的方法：将炊熟的粟或米，趁热投于冷水中，放置五六日，生白花，其色似浆。

（344）空煮——不放入药物而煎煮。

第一百七十九条

【原文】

傷寒，差以後，更發熱者，小柴胡湯主之。脈浮者，少以汗解之，脈沉實者，少以下解之。

【校勘】

成本、玉函"差以后"作"差已后"。宋本、康平本"发热"后无"者"字。宋本、成本、玉函无"少以汗"与"少以下"之"少"字。宋本"沉实"后有"一作紧"的细注。康平本"脉浮"以下另为一条，今合为一条。

【解说】

伤寒几近治愈但尚未完全治愈阶段，病情再燃，出现发热，如这样的场合，为小柴胡汤主治之证。但脉若浮，则为有表邪的证据，不应强烈发汗，使少许发汗为佳。另，若脉沉实，则为里实，则宜略泻下。发汗可使用桂枝汤，泻下则宜用调胃承气汤。特别是"少"的提示，是基于对大病之后状态的考虑。

第一百八十条

【原文】

大病差後，從腰以下，有水氣者，牡蠣澤瀉散主之。

【校勘】

成本、玉函"以下"作"已下"，玉函无"者"字。

【解说】

大病后，并无其他特别症状，出现下半身浮肿者，为牡蛎泽泻散主治之证。

【原文】

牡蛎泽泻散方

牡蛎熬　泽泻　蜀漆煖水洗去腥　葶藶子熬　商陆根熬　海藻洗去醎　栝蒌根各等分

右七味，异捣，下筛，爲散，更於臼中，治之，白饮和，服方寸匕。日三服。小便利止後服。

【校勘】

康平本"腥"作"醒"，无"洗去咸"等字。成本、玉函无"煖水"二字。成本无"于"字，"日三服"作"日三"，置于"后服"后。玉函"七味"后作"为散，白饮和服方寸匕，小便利即止"。

第一百八十一条

【原文】

大病差後，喜唾久不了了，宜理中丸。

【校勘】

宋本"了了"后有"胸上有寒当以丸药温之"十字，成本"胸"作"胃"，玉函作"胃上有寒，当温之"，"喜"前有"其人"二字。康平本"胸上有寒当以丸药温之"十字为旁注。今将其从原文中删削。

【注释】

（345）喜唾——喜，经常之意。指经常吐出唾液。

（346）不了了——不干净利落。

【解说】

大病基本上治愈，但出现像水一样的唾液蓄积口中，不欲咽下，频频吐出，心情不佳，感觉不利落，对于该证候宜用理中丸。这样的患者，因胃中冷，所以宜用理中丸温之。

第一百八十二条

【原文】

傷寒解後，虛贏少氣，氣逆欲吐，竹葉石膏湯主之。

【校勘】

康平无"气逆"之"气"字，成本"吐"后有"者"字。

【解说】

伤寒虽愈，但气力、体力均衰退，呼吸困难，不能进行深大呼吸。气上逆则欲吐，此为竹叶石膏汤主治之证。少气，指浅短呼吸，气息困难的状态。这里虽未言及咳嗽，但若出现上述病状，兼有咳嗽者，也可用该方。

【临床的眼】

（160）该方用于肺炎、麻疹的恢复期咳嗽不止者。另外，也用于糖尿病、肺结核等疾病。白虎加人参汤证进一步陷于虚证、身体枯燥状态者也是该方的应用指征。

【原文】

竹葉石膏湯

竹葉二把　石膏一斤　半夏半升，洗　麥門冬一升，去心　人參二兩　甘草二兩，炙　粳米半升

右七味，以水一斗，煮取六升，去滓，內粳米，煮米熟，湯成，去米，溫服一升。日三服。

【校勘】

康平本"石膏"后无"一斤"二字。成本、玉函"人参"的"二两"作"三两"。

【注释】

（347）二把——据《本草序例》，一把为二两。

辨阴阳易差后劳复病篇总结

此处所谓阴阳，指男女之交接。大病的恢复期，气力尚处于衰弱状态，却进行男女交接，因此而生疾病，称为阴阳易。差后，指疾病治好，与全愈、完全治愈相比，属于大致、大体上治好的场合。

本篇论述了病后养生不慎而再发的情况，以及大病治愈后二三余病的证治。

索引

一、药方

二、药方与应用指征

三、药物

四、人名

五、书籍

六、其他

索引使用注意事项

一、索引分为"药方""药方与应用指征""药物""人名""书籍"及"其他"等部分。

二、"药方"部分指示记载各药方组成、煎煮法、服用法等内容的位置。例如在254页记载着"茵陈蒿汤方"的组成、煎煮法和服用法。

三、"药方与应用指征"是最为作者投入精力的部分，不仅指示药方的位置，更着力于简明易懂地概括说明如何使用该药方。

四、"药物"部分指示本书中所出现药物解说内容的位置（66～81页），以省略在各个药方后重复进行药物说明。

五、"人名"部分未采用"仲景"一词。"书籍"部分省略"伤寒论"一词，也省略了本书校勘部分所使用各书籍的名称。

六、"其他"部分仅提示对该项词句进行解释内容的位置，而对其后续在书中的出现不给予指示。如对"桂枝去皮"一项，仅举出解说内容所在页（105页）。

一、药方

二、药方与应用指征

三、药物

四、人名

X

T

W

Y

五、书籍名称

六、其他

传抄本

《康平伤寒论》全文

（影印版）

一、《康平本伤寒论》与《和气氏古本伤寒论》，虽然书名不同但内容基本上一致，该点在概论中已作了论述。我分别收藏了《康平本伤寒论》与《和气氏古本伤寒论》的传抄本各二部。经叶橘泉氏和 Otto Karow 氏的要求，我分别赠送给二氏各一部。我与叶橘泉氏交友近三十年，其现居中国南京，担任重要职务。Otto Karow 氏为东洋语言学研究大家，以大同类聚方的研究获得学位，正在计划进行将《伤寒论》翻译成德语，现为西德法兰克福大学教授。

二、此处刊载的影印版来自我手头收藏的传抄本，因为清楚的传抄本赠送出去了，该本的影像并不佳，但根据该本也可以看到《康平本伤寒论》的构成。一行满十五字者为原文，一行满十四字或一行满十三字者为追加论述，并可见附有的嵌注和旁注。

三、少阴病篇里，"自利而不渴太阴病也"、"应与小柴胡汤、调胃承气汤之烦躁不眠、心烦区别"二句为大塚所写入，并非《康平本伤寒论》的字句，特此说明。

1966 年 3 月

大塚敬节 记

〔1〕

傷寒卒病論

余每覽越人入虢之診望齊侯之色未
嘗不慨然歎其才秀也怪當今居世之
士曾不留神醫藥精究方術上以療君
親之疾下以救貧賤之厄中以保身長
全以養其生但競逐榮勢企踵權豪孜孜
汲汲惟名利是務崇飾其末忽棄其本華
其外而悴其內皮之不存毛將安附焉

〔2〕

哀乎趨世之士又馳競浮華不固根本
卒然遭邪風之氣嬰非常之疾患及禍
至而方震慄降志屈節欽望巫祝告窮
歸天束手受敗齎百年之壽命持至貴
之重器委付〔醫而恣其所措咄嗟鳴
呼厥身已斃神明消滅變為異物幽潛
重泉徒為啼泣痛夫舉世昏迷莫能覺
悟不惜其命若是輕生彼何榮勢之云

〔3〕

哉而進不能愛人知人退不能愛身知
己遇災值禍身居厄地蒙蒙昧昧惷若遊魂
忘軀徇物危若冰谷至於是也余宗族
素多向餘二百建安紀年以來猶未十
稔其死亡者三分有二傷寒十居其七
感往昔之淪喪傷橫夭之莫救乃勤求
古訓博采眾方撰用素問九卷八十一難陰陽大論胎臚
藥錄并平脈辨證〔詞〕為傷寒卒病論雖未能盡

〔4〕

愈諸病庶可以見病知源若能尋余所
集思過半矣
夫天布五行以運萬類人稟五常
以有五藏經絡府俞陰陽會通玄
冥幽微變化難極自非才高識妙
豈能探其理致哉上古有神農黃
帝岐伯伯高雷公少俞少師仲文
中世有長桑扁鵲漢有公乘陽慶

及倉公下此以往、未之聞也。觀今
之醫不念思求經旨、以演其所知、
各承家技、終始順舊、省疾問病、務
有口給、相對斯須、便處湯藥、按寸
不及尺、握手不及足、人迎趺陽三
部不參、動數發息、不滿五十、短期
未知決診、九候曾無髣髴、明堂闕
庭盡不見察、所謂窺管而已。夫欲

〔5〕

視死別生、實爲難矣。孔子云生而
知之者上、學則亞之、多聞博識、知
之次也。余宿尚方術、請事斯語。

〔6〕.

漢長沙守南陽張機著
晉大醫令王叔和撰次

傷寒例

□ 陰陽大論云

凡春氣溫、夏氣暑熱、秋氣濕冷、冬
冰冽、此則四時正氣之序也。(註)冬時
嚴寒、萬類深藏、君子固密、則不傷於寒。觸冒之者、乃名傷寒耳。
以傷寒爲毒者、以其最成殺厲之氣也。
病者、名曰傷寒。

〔7〕

中寒不即病者、寒毒藏於肌膚、至春
變爲溫病、至夏變爲暑病、暑病者熱
極重於溫也。(註)是以辛苦之春夏多溫熱病者皆由冬時
觸寒所致、非時行之氣也。
凡時行者、春時應暖而反大寒、夏時
應熱而反大涼、秋時應涼而反大熱、
冬時應寒而反大溫。(註)是以一歲之中長幼之病
多相似者也。[例]此則時行之氣也。

〔8〕.

夫欲候知四時正氣為病及時行
疫氣之法皆當按斗曆卽之九月
霜降節後宜漸寒向冬大寒至正
月雨水節後宜解也所以謂之雨
水者以冰解而為雨水故也至驚
蟄二月節後氣漸和暖向夏大熱
至秋便涼從霜降以後至春分以
前寒冽凡有觸冒霜露體中寒卽

〔9〕

病者謂之傷寒也九月十月寒氣
尚微為病則輕十一月十二月寒
冽已嚴為病則重正月二月寒漸
將解為病亦輕此以冬時不調適
有傷寒之人卽為病也冬有非節
之暖者名為冬溫冬溫之毒與傷
寒大異冬溫後有先後更相重沓
亦有輕重為治不同證如後章

〔10〕

從立春節後其中無暴大寒又不
冰雪而有人壯熱為病者此屬春
時陽氣發於冬時伏寒變為溫病
從春令以後至秋分節前天有暴
寒者皆為時行寒疫也
三月四月或有暴寒其時陽氣尚
弱為寒所折病熱猶輕
五月六月陽氣已盛為寒所折病

〔11〕

熱則重七月八月陽氣已衰為寒
所折病熱亦輕
病與溫及暑病相似但治有殊耳
十五日得一氣於四時之中一時
有六氣四六名為二十四氣然氣
候亦有應至而不至或有未應至
而至者或有至而大過者皆成病
氣也

〔12〕

但天地動靜、陰陽鼓擊者各正一
氣耳。
是以彼春之暖、為夏之暑、彼秋
之忿、為冬之怒、是故冬至之後、一陽
爻升、一陰爻降也。夏至之後、一陽
气下、一陰气上也、斯則冬夏二至
陰陽合也、春秋二分、陰陽離也、
陰陽交易、人變病焉、此君子春夏養

〔13〕

陽、秋冬養陰、順天地之剛柔也。小
人觸冒、必嬰暴疹、須知毒烈之氣、
留在何經、而發何病、詳而取之。是
以春傷於風、夏必飧泄、夏傷於暑
秋必病□、秋傷於濕、冬必咳嗽、冬傷
於寒、春必病溫、此必然之道、可不
審明之。
傷寒之病、逐日淺深、以施方治、今世

〔14〕

人傷寒或怡不早治、或治不對病、或
日數久淹困乃告醫、醫人又不依次
第而治之、則不中病、皆宜臨時消息
製方、無不效也、今捜採仲景舊論錄
其證候診脈聲色對病□方有神驗
者、擬防世急也。
凡土地溫涼、高下不同、物性剛柔、飡
居亦異、是故黄帝興四方之問、岐伯

〔15〕

舉四治之能、以訓後賢、開其未悟者
臨病之工、宜兩審也。
凡傷於寒、則為病熱、熱雖甚不死、若
兩感寒而病者、必死若更感異氣變
為他病者、當依後壞病證而治之。
尺寸俱浮者、大陽受病也、當一二
日發、以其脈上連風府、故頭項痛
腰脊強

〔16〕

〔17〕

尺寸俱長者陽明受病也當二三
日發以其脉夾鼻絡於目故身熱
目疼鼻乾不得臥
尺寸俱弦者少陽受病也當三四
日發以其脉循脅絡於耳故胷脅
痛而耳聾此三經皆受病未入於
府者可汗而已
尺寸俱沉細者大陰受病也當四

〔18〕

五日發以其脉布胃中絡於嗌故
腹滿而嗌乾
尺寸俱沉者少陰受病也當五六
日發以其脉貫腎絡於肺繫舌本
故口燥舌乾而渴
尺寸俱微緩者厥陰受病也當六
七日發以其脉循陰器絡於肝故
煩滿而囊縮此三經皆受病已入

〔19〕

於府可下而已
若兩感於寒者一日大陽受之即
與少陰俱病則頭痛口乾煩滿而
渴二日陽明受之即與大陰俱病
則腹滿身熱不欲食讝語三日少
陽受之即與厥陰俱病則耳聾囊
縮而厥水漿不入不知人者六日
死若三陰三陽五藏六府皆受病

〔20〕

則榮衛不行藏府不通則死矣其
兩感於寒更不傳經不加異氣者
至七日大陽病衰頭痛少愈也八
日陽明病衰身熱少歇也九日少
陽病衰耳聾微聞也十日太陰病
衰腹減如故則思飲食十一日少
陰病衰渴止舌乾巳而嚏也十二
日厥陰病衰囊縱少腹微下大氣

温病脉之变证方治如説
凡人有疾不時即治隱忍冀差以成
痼疾小兒女子益以滋甚時氣不和
便當早言尋其邪由及在腠理以時
治之罕有不愈者患人忍之數日乃
説邪氣入藏則難可制此為家有患
備慮之要
凡作湯藥不可避晨夜覺病須臾即

〔22〕

皆去病人精神爽慧也若過十三
日以上不間寸尺陷者大危若脉陰
陽俱盛重感於寒者變成溫瘧陽
脉浮滑陰脉濡弱者更遇於風變
為風溫陽脉洪數陰脉實大者更
遇溫熱變為溫毒溫毒為病最重
也陽脉濡弱陰脉弦堅者更
遇溫氣變為溫疫以此冬傷於寒發為

〔21〕

大實坐

若表已解而內不消大滿有燥屎自
可除下之雖四五日不能為禍也若
不宜下而便攻之內虛熱入協熱遂
利煩燥諸變不可勝數輕者困篤重
者必死矣
凡兩感病俱作治有先後發表攻裏
本自不同而執迷妄意者乃云神州
甘遂合而飲之且解其表又除其裏

〔24〕

宜便治不等早晚則易愈矣如或差
遲病即傳變雖欲除治必難為力服
藥不如方法縱意違師不須治之
凡傷寒之病多從風寒得之始表中
風寒入裏則不消數者擬欲攻之猶當先解表乃
不消散者
可下之若表已解而內不消雖非大
滿猶生寒熱 □ □ □ □ 則病不除

〔23〕

言巧似是、其理實違、夫智者之舉錯
也、當審以慎、愚者之動作、此必果而
速、安危之變、豈可誑哉、世上士、但務
彼翕習之榮、而莫見此傾危之敗、惟
明者居然、能護其本、近取諸身、夫何
遠之有焉

夫陽盛陰虛、汗之則死、下之則愈
陽虛陰盛、汗之則愈、下之則死笑

〔25〕

夫如是、則神丹安可以誤發、甘遂
何可以妄攻、虛盛之治、相背千里
吉凶之機應、若影響、豈容易哉、況
圭枝下咽、陽盛即斃、承氣入胃、陰
盛以亡、死生之要、在乎須臾、視身
之盡不暇、計日、此陰陽虛實之交
錯、其候至微、發汗吐下之相反、其
禍至速、而醫術淺狹、懵然不知病

〔26〕

源、為治乃誤、使病者殞沒、自謂其
分、至令冤魂塞於冥路、死屍盈於
曠野、仁者鑒此、豈不痛歟

凡發汗溫服湯藥、其方雖言日三服
若病劇不解、當促其間、若與病相阻
即便有所覺、病重者、一日一夜當晬
時觀之、如服一劑、病證猶在、故當復
作本湯服之、至有不肯汗出、服三劑

〔27〕

乃解 (註) 若汗不出者死病也
凡得時氣病、至五六日、而渴欲飲水
飲不能多、不當與也、何者、以腹中熱
尚少、不能消之 (註) 便更作病也 (圖) 至七八
日大渴欲飲水者、猶當依證而與
與之令不足、勿極意也、若飲而腹滿
小便不利、若喘若噦、不可與之也、若
飲水忽然大汗出、是為自愈也

〔28〕

[29]

凡得病反能飲水、此為欲愈之病其
不曉病者、但聞病飲水自愈、小渴者
乃強而與飲之、因成其禍不可復數
也。
凡得病厥脈動數服湯薬更遲脈浮
大減小初躁後静此皆愈證也。
凡治温病可刺五十九穴。
又身之穴三百六十有五其三十

[30]

灾灸之有害七十九灾刺之為灾
并中髓也。
又脈四損三日死平人四息病人
脈一至名曰四損脈五損一日死
平人五息病人脈一至名曰五損
脈六損一時死平人六息病人脈
一至名曰六損脈盛身寒得之傷
寒脈虚身熱得之傷暑脈陰陽俱

[31]

盛大汗出不解者死脈陰陽俱虚
熱不止者死脈至如轉索其日死
脈至如轉索其日死脈至乍踈者死
微熱脈浮大手足温者生逆冷脈
沉細者不過一日死矣。
此以前是傷寒熱病證候也。

[32]

傷寒所致
辨大陽病　痙湿暍(此三種宜應别
論以為與傷寒相似故此見之)
大陽病、發熱無汗反惡寒者、名曰剛
痙。
大陽病、發熱汗出而不惡寒、名曰柔
痙。
大陽病、發熱脈沉而細者名曰痙。
大陽病發汗太多、致痙

〔33〕

病身盡足寒頭項強急惡寒時頭怎面
赤目脉赤獨頭面揺卒口噤背反張者
痓病也
大陽病關節疼痛而煩脉沈而細者名
中湿
湿痺之候其人小便不利大便反快
但當其利小便
湿家之為病一身盡痛發然身色如薰

〔34〕

黄、
湿家其人頭汗出背強欲得被覆向火
若下之早則噦胷滿小便不利舌上如
胎渴欲得水而不能飲口燥渴也
湿家下之額上汗出微喘小便利
者死若下利不止者亦死
問曰風湿相摶一身盡疼痛法當
汗出而解醫曰此可汗汗之病不

〔35〕

愈者何也答曰發其汗汗大出者
但風氣去湿氣在是故不愈也
若治風湿者發其汗微似欲汗出
者風湿俱去也
湿家病身上疼痛發然面黃而喘頭痛
鼻塞而煩其脉大自能飲食腹中和無
病門荣鼻中則愈
病者一身盡痛發然日晡所劇者此名

〔36〕

風湿（註）此病傷於汗出當風或久傷取冷所致也
大陽中熱者暍是也其人汗出惡寒身
熱而渴也
大陽中暍者身熱疼重而脉微弱此
以夏月傷冷水水行此中所致也
大陽中暍者發熱惡寒身重而疼痛其
脉弦細芤遲小便已洒洒然毛聳手足逆冷小
有勞身則熱口開前板齒燥

[38]

傷寒一日大陽受之脉若靜者為
不傳頗欲吐若躁煩脉數急者為
傳也
傷寒二三日陽明少陽證不見者
為不傳也
大陽病發熱而渴不惡寒者為溫病
若發汗已身灼熱者名風溫
風溫為病脉陰陽俱浮自汗出身重多

[37]

若發汗則惡寒甚加溫針則發熱甚
下之則淋甚
辨大陽病
大陽之為病脉浮頭項強痛而惡寒
大陽病發熱汗出惡風脉緩者名為中
風
大陽病或已發熱或未發熱必惡寒體
痛嘔逆脉陰陽俱緊者名曰傷寒

[40]

大陽病頭痛至七日以上自愈者
以行盡其經故也若欲作再經者
針足陽明使經不傳則愈
大陽病欲解時從巳至未上
風家表解而不了了者十二日愈
病人身大熱反欲得衣者熱在皮膚
寒在骨髓也身大寒反不欲近衣者
寒在皮膚熱在骨髓也

[39]

眠睡息必鼾語言難出
若被下者小便不利直視失溲若被
火者微發黃色劇則如驚癇時瘛瘲
若火熏之一逆尚引日再逆促命期
病有發熱惡寒者發於陽也無熱
惡寒者發於陰也發於陽者七日
愈發於陰者六日愈以陽數七陰
數六故也

〔41〕

大陽中風，脉陽浮而陰弱，嗇嗇惡寒，淅淅惡風，翕翕發熱，鼻鳴乾嘔者，桂枝湯主之。

桂枝三兩（去皮） 芍藥三兩 甘草二兩（炙） 生薑三兩 大棗十二枚

右五味㕮咀，以水七升，微火煑取三升，去滓，適寒溫服一升，服已須臾，歠熱稀粥一升餘，以助藥力，溫覆令一時許，遍身漐漐微似有汗者益佳。

〔42〕

不可令如水流離，病必不除。若一服汗出病差，停後服，不必盡劑。若不汗更服依前法，又不汗後服小促其間，半日許令三服盡。若病重者，一日一夜服，周時觀之。

服一劑盡，病證猶在者，更作服，若汗不出，乃服至二三劑。禁生冷粘滑肉麵五辛酒酪臭惡等物。

〔43〕

大陽病，頭痛發熱，汗出惡風者，桂枝湯主之。

大陽病，項背強几几，反汗出惡風者，桂枝加葛根湯主之。

葛根四兩 芍藥二兩 桂枝二兩 生薑三兩（切） 甘草二兩（炙） 大棗十二枚（劈）

右六味，以水一斗，先煑葛根減二升，去白沫，內諸藥，煑取三升，去滓，溫服

〔44〕

一升，覆取微似汗，不須歠粥，餘如桂枝法將息及禁忌。

大陽病下之後，其氣上衝者，可與桂枝湯（方用前法）。若不上衝者，不可與之。

大陽病三日，已發汗，若吐，若下，若溫針，仍不解者，此為壞病（桂枝不中與之也），觀其脉證，知犯何逆，隨證治之。

桂枝本為解肌，若其人脉浮緊，發熱

〔46〕

湯主之

桂枝三兩 芍藥三兩(他匚去皮) 甘艸三兩 生姜四
兩 大棗十二枚 附子一枚

右六味、以水七升、煮者取三升去滓温
服一升 〔註〕本云桂枝湯今加附子一枚将息如前法

大陽病下之後、脈促胷滿者主支去芍
茶湯主之、若微惡寒者主支去芍茶加
附子湯主之

〔45〕

汗不出者不可與之也常須識此勿
令誤也

若酒客病不可與桂枝湯得湯則
嘔家作桂枝湯加厚朴杏子佳又服
端家作桂枝湯加厚朴杏子佳又服
桂枝湯吐若其後必吐膿血也

大陽病發汗遂漏不止其人惡風小便
難、四肢微急難以屈伸者、桂枝加附子

〔48〕

服一升〔註〕本云桂枝湯今加参茶加附子一枚将息如前法

大陽病得之八九日、如瘧状發熱惡寒
熱多寒少其人不嘔清便欲自可一日
二三度發〔註〕脈微緩者為欲愈也脈微而惡寒者此陰陽俱
虛不可更發汗更下史吐也面色反有熱色者未解也以其
不能得少汗出身必痒宜桂枝麻黃各
半湯

桂枝一兩十六銖 芍藥 生姜四
兩 甘艸二

〔47〕

桂枝去芍藥湯方

桂枝三兩 甘艸二兩 生姜三兩 大棗
十二枚

右四味、以水七升煮取三升去滓温
服一升〔註〕本桂枝湯今去芍藥恐真区氣破陽也将息如前法

桂枝去芍茶加附子湯

前方加附子一枚

右五味、以水七升煮取三升去滓温

〔47〕

〔49〕

麻黄......湯

　　大棗四枚　　杏仁二十四枚

右七味以水九升先煮麻黄一兩沸
去上沫內諸葯煮取一升八合去滓
温服六合（註）本云黄耳杯三合原黄湯云此爲合䬸服

（例）將息如上法

太陽病初服桂枝湯反煩不解者先刺
風池風府
却與桂枝湯則愈服桂枝湯大汗出脈
洪大者與桂枝湯如前法若形如瘧一

〔50〕

日再發者汗出必解宜桂枝二麻黄一

湯

桂枝一兩十六銖　　芍葯一兩六銖
生姜一兩六銖　　麻黄十六銖
杏仁十六箇　　甘艸一兩二銖
大棗五枚

右七味以水五升先煮麻黄一二沸
去上沫內諸葯煮取二升去滓温服
一升日再服（註）本云桂枝湯家廣爲二分麻黄湯家廣爲一分合爲二升分再服今合爲一方

〔51〕

服令合為方（圓）將息如上法

服桂枝湯大汗出後大煩渴不解脈洪
大者白虎加人參湯主之

太陽病發熱惡寒熱多寒少脈微弱者
不可大發汗宜桂枝二越婢一湯服桂
枝湯或下之仍頭項強痛翕翕發熱無汗
心下滿微痛小便不利者桂枝去桂加
茯苓白朮湯主之

〔52〕

桂枝二越婢一湯

桂枝　　芍葯　　麻黄各十八銖
大棗四枚　　生姜一兩二銖　　甘艸十八銖　　石膏二十四銖

右七味以水五升先煮麻黄一二沸去
上沫內諸葯煮取二升去滓温服一
升（註）本云當裁爲越婢湯桂枝湯合之飲一升今合爲一方桂枝湯二分越婢湯一分

桂枝去桂加茯苓白朮湯

湯與之，若厥癒足溫者，更作芍藥甘草

湯與之，若胃氣不和讝語者，小與調胃

承氣湯，若重發汗復加燒針得之者，四

逆湯主之。

甘草乾薑湯方

甘草四兩炙　乾薑二兩

右二味，以水三升，煮取一升五合，去

滓分溫再服。

〔54〕

芍藥三兩　甘草四兩炙　生姜切

白术

茯苓各三兩　大棗十二枚

右六味，以水八升，煮取三升去滓溫

服一升，小便利則愈。

茯苓白术

傷寒，脈浮，自汗出，小便數，心煩，微惡寒，

脚攣急，反與桂枝湯，得

之便厥，咽中乾，躁吐逆者，作甘草乾薑

〔53〕

明旦日態，讝語煩亂，更飲甘草乾薑

湯，夜半陽氣還，兩足當熱，脛尚微

拘急，重與芍藥甘草湯，爾乃脛伸，

以承氣湯微溏，則止其讝語，故知

病可愈。

〔56〕

問曰：證象陽旦，按法治之而增劇，

厥逆，咽中乾，兩脛拘急而讝語。

師曰：言夜半手足當溫，兩脚當伸，

後如師言，何以知之？答曰：寸口脈

浮而大，浮為風，大為虛，風則生微

熱，虛則兩脛攣，病形象桂枝，因加

附子參其間，增桂令汗出，附子溫

經，七陽故也。厥逆咽中乾，煩躁，陽

〔55〕

辨太陽病

大陽病項背強、几几、無汗、惡風、葛根湯主
之、

葛根四兩　麻黃三兩　桂支二兩　生姜切
三兩　甘州二兩　芍菜二兩　大棗十二枚

右七味、以水一斗先煮麻黃葛根減、
二升去白沫、內諸菜煮取三升去滓
溫服一升覆取似汗、餘如桂枝法將

〔57〕

息及禁忌諸湯皆倣之

大陽與陽明合病者、必自下利葛根湯
主之

大陽與陽明合病、不下利、但嘔者葛根
加半夏湯主之

葛根四兩　麻黃三兩　甘州二兩　芍菜
二兩　桂枝二兩　生姜二兩　半夏半升
大棗十二枚

〔58〕

右八味以水一斗先煮葛根麻黃減
二升去白沫內諸菜煮取三升去滓
溫服一升覆取微似汗

大陽病桂枝證醫反下之利遂不止喘
而汗出者葛根黃連黃芩湯主之
葛根半斤　甘州二兩　黃芩三兩　黃連
三兩

右四味以水八升先煮葛根減二升

〔59〕

內諸菜煮取二升去滓分溫再服

大陽病頭痛發熱身疼腰痛骨節疼痛
惡風無汗而喘者麻黃湯主之
麻黃三兩　桂支二兩　甘州二兩　杏仁
七十箇

右四味以水九升先煮麻黃減二升
去上沫內諸菜煮取二升半去滓溫
服八合覆取微似汗不須歠粥餘如

〔60〕

〔61〕

桂枝法将息

大陽病十日以去脉浮細而嗜臥者外已解也設胸満脇痛者與小柴胡湯脉但浮者與麻黄湯

大陽中風脉浮緊發熱惡寒身疼痛不汗出而煩燥者大青龍湯主之若脉微

〔62〕

頭汗出惡風者不可服之服之則厥逆筋惕肉瞤此為逆也

大青龍湯方

麻黄六兩去節　桂枝二兩去皮　甘草二兩炙　杏仁四十枚去皮尖　生姜三兩切　大棗十枚擘　石膏如雞子大碎

右七味以水九升先煮麻黄減二升去上沫內諸藥煮取三升去滓溫服一升取微似汗汗出多者溫粉粉之一服汗

〔63〕

者傳後服〔註〕若復服汗多亡陽遂虚惡風煩躁不得眠也

傷寒脉浮緩身不疼但重乍有輕時

青龍湯主之

傷寒表不解心下有水氣乾嘔發熱而欬或渴或利或噎小便不利少腹満或喘者小青龍湯主之

麻黄去節　芍藥　細辛　乾姜　甘草炙　桂枝各三兩去皮　五味子半升　半夏半升洗

〔64〕

右八味以水一斗先煮麻黄減二升去上沫內諸藥煮取三升去滓溫服一升

若渴者去半夏加栝樓根三兩若微利去麻黄加蕘花如一雞子熬令赤色若噎者去麻黄加附子一枚炮若小便不利少腹満者去麻黄加茯苓四兩若喘者去麻黄加杏仁半升去皮尖〔註〕且蕘花不治利湖黄恭

〔65〕

此語疑是叔和述仲景意

傷寒心下有水气欬而微喘發熱不渴
小青龍湯主之
大陽病外證未解脉浮弱者當以汗解
宜桂枝湯
大陽病下之微喘者表未解故也桂之
加厚朴杏子湯主之
　桂枝三両　甘艸二両灸　生姜三両切　芍藥

〔66〕

　三両　大棗十二枚　厚朴二両炙去皮　杏仁五十枚
右七味以水七升微火煮取三升去
滓溫服一升覆取微似汗
大陽病外證未解不可下欲解外者宜
桂枝湯
大陽病先發汗不解而復下之脉
浮者不愈病在外而反下之故
令不愈今脉浮故在外當須解外

〔67〕

則愈宜桂枝湯
大陽病脉浮緊無汗發熱身疼痛八九
日不解表證仍在此當發其汗服藥已微除
其人發煩目瞑劇者必衄所以然者陽
气重故也麻黄湯主之
大陽病脉浮緊發熱身無汗自衄者
愈
二陽併病大陽初得病時發其汗汗先

〔68〕

出不徹因轉屬陽明續自微汗出不惡
寒註 大陽病證不罷者不可下下之為逆如此可小發
汗設面色緣緣正赤者陽气怫鬱在表當解之熏之
微註 若發汗不徹不足言陽气怫鬱不得越
註不得越其人短气但坐以汗出不徹故也更
發汗則愈註 何以知汗出不徹以脉澀故知也 若
脉浮數者法當汗出而解若下之身
重心悸者不可發汗當自汗出乃解

〔69〕

所以然者尺中脈微此裡虛須表裡
實津液自和便自汗出愈
脈浮緊者法當身疼痛宜以汗解之
假令尺中遲者不可發汗何以知然
以榮氣不足血少故也
脈浮者病在表可發汗宜麻黃湯
脈浮而數者可發汗宜麻黃湯
病常自汗出者此為榮氣和榮氣和

〔70〕

若外不諧以衛氣不共榮氣諧和故
爾以榮行脈中衛行脈外後發其汗
榮衛和則愈宜桂枝湯
病人藏無他病時發熱自汗出而
不愈者此衛氣不和也先其時發
汗則愈宜桂枝湯
傷寒脈浮緊不發汗因到衄者宜麻黃湯
主之

〔71〕

傷寒不大便六七日頭痛有熱者
與承氣湯其小便清者知不在裡
仍在表也當須發汗若頭痛者必
衄宜桂枝湯
傷寒發汗已解半日許復煩脈浮數
者可更發汗宜桂枝湯
凡病若發汗若吐若下若亡津液如
此者陰陽自和則必自愈

〔72〕

發汗後身疼痛脈沈遲者桂枝加芍
藥生姜各一両人参三両新加湯主
之
發汗後喘家不可更行桂枝湯汗出
而喘無大熱者可與麻黃杏仁甘草
石膏湯
麻黃四両　杏仁五十個　甘草二両　石膏半斤

右四味以水七升煮麻黄減二升去

上沫內諸菜煮取二升去滓溫服一

升

發汗過多其人叉手自冒心心下

悸欲得按者主支甘艸湯主之

桂支圆　甘艸二兩

右二味以水三升煮取一升去滓頓

服 ·

〔73〕

發汗後其人臍下悸者欲作奔豚

茯苓主支甘艸大棗湯主之

茯苓半斤　主支圆　甘艸二兩　大棗

右四味以甘爛水一升先煮茯苓減

二升內諸菜煮取三升去滓溫服一

升日三服

作甘爛水法取水二斗置大盆內

〔74〕

以杓揚之水上珠子五六千顆相

逐取用之

發汗後腹脹满者厚朴生姜半夏甘

艸人參湯主之

厚朴半斤　生姜半斤切　甘艸

二兩　人參一兩　半夏半升洗

右五味以水一斗煮取三升去滓溫

服一升日三服

〔75〕

伤寒若吐若下後心下逆满气上衝胸

起則頭眩脉沉緊發汗則動經身為振

摇者茯苓主支白术甘艸湯主之　發汗

病不解反惡寒者虚故芍菜甘艸附子湯主

之發汗若下之病仍不解煩燥者茯苓

四逆湯主之發汗後惡寒者虚故也不

惡寒但怱者實也當和胃气與調胃承

气湯

〔76〕

【77】

茯苓圭支甘艸湯方

茯苓四兩　圭支三兩（去皮）　白木　甘艸各二兩（炙）

右四味以水六升煮取三升去滓分

温三服

圭艸甘艸附子湯

圭艸甘艸各二兩　附子一枚（炮去皮破八片）

右三味以水五升煮取一升五合去

滓分温三服

【78】

茯苓回逆湯方

茯苓四兩　人参一兩　附子一枚（生用去皮破八片）　甘草二兩（炙）

乾姜一兩半

右五味、以水五升煮取三升去滓温

服七合、日三服、

調胃承気湯方

芒硝半升　甘草二兩　大黄四兩（去皮清酒洗）

右三味以水三升煮取一升去滓内

【79】

芒硝更煮一両沸頓服

太陽病発汗後、大汗出胃中乾燥煩不

得眠欲将飲水者少少与飲之、令胃気和

則愈、若脉浮小便不利微熱消渇者五

苓散主之、

発汗已脉浮数煩渇者五苓散主之、

猪苓六銖（去皮）　沢瀉一両六銖　白木六銖

茯苓六銖　桂支半兩

【80】

右五味、擣為散、以白飲和服方寸匕

日三服、多飲煖水汗出愈、如法将息

傷寒汗出而渇者五苓散主之、小渇者

茯苓甘艸湯主之、

茯苓二兩　桂支二兩（去皮）　甘艸一兩（炙）　生姜三兩（切）

右四味以水四升煮取二升去滓分

温三服

中風發熱六七日不解而煩渇欲飲水、
水入口吐者五苓散主之、
未持脈時病人又手自冒心、師因
教試令欬而不欬者、此必兩□聾
無聞也所以然者重以發汗虚故
也、
發汗後飲水多必喘以水灌之亦
喘、

〔81〕

發汗後、水菜不得入口、若更發汗必吐
下不止發汗吐下後虚煩不得眠、若劇
者必反覆顛倒、心中懊憹栀子豉湯主
之、若少気者、栀子甘艸豉湯主之、若嘔
若栀子生姜豉湯主之、
栀子豉湯方
栀子　香豉綿裏
右二味以水四升先煮栀子、得二升

〔82〕

半内豉煮取一升半去滓分為二服
温進一服得吐者、止後服
栀子甘艸豉湯方
栀子　甘艸　香豉綿裏
右三味以水四升先煮栀子甘艸取
二升半内豉煮服一升半去滓分二
服温進一服得吐若止後服
栀子生姜豉湯方

〔83〕

栀子　生姜　香豉綿裏
右三味以水四升先煮栀子生姜取
二升半内豉煮取一升半去滓分二
服温進一服得吐者、止後服
發汗若下之而煩熱、胸中窒者、栀子豉
湯主之、
傷寒五六日、大下之後身熱不去心中
結痛者、未欲解也、栀子豉湯主之、

〔84〕

伤寒下后、心烦腹满、卧起不安者栀子
厚朴汤主之
栀子擘十四个　厚朴四两　枳实四枚
右三味以水三升半煮取一升半去
滓分二服温进一服得吐者止後服
伤寒医以丸药大下之身热不去微烦
者栀子干姜汤主之大下之後復発汗之凖
小便不利者勿治之得小便利必自愈

〔85〕

下之後復発汗、沈振寒、脉微細
以内外俱虚故也　調下之後発汗昼日煩燥不
得眠夜而安静、不呕、不渇無表證脉沈
微、身無大热者乾姜附子湯主之
栀子干姜湯方
栀子擘十四个　乾姜二两
右二味以水三升半煮取一升半去
滓分二服温进一服得吐者止後服

〔86〕

凡用栀子湯、病人舊微溏者、不可
與服之
乾姜附子湯方
乾姜一两　附子一枚
右二味以水三升煮取一升、去滓頓
服
太陽病発汗、汗出不解其人仍発热、心
下悸、頭眩身瞤動振々欲擗地者真武湯

〔87〕

主之
咽喉乾燥者、不可発汗
淋家不可発汗、発汗必便血
瘡家雖身疼痛、不可発汗、汗出則痓
衄家不可発汗、汗出則必額上陥脈
急緊直視不能眴、不得眠
亡血家不可発汗、発汗則寒慄而振
汗家重発汗、必恍惚心乱、小便已陰

〔88〕

枝湯

病発熱頭痛脈反沈者□□若不差
身体疼痛當救其裏宜回逆湯
大陽病先下而不愈因後発汗其人因
致冒
冒家汗出自愈所以然者汗出表和
故也裏未和然後復下之
大陽病未解脈陰陽俱停必先振汗

〔90〕

疼與禹餘粮丸
病人有寒復発汗胃中冷吐蚘
未発汗治不爲逆此
発汗治不爲逆本先下之而反汗
之此爲逆若先発汗治不爲逆
傷寒医下之續得下利清穀不止身疼
痛者急當救裏後身疼痛清便自調者
急當可救表救裏宜回逆湯救表宜圭

〔89〕

胡湯主之
柴胡半斤　黄芩三兩　人参三兩　半夏洗
牛升　甘艸　生姜各三兩　大棗十二枚
右七味以水一斗二升煮取六升去
滓再煮取三升温服一升日三服
若胸中煩而不吔者去半夏人参加
括蔞実一枚　若渴者去半夏加人参
合前成四兩半加括蔞根四兩　若腹

〔92〕

懷汗出而解　（註）但陽脈微者汗出而解但陰脈微者下之
大陽病発熱汗出者此栄弱衛強
故使汗出欲救邪風者宜桂枝湯
傷寒五六日往来寒熱胸脇苦満黙々不
欲飲食心煩喜吔或胸中煩而不吔或
渴或腹中痛或脇下痞鞕或心下悸小
便不利或不渇身有微熱或欬者小柴

〔91〕

〔94〕
休作有時嘿嘿不欲飲食藏府相連其
病必下邪高病下故使呕也小柴胡
湯主之
服柴胡湯已渴者属陽明以法治之
得病六七日脉遲浮弱恶風寒手足
温医二三下之不能食而胁下满痛
面目及身黄頸項強小便黄者與柴
胡湯後必下重

〔93〕
中痛者去黄芩加芍药三两若胁下
痞鞭去大枣加牡蛎四两若心下悸
小便不利者去黄芩加茯苓四两若
不渴外有微恶者去人参加桂三
两温覆微汗愈若歟者去人参大枣
生姜加五味子半升乾姜二两
血弱気尽腠理開邪気因入與正気
相搏結於胁下正邪分争往来寒热

〔96〕
六两 生姜三两 膠飴一升
右六味以水七升煮取三升去滓內
飴更上微火消解温服一升日三服
呕家不可用建中湯以甜故也
傷寒中風有柴胡證但見一證便是
不必悉具
凡柴胡湯病證而下之若柴胡證不
罷者復與柴胡湯必蒸蒸而振却發
熱汗出而解

〔95〕
本渴飲水而呕者柴胡湯不中與
也食穀者喊
傷寒四五日身熱恶風頸項強胁下满
手足温而渴者小柴胡湯主之
傷寒陽脉濇陰脉弦法當腹中急痛
先與小建中
湯不差者小柴胡湯主之
小建中湯方
桂枝三两 甘草二两 大枣十二枚 芍药

傷寒二三日心中悸而煩者小建中湯
主之

大陽病十餘日反二三下之後四五日
柴胡證仍在者先與小柴胡湯呕不止
心下急欝欝微煩者為未解也與大柴胡
湯下之則愈
柴胡半斤 黄芩三兩 芍藥三兩 半夏洗
熱汗出而解

〔97〕

笇羊 生姜五兩切 枳實四枚炙 大枣十二枚擘
右七味、以水一斗二升煮取六升去
滓再煎、温服一升、日三服 註一方如大黄二兩、
若不加恐不為大柴胡湯、
傷寒十三日不解、胸脇滿而呕、日晡所
發潮熱已而微利 註此本柴胡下之而不得利今反
利者知医以丸藥下之非其治也 經先宜服小柴胡湯以
解外、後以柴胡加芒硝湯主之

〔98〕

柴胡二兩十六铢 黄芩一兩 人参一兩
甘州炙二兩 生姜一兩切 半夏二十铢 大枣
四枚 芒硝二兩
右八味、以水四升煮取二升去滓内
芒硝更煮微沸分温再服 註不解更作
傷寒十三日不解時讝語者以有熱也
當以湯下之
若小便利者大便當鞕而反下利、脈

〔99〕

調和者、知医以丸藥下之、非其治也
若自下利者、脈當微厥今反和者此
為内實也、調胃承氣湯主之
大陽病不解、熱結膀胱其人如狂、血自
下、其外不解者尚未可攻當先解其外
外解已但小腹急結者乃可攻之宜桃
核承氣湯
桃仁五十箇去皮尖 大黄四兩 桂枝二兩去皮 甘州炙

〔100〕

右 芒硝二两

右五味以水七升煮取二升半去滓
内芒硝更上火微沸下火先食温服
五合日三服（註）當微利
傷寒八九日下之胸滿煩驚小便不利
讝語一身盡重不可轉側者柴胡加龍
骨牡蠣湯主之（註）本方是柴胡湯今加龍骨等

[101]

又方
柴胡二兩　龍骨　黃芩　生姜切
鉛丹　人参　桂支　茯苓各一兩半
半夏二合半洗　大黄二兩　牡蠣一兩半熬
大棗六枚
右十二味以水八升煮取四升內
大黄切如碁子更煮一兩沸去滓
溫服一升

[102]

傷寒腹滿讝語寸口脈浮而緊此
肝乘脾也名曰縱刺期門
傷寒發熱嗇嗇惡寒大渴欲飲水其
腹必滿自汗出小便利其病欲解
此肝乘肺也名曰橫刺期門
大陽病二日反躁反熨其背而大汗出大㷃
入胃胃中水竭躁煩必發讝語（註）十餘日振
慄自下利者此為欲解（註）故其發汗從腰以下不得

[103]

汗欲小便不得反嘔欲失溲足下惡風
大便鞕（註）小便當數而反不數及不多大便已頭卓
然而痛耳其人足心必熱
大陽病中風以火劫發汗邪風被火熱
血氣流溢其身必發黃（註）陽盛則欲衄陰虛小便難
陰陽俱虛竭身體則枯燥
滿微喘口乾咽爛或不大便久則讝語
但頭汗出劑頸而還腹
還若至噦手足躁擾捫摸衣床（註）便利者生

[104]

[105]

其人可治

伤寒脉浮醫以火迫劫之（必惊狂卧起
不安者桂枝去芍薬加蜀漆牡蛎龍骨
救逆湯主之

桂枝三兩　甘艸二兩　生姜三兩
牡蛎五兩　蜀漆三兩　龍骨四兩
大枣十二枚

右七味以水一升二升先煮蜀漆减
二升内諸薬煮取三升去滓温服一

[106]

升〔註〕本云桂枝湯今去芍薬加蜀漆牡蛎龍骨

形作伤寒其脉不弦緊而弱者必
渴被火必譫語弱者發熱脉浮者解
之當汗出愈

太陽病以火熏之不得汗其人必躁必
清血名為火邪

火邪脉浮熱甚而反灸之因火而
必咽燥吐血

[107]

微数之脉慎不可灸因火為邪則為
煩逆血散脉中火气雖微内攻有力
血难復也

脉浮宜以汗解用火灸之邪無從出
因火而盛病從腰以下必重而痹名
自解者必當先煩乃有汗而解〔註〕

燒針令其汗針處被寒核起而赤者必
知之脉浮而汗出解

[108]

發奔豚灸其核上各一壮與桂枝加桂
湯〔註〕

火逆下之因燒針煩躁者桂枝甘艸
骨牡蛎湯主之

桂枝一兩　甘艸二兩
牡蛎二兩　龍骨二兩

右四味以水五升煮取二升半去滓
温暖八合日三服

〔109〕

大陽傷寒者、加溫針必驚也。

大陽病、當惡寒發熱、今自汗出、反不惡寒不發熱、脈細數者、以醫吐之過也。一二日吐之者、腹中飢、口不能食、三四日、吐之者、不喜糜粥、欲冷食朝食暮吐、以醫吐之所致也。

大陽病吐之、但大陽病當惡寒、今反不惡寒、不欲近衣、此為吐之内煩也。

〔110〕

病人脈數、數々為熱、當消穀引食、而反吐者、此以發汗、令陽氣微、膈氣虛、脈乃數也、數為客熱、不能消穀、以胃中虛冷、故吐也。

大陽病十餘日、心下溫々欲吐、而胸中痛、大便反溏、腹微滿、鬱々微煩、先此時自極吐下者、與調胃承氣湯。

吐下者、其調胃承氣湯。(註)

〔111〕

大陽病、六七日、表證仍在、脈微而沉、反不結胸、其人發狂者、以熱在下焦、小腹當鞕滿、小便自利者、下血乃愈。(註)抵當湯主之。

水蛭　蝱蟲　桃仁　大黃三兩

右四味、以水五升、煮取三升、去滓、溫服一升、不下更服。

大陽病、身黃、脈沉結、小腹鞕、小便自利、

〔112〕

其人如狂者、抵當湯主之。

傷寒、有熱、少腹滿、應小便不利、今反利者、為有血也、當下之、不可餘藥、宜抵當丸。

水蛭　蝱蟲　桃仁　大黃

右四味、搗分四丸、以水一升、煮一丸、取七合服之、晬時當下血。

大陽病、小便利者、以飲水多、必心

下悸小便少者必苦裏急也

[113]

辨大陽病　結胷

問曰病有結胷有藏結其狀如何
答曰按之痛寸脉浮關脉沉名曰
結胷也何謂藏結答曰如結胷狀
飲食如故時下利寸脉浮關脉小
細沉緊名曰藏結舌上白胎滑者
難治

藏結無陽症不往來寒怹其人反

[114]

靜舌上胎滑者不可攻也
病發於陽而反下之怹入因作結胷
病發於陰而反下之怹因作痞也
所以成結胷者以下之太早故也
結胷者項亦強如柔痓狀下之則和
宜大陷胷丸
結胷證其脉浮大者不可下下之則
死結胷證悉具煩燥者亦死

[115]

太陽病脉浮而動數（註）浮則為風數則為虚動則為痛
者表未解也醫反下之動數變遲膈内
拒痛短氣躁煩心中懊憹陽氣内陷心
下因鞕則為結胷大陷胷湯主之若不
大結胷但頭汗出餘處無汗劑頸而還
小便不利身必發黄也宜大陷胷丸
大陷胷湯方

數變為遲　經頭痛發怹微盗汗出而反惡寒

[116]

〔117〕

大陷胸丸方

大黄半斤　芒硝半升　甘遂一錢匕

右三味以水六升先煮大黄取二升
去滓内芒硝煮一两沸内甘遂末温
服一升得快利止後服

大陷胸的几方

大黄半斤　葶藶子半升　芒硝半升
杏仁半升

右四味捣筛二味内杏仁芒硝合研

〔118〕

如脂和散取如彈丸一枚別捣甘遂
末一錢匕白蜜二合水二升煮取一
升温頓服之一宿乃下如不下更服
取下為效禁如藥法

傷寒六七日結胸熱實脈沉而緊心下
痛按之石鞕者大陷胸湯主之

傷寒十餘日熱結在裏復往來寒熱者
與大柴胡湯但結胸無大熱者此為水
結在胸脇也但頭微汗

〔119〕

出者大陷胸湯主之

大陽病重發汗而後下之不大便五六
日舌上燥而渴日晡所小有潮熱發心
胸大煩從心下至少腹鞕滿而痛不可
近者大陷胸湯主之少結胸者正在心
下按之則痛脈浮滑者小陷胸湯主之

黃連一两　半夏半升　括蔞實大者一枚

右三味以水六升先煮括蔞實取三

〔120〕

升去滓内諸藥煮取二升去滓分温
三服

大陽病二三日不能臥但欲起心下
結脈微弱者此本有寒分也反下之若
利止者四五日復下之此作協熱利也

太陽病下之其脈促不結胸者□□
□□

脈浮者必結胸脈緊者必咽痛脈弦

文蛤散

文蛤五两

右一味為散、以沸湯和一方寸匕服、
湯用五合

白散

桔梗三分　巴豆一分（去皮心熬黑研如脂）　貝母三分

右三味為散内巴豆、更於臼中杵
之以白飲和服、強人半錢匕、羸者

〔122〕

病在陽應以汗解之反以令水潠之若
灌之其熱被劫不得去彌更益煩肉上
粟起意欲飲水反少渴不差文蛤散若
不差者与五苓散寒實結胸無熱證者
与三物小陷胸湯（註白散亦可服）
者必兩脅拘急脈細數者頭痛未止、
脈沉緊者必欲嘔、脈沉滑者協熱利
脈浮滑者必下血

〔121〕

太陽与少陽併病頭項強痛或眩
冒時如結胸心下痞鞕者當刺大
椎第一間肺俞肝俞慎不可發汗
發汗則讝語脈弦五日讝語不止
當刺期門
婦人中風發熱惡寒經水適來得
之七八日熱除而脈遲身涼胸脅
下滿如結胸狀讝語者此為熱入

〔124〕

減之病在膈上必吐在膈下必利
不利進熱粥一杯利過不止進冷
粥一杯
五苓散
身熱皮粟不解欲引衣自覆者若以
水潠之洗之益令熱劫不得出當汗
而不汗則煩假令汗出已腹中痛與
芍藥三兩如上法

〔123〕

〔126〕

呕、心下支結、外證未去者、柴胡圭支湯
主之

圭支　六陰
　黄芩二兩　人參二兩　甘草炙
二兩　半夏二合半　芍藥一兩　大棗六枚
生姜一兩半　柴胡四兩
右九味以水七升煮取三升去滓温
服一升（註）本云人參湯作如圭支法今用人參作半剂柴胡黄芩復此也

〔125〕

血室也當刺期門随其實而取之

婦人中風七八日續得寒熱発作有時
經水適斷者其血必結故使如瘧狀発
作有時小柴胡湯主之

婦人傷寒発熱經水適来晝日明了
暮則讝語如見鬼狀者此為熱入血
室無犯胃氣及上二焦必自愈

傷寒六七日、発熱微惡寒支節煩疼微

〔128〕

傷寒五六日頭汗出微惡寒手足冷心
下満口不欲食大便鞕脈細者（註）
微惡令此陰結不得復有外證悉入在裏此為半
待為少陰病所以然者陰不得有汗今頭汗出故知非少陰也
可與小柴胡湯設不了了者得屎而解

傷寒五六日嘔而発熱者、柴胡湯證具
而以他藥下之、柴胡證仍在者復與柴
胡湯、必蒸蒸而振却発熱、汗出而解若心

〔127〕

傷寒五六日、已発汗而復下之、胸脇満
微結小便不利渴而不嘔但頭汗出往
来寒熱心煩者未解也柴胡圭支乾姜湯主之

柴胡半斤
根四兩　黄芩三兩　牡蠣二兩
圭支三兩　干姜二兩　拈茑
右七味以水一斗二升煮取六升去
滓再煎取三升温服一升日三服初
服微煩復服汗出便愈

下滿而鞕痛者、大陷胸湯主之、但滿而
不痛者、柴胡不中與之、宜半夏瀉心湯

半夏半升　黃芩　乾姜　人參
甘中各三　黃連一兩　大棗十二枚

右七味以水一斗煮取六升去滓再
煮取三升温服一升日三服

大陽少陽併病而反下之成結胸心下
鞕下利不止水漿不下其人心煩

〔129〕

脉浮而緊復下之、緊反入裏則作痞、
按之自濡但氣痞耳、
大陽中風下利嘔逆表解者乃可攻之其
人漐漐汗出發作有時頭痛心下痞鞕滿
引脇下痛乾嘔短氣汗出不惡寒者十
棗湯主之

芫花熬　甘遂　大戟

〔130〕

右三味等分各別搗為散以水一升
半先煮大棗肥者十枚取八合去滓
内藥末温服

之若下少病不除者明日更服
下利後糜粥自養
大陽病醫發汗遂發熱惡寒因復下之
心下痞

胸煩

〔131〕

心下痞按之濡其脉浮者大黃黃連瀉
心湯主之

大黃黃連瀉心湯方
大黃二兩　黃連　黃芩各一兩

右三味以麻沸湯二升漬之須臾絞

〔132〕

〔133〕

去滓分温再服
附子泻心汤方
大黄二两　黄连一两　黄芩一两　附子一枚炮去皮破别煮取汁
右四味，切三味，以麻沸汤二升渍之，
须臾绞去滓，内附子汁，分温再服、
伤寒汗出解之后，胃中不和，心下痞鞕，
乾噫食臭，胁下有水气，腹中雷鸣下利

〔134〕

生姜泻心汤主之
生姜切四两　甘草炙三两　人参三两　乾姜一两
黄芩三两　半夏洗半升　黄连一两
大枣十二枚
右八味，以水一斗煮取六升去滓，再
煎取三升，温服一升，日三服、
伤寒中风，医反下之，其人下利日数十
行，谷不化，腹中雷鸣，心下痞鞕而满乾

〔135〕

呕心烦不得安，医见心下痞，谓病不尽，
复下之，其痞益甚，（註）此非结热
但以胃中虚客气上逆故使鞕
也，甘草泻心汤主之、（經）
甘草炙四两　黄芩三两　乾姜三两　半夏洗
半升　大枣十二枚　黄连一两
右六味，以水一斗煮取六升去滓，再
煎取三升，温服一升，日三服、（註）附子泻心汤
心下痞...

〔136〕

泻心汤本云理中人参黄芩汤去桂支...
伤寒服汤药，下利不止，心下痞鞕，服泻
心汤已，复以他药下之，利不止，医以理
中与之，利益甚、（註）理中者理中焦此利在下焦（經）赤
石脂禹余粮汤主之、（註）...
赤石脂一斤碎　太一禹余粮一斤碎
右二味，以水六升煮取二升，去滓，分
温三服、

傷寒吐下後發汗虛煩脉甚微八九
日心下痞鞕脇下痛氣上衝咽喉眩
冒經脉動惕者久而成痿
傷寒發汗若吐若下解後心下痞鞕
噫氣不除者旋覆代赭湯主之
　　旋覆花湯　　　人參而　　生薑兩
　　代赭而　甘州兩　半夏半升　大棗
　　土枚

〔137〕

右七味以水一斗煮取六升去滓再
煎取三升溫服一升日三服
端家下後不可更行桂支湯若汗出
而喘無大恐者可与麻黃杏仁甘草
石膏湯
大陽病外證未除而敷下之遂恊熱而
利下不止心下痞鞕表裏不解者丰支
人參湯主之

〔138〕

　　別切
　　桂支蜀　甘艸蜀　白术而　人參
　　三而　乾薑而
右五味以水九升先煮四味取五升
內桂更煮取三升去滓溫服一升
傷寒大下後復發汗心下痞惡寒者
不可攻痞當先解表表解乃可攻痞
宜主支　今其攻痞宜大黃黃連泻心湯

〔139〕

傷寒發熱汗出不解心中痞鞕嘔吐而
下利者□□□之
病如主支證頭不痛項不强寸脉微
浮胷中痞鞕氣上衝咽喉不得息者
當吐之宜瓜蒂散
　瓜蒂散
右二味各別搗篩為散已合治之取
一戔七以香豉一合用熱湯七合煮

〔140〕

【141】

作稀糜去滓取汁和散温頓服之不
吐者少少加得快吐乃止（註）諸亡血虚家不
共氏帶散

病脅下素有痞連在臍傍痛引少
腹入陰筋者此名藏結死

傷寒若吐若下後七八月不解（註）熱結在裏
表裏俱熱時々惡風大渴舌上乾燥而
煩欲飲水數升者白虎加人參湯主之

【142】

知母六両　石膏一斤（碎）　甘草二両（炙）　人参
二両　粳米六合

右五味以水一斗煮米熟湯成去滓
温服一升日三服（註）此方立夏後立秋前乃可
服立秋後不可服...諸亡血虚家亦不可與服之...

傷寒無大熱口燥渴心煩背微惡寒者
白虎加人參湯主之

【143】

主之

傷寒脈浮發熱無汗（註）其表不解者不可与白虎湯

（註）渴欲飲水無表證者白虎加人參湯
主之

大陽少陽併病心下鞕頸項強而
眩者當刺大椎肺愈肝愈慎勿下
之

大陽与少陽合病自下利者與黃芩湯
若嘔者黃芩加半夏生姜湯主之

【144】

黃芩湯
黃芩三両　芍藥二両　甘草二両（炙）　大棗十二枚（擘）
黃芩加半夏生姜湯
黃芩三両　芍藥二両　甘草二両（炙）　大棗十二枚（擘）
半夏半升（洗）　生姜一両半

右四味以水一斗煮取三升去滓温
服一升（註）日再夜一服

伤寒胸中有热，胃中有邪气，腹中痛，欲
呕吐者，黄连汤主之

黄连汤

黄连三两　甘草三两　干姜三两
桂枝三两　人参二两　半夏半升　大枣十二枚

右七味，以水一斗，煮取六升，去滓温
服〔註〕昼三夜二

右六味，以水一斗，煮取三升，去滓温
服一升，〔註〕日再夜服

〔145〕

伤寒八九日，风湿相搏，身体疼烦不能
自转侧，不呕不渴，脉浮虚而涩者，桂枝
附子汤主之。若其人大便硬，小便不利
者去桂加白术汤主之

桂枝附子汤

桂枝四两　附子三枚　生姜三两
大枣十二枚　甘草二两

右五味，以水六升，煮取二升，去滓分

〔146〕

白术附子汤

白术四两　生姜三两　甘草二两
大枣十二枚　附子三枚

右五味，以水六升，煮取二升，去滓分
温三服

初一服，其人身如痹，半日许复服之
三服都尽，其人如冒状，勿怪此以附

〔147〕

风湿相搏，骨节疼烦掣痛不得屈伸，近
之则痛剧，汗出短气，小便不利，恶风不
欲去衣，或身微肿者，甘草附子汤主之

甘草附子汤

甘草二两　附子二枚　白术二两　桂枝四两

〔148〕

【150】

温服一升日三服

伤寒解而后脉结代心动悸炙甘草汤主之

甘草四两炙　生姜三两切　人参二两　生地黄一斤

桂枝三两去皮　麦门冬半升去心

麻仁半升　大枣三十枚擘　阿胶二两

右九味以清酒七升水八升先煮八味取三升去滓内胶烊消尽温服一

【149】

四两

右四味以水六升煮取三升去滓温服一升日三服　初服得微汗则解病食汗出

后烦者梅服如前法恐一斤多者宜六七合为妙

伤寒脉浮滑白虎汤主之

知母六两　石膏一斤碎　甘草二两炙　粳米六合

右四味以水一斗煮米熟汤成去滓

【152】

辨阳明病

问曰病有太阳阳明有正阳阳明有少阳阳明何谓也答曰太阳阳明者脾约是也正阳阳明者胃家实是也少阳阳明者发汗利小便已胃中燥烦实大便难是也

阳明之为病胃家实是也

问曰何缘得阳明病答曰太阳病

【151】

日三服一名复脉汤

脉按之来缓时一止复来者名曰结又脉来动而中止更来小数中有还者反动名曰结阴也脉来动而中止不能自还因而复动者名曰代阴也得此脉者必难治

發汗若下若利小便、此亡津液胃
中乾燥、因轉属阳明不更衣内实
大便難者、此名阳明也
问曰、阳明病外證云何荅曰、身热
汗自出不恶寒反恶热也
问曰、病有得之一日、不發热而恶
寒者、何以、荅曰、雖得之一日、恶寒
将自罢、即自汗出而恶热也

〔153〕

问曰、恶寒何故自罢、荅曰、阳明居
中土也、万物所归、无所復傳、始
虽恶寒、二日自止、此為阳明病也
本大阳初得病時發其汗、汗々先出不
徹、因轉属阳明也、
伤寒發热、无汗、呕不能食而反汗出
濈々者、是轉属阳明也、
伤寒三日、阳明脉大、

〔154〕

伤寒脉浮而緩、手足自温者是為
繋在太阴、太阴者身当發黄若小
便自利者、不能發黄、至七八日大
便難者、為阳明病也
伤寒轉繋阳明者其人濈然微汗
出也、
阳明中風口苦咽乾腹满微喘發
热恶寒脉浮而紧若下之則腹满
小便難也

〔155〕

小便難也、
阳明病、若能食名中風不能食名
中寒、
阳明病、若中寒者、不能食、小便不利
手足濈然汗出必　大便初鞕後溏
所以然者　
阳明病初欲食、小便反不利大便自
調其人骨節疼、翕々如有热状、奄然發

〔156〕

— 395 —

[157]

者咲不勝穀氣、与汗共併、脈緊則愈

陽明病、欲解時、從申至戌上、

陽明病、不能食、攻其熱必噦（注：其人胃虛冷故也）
胃中虛冷故也、

陽明病、脈遲、食難用飽、飽則微煩頭
眩、必小便難、此欲作穀疸、雖下之腹滿如故（注：所以
然者、脈遲故也）

[158]

陽明病、法多汗、反無汗、其身如蟲
行皮中狀者、此以久虛故也

陽明病、反無汗而小便利、二三日
嘔而欬、手足厥者、必苦頭痛、若不
欬不嘔、手足不厥者、頭不痛

陽明病、但頭眩、不惡寒、故能食而
欬、其人咽必痛、若不欬者、咽不痛

陽明病、無汗、小便不利、心下懊憹者、

[159]

身必發黃

陽明病、被火、額上微汗出、而小便不
利者、必發黃

陽明病、脈浮而緊者、必潮熱、發作
有時、但浮者、必盜汗出

陽明病、口燥、但欲漱水不欲嚥者、
此必衄

陽明病本自汗出、醫更重發汗、病已

[160]

差、尚微煩不了了者、以亡津液、胃中乾
燥、故令大便鞕（注：當問其小便日幾行、若本
小便日三四行、今日再行、故知大便不久出、今為小便數少、津液
當還入胃中、故知不久必大便也）（注：此必大便鞕故也）

傷寒嘔多、雖有陽明證、不可攻之

陽明病、心下鞕滿者、不可攻之、攻
之利遂不止者死、利止者愈

陽明病面合赤色、不可攻之、必發

怵、色黃者、小便不利也

陽明病不吐不下心煩者可與調胃承氣湯

陽明病脈遲雖汗出不惡寒者其身必重短氣腹滿而喘有潮熱手足濈然汗出者此大便已鞭也大承氣湯主之

若汗多、微發熱惡寒者外未解也其熱不潮、未可與承氣湯若發大滿不

〔161〕

通者、可與小承氣湯微和胃氣勿令

至大泄下

大承氣湯

大黃四兩（酒洗）　厚朴半斤（炙去皮）　枳實五枚（炙）　芒硝三合

右四味、以水一斗、先煮二物、取五升、去滓、內大黃、更煮取二升、去滓、內芒硝、更上微火一兩沸、分溫再服（註）得下

〔162〕

小承氣湯

大黃四兩（酒洗）　厚朴二兩（炙去皮）　枳實三枚（炙）

右三味、以水四升、煮取一升二合、去滓、分溫二服（註）初服湯當更衣、不爾者盡飲之、若

更衣者勿服之

陽明病潮熱大便微鞭者可與小承氣湯

〔163〕

若不大便六七日、恐有燥屎、欲知之

法少與小承氣湯、湯入腹中轉失氣

者、此有燥屎也、乃可攻之、若不轉失

氣者、此但初頭鞭、後必溏、不可攻之、若

攻之必脹滿不能食也、欲飲水者、與

水則噦、其後發熱者必大便復鞭而

少也、此小承氣湯和之、不轉失氣者

慎不可攻也

〔164〕

大承氣湯主之（註：若一服利則止後服）

陽明病其人多汗以津液外出胃中
燥大便必鞕鞕則讝語小承氣湯主
之若一服讝語止者更莫復服

陽明病讝語發潮熱脉滑而疾者小
承氣湯主之

因与承氣湯一升腹中轉氣者更
服一升若不轉氣者勿更与之明

〔166〕

夫實則讝語虛則鄭聲（註：鄭聲重語也）

直視讝語喘滿者死下利者亦死
發汗多若重發汗者亡其陽讝語
脉短者死脉自和者不死

傷寒若吐若下後不解不大便五六日
以上至十餘日日晡所發潮熱不惡寒
㧑語如見鬼狀若劇者發則不識人循
衣摸牀怵惕而不安微喘直視讝語者

〔165〕

汗出讝語者以有燥屎在胃中也須
下者過經乃可下之若早語言
必亂以表虛裏實故也下之愈宜大承氣湯

傷寒四五日脉沉而喘滿
汗津液越出大便為難表虛裏實久
則讝語

三陽合病腹滿身重難以轉側口不仁
面垢讝語遺尿發汗讝語□□下之

〔168〕

日又不大便脉反微濇者裏虛也
為難治不可更与承氣湯

陽明病讝語有潮熱反不能食者
胃中必有燥屎五六枚若能食者
但鞕耳宜大承氣湯下之

陽明病下血讝語者此為熱入血
室但頭汗出者刺期門随其實而
浮之濈然汗出則愈

〔167〕

则颈上生汗、手足逆冷、若自汗出者、白
虎汤主之

二阳併病、太阳證罷、但發潮热、手足漐漐
汗出、大便難而讝語者、下之则愈、宜大
承气汤

阳明病、脉浮而紧、咽燥口苦、腹滿而喘
發热汗出、不恶寒、反恶热、身重、若發汗
则躁、心憒憒反讝語、若加温针、必怵惕烦躁

[169]

躁不得眠、若下之、则胃中空虚、客气动
膈、心中懊憹、舌上胎者、栀子豉汤主之

若渴欲饮水、口乾舌燥者、白虎加人參
汤主之、若渴欲饮水、小便不利者、猪苓
汤主之

阳明病、汗出多而渴者、不可与猪
苓汤、以汗多胃中燥、猪苓汤復利
其小便故也

[170]

脉浮而遲、表热裏寒、下利清谷者、四
逆汤主之

若胃中虚冷、不能食者、饮水则哕

脉浮、發热、口乾鼻燥、能食者、则衄

阳明病、下之、其外有热、手足温、心中懊
憹、飢不能食、但头汗出者、栀子豉汤主
之

阳明病、發潮热、大便溏、小便自可、胸胁

[171]

满不去者、柴胡汤主之

阳明病、脉下鞕满、不大便、而呕、舌上
白胎者、可与小柴胡汤、上焦得通、津
液得下、胃气因和、身濈然汗出而解

阳明中风、脉弦浮大而短气、腹部满
胁下及心痛、久按之气不通、鼻乾不得
汗、嗜卧、一身及面目悉黄、小便難有潮
热、时时哕、耳前後腫、刺之小差、外不解、病

[172]

右一味、於銅器內、微火煎、當須凝如
飴狀、攪之勿令焦箸、可丸併手捻
作挺、令頭銳大如指長二寸許、當熱
時急作、冷則鞕、以內穀道中、以手急
抱欲大便時乃去之、已試甚良、（註 疑非仲景意）
又大猪膽一枚、瀉汁和少許法醋、以
灌穀道內、如一食頃當久便出宿食
惡物、甚效、

〔174〕

過十日、脈續浮者、與小柴胡湯、脈但浮、
無餘症者、與麻黃湯、（註 若不尿、腹滿加噦者不治）
陽明病、自汗出、若發汗、小便自利者、
雖鞕不可攻之、當須自欲大便、宜蜜
煎導而通之、若土瓜根及大猪膽汁、
皆可為導、
蜜煎方
食蜜七合

〔173〕

右三味、以水一斗二升、先煮茵陳、減
六升、內二味、煮取三升、去滓、分三服、
小便當利（註 尿如皂莢汁狀、色正赤、一宿腹減、黃從）
便去也
陽明證、其人喜忘者、必有畜血、所以然者、本有久瘀血、故令喜忘、
大便反易而其色必黑者、宜抵當湯下
之、
陽明病、下之、心中懊憹而煩、胃中有燥

〔176〕

陽明病、脈遲汗出多、微惡寒者、表
未解也、可發汗、宜桂枝湯、
陽明病、脈浮無汗而喘者、發汗則
愈、宜麻黃湯、
陽明病發熱汗出者、不能發黃也、但頭
汗出、身無汗、劑頸而還、小便不利、渴引
水漿者、此為瘀熱在裏、身必發黃、茵
陳蒿湯主之、
茵陳蒿湯
梔子十四 大黃二兩

〔175〕

大下後六七日不太便煩不解腹滿痛
若此有燥屎也宜大承氣湯
病人小便不利大便乍難乍易時有
微熱喘冒不能卧者有燥屎也宜大
承氣湯
食穀欲嘔者屬陽明也吳茱萸湯主之
（註）得湯反劇者屬上進也
　　　　　寸關尺
大陽病脉緩浮弱其人發熱汗出後

〔178〕

屎者宜大承氣湯（註）若有燥屎者可攻
　　　　　　　　　　　　屬陽明初
病人不大便五六日繞臍痛煩燥發
作有時者此有燥屎故使不大便也
病人煩熱汗出則解又如瘧狀日晡
所發熱者屬陽明也脉實者宜下之
脉浮虚者宜發汗下之与大承氣湯
發汗宜桂枝湯

〔177〕

惡寒不嘔但心下痞者此以醫下之
也如其不下者病人不惡寒而渴小
便數者大便必鞕不更衣十日無所
苦也渴欲飲水少少与之但以法救之
渴者宜五苓散
脉陽微而汗出少者為自和也汗
出多者為大過陽脉實因發其汗
出多者亦為大過大過者為陽

〔179〕

絕於裏山津液大便因鞕也
脉浮而芤浮為陽芤為陰浮
搏胃氣生熱其陽則絕
跌陽脉浮而濇浮則胃氣強濇則
小便數浮濇相搏大便則難其脾
為約麻子仁丸主之
麻子仁二升　芍藥半斤　枳實半斤
大黃一斤　厚朴一尺　杏仁一升

〔180〕

〔182〕

得病二三日、脉弱、无大阳柴胡证、
烦燥、心下鞕、至四五日、虽能食、以
小承气汤少々与之、微和之、令小安、
至六日、与承气汤一升、若不大便
六七日、小便少者、虽不受食、但初
头鞕後必溏、未定成鞕、攻之必溏、
须小便利、屎定鞕、乃可攻之、宜大
承气汤

〔181〕

右六味、蜜和、丸如梧桐子大、饮服十
九日三服(鈍)漸加以和为度、
大阳病三日、发汗不解、蒸蒸发热者、属胃、
此调胃承气汤主之、
伤寒吐後腹胀满者、与调胃承气汤、
大阳病、若吐若下、若发汗後微烦、小
便数、大便因鞕者、与小承气汤和之、
愈

〔184〕

阳明少阳合病、必下利、其脉不负为顺也、
赋名为负也、脉滑而数者、有宿食、当
下之、宜大承气汤
病人无表里证、发热七八日、虽脉
浮数者、可下之、假令已下、脉数不
解、合热則消穀喜饥、至六七日不
大便者、有瘀血、宜抵当汤、若脉数
不解、而下不止、必阳汇便脓血也

〔183〕

伤寒六七日、目中不了、睛不和、无表
里证、大便难、身微热者、急下之、宜大
承气汤
阳明病、发热汗多者、急下之、宜大
承气汤
发汗不解、腹满痛者、急下之、宜大
承气汤
腹满不减、减不足言、当下
之、宜大承气汤

[185]

伤寒、發汗己、多目為黃、所以然者、以
寒濕在裏不解故此以為不可下也
□□□□□□（註）於寒濕中求之
伤寒七八日、身黃如橘子色、小便不利
腹微滿者、茵蔯蒿主之
伤寒、身黃發热者、梔子蘗皮湯主之
　肥梔子十五箇 甘艸二兩 黃蘗二兩
右三味、以水四升、煮取一升半去滓

[186]

分温再服、

伤寒、瘀热在裏、身必發黃、麻黃連軺
赤小豆湯主之
　麻黃二兩 連軺二兩連翹根是 杏仁四十箇麥头 赤小
　豆一升 大枣十二枚擘 生梓白皮一升切
　生姜二兩切 甘艸二兩
右八味、以潦水一斗、先煮麻黃再沸
去上沫、內諸葯、煮取三升去滓、分温

[187]

三版（註）半日服盡、

[188]

辨少陽病

少陽之為病、口苦、咽乾、目眩也
少陽病、兩耳無所聞、目赤、胷中滿而
煩者、不可吐下、吐下則悸而驚
伤寒、脉弦細、頭痛發热者、屬少陽
少陽不可發汗、發汗則讝語胃和則
愈
本大陽病不解、轉入少陽者、脇下鞕滿

乾嘔、不能食、往來寒熱、尚未吐下、脈沉
緊者、与小柴胡湯、
若已吐下發汗溫針、譫語柴胡證罷、此
爲壞病(註)知犯何逆以法治之、

汗、
三陽合病脈浮大(上關上)欲眠睡、目合則
傷寒六七日、無大熱、其人躁煩者、
此爲陽去入陰故也、

〔189〕

傷寒三日、三陽爲盡、三陰當受邪、
其人反能食而不嘔、此三陰不受
邪也、

傷寒三日、少陽脈小者、欲巳也、

少陽病欲解時從寅至辰上、

〔190〕

辨太陰病

太陰之爲病腹滿而吐食不下、自利益
甚、時腹自痛、若下之必胸下結鞕

太陰中風四肢煩疼脈陽微陰濇
而長者爲欲愈

太陰病欲解時從亥至丑上

太陰病脈浮者、少可發汗、宜桂枝湯

自利不渴者屬太陰其藏有寒故也

〔191〕

當溫之(註)宜四逆輩

傷寒脈浮而緩、手足自溫者、繫在太
陰、太陰當發身黄、若小便自利者、不發
黄、□□□□至七八日、雖暴煩下利
日十餘行、必自止(註)
本太陽病醫反下之因而腹滿時痛者
主之大實痛者主之加
大黃湯主之

〔192〕

— 404 —

〔193〕

桂支加芍薬湯、

桂支三両　芍薬六両　甘草二両

生姜　大棗

右五味以水七升煮取三升去滓温

分三服（註）本云桂支湯今加芍薬、

桂支加大黃湯

桂支三両　大黃二両　芍薬六両　生姜

甘草二両　大棗十二枚

〔194〕

右六味、以水七升煮取三升、去滓温

服一升、日三服、

太陰為病脈弱、其人續自便利設

當行大黃芍薬者宜減之、以其人

胃氣弱易動故也。

〔195〕

辨少陰病、

少陰之為病脈微細、但欲寐也、

少陰病、欲吐不吐心煩但欲寐若小

便色白者少陰病形悉具（註）

病人脈陰陽俱緊反汗出者已陽

也、此属少陰法當咽痛而復吐利

〔196〕

少陰病欬而下利讝語者被火氣

劫故也、小便必難以強責少陰汗

也、

少陰病脈細沉数病為在裏不可

發汗

少陰病脈微不可發汗亡陽故也、

陽己虚尺脈弱濇者復不可下之

少陰病脈緊至七八日自下利脈

〔198〕
少陰病,吐利,手足不逆冷,反發熱
者不死,脈不至者,灸少陰七壯
少陰病八九日,一身手足盡熱者
以熱在膀胱,必便血也
少陰病,但厥無汗,而強發之,必動
其血,未知從何道出,或從口鼻或
從目出者,是名下厥上竭,為難治
少陰病,惡寒身踡而利,手足逆冷者

〔197〕
暴微、手足反溫,脈緊反去者,為欲
解也,雖煩,下利必自愈
少陰病,下利,若利自止,惡寒而踡
臥,手足溫者可治
少陰病惡寒而踡,時自煩,欲去衣
被者可治
少陰中風,脈陽微陰浮者,為欲愈
少陰病,欲解時,從子至寅上

〔200〕
煩自欲吐,至五六日自利,復煩躁
不得臥寐者死
少陰病始得之,反發熱,脈沈者,麻黃細
辛附子湯主之
麻黃二兩　細辛二兩　附子一枚炮去皮破八片
右三味,以水一斗,先煮麻黃減二升
去上沫,內諸藥,煮取三升,去滓,溫服
一升日三服

〔199〕
者不治
少陰病吐利躁煩,四逆者死
少陰病,下利止而頭眩,時時自冒者
死
少陰病,四逆,惡寒而身踡,脈不至
不煩而躁者死
少陰病,六七日,息高者死
少陰病脈微細沈,但欲臥,汗出不

[202]

黄連三兩　黄芩二兩　芍藥二兩　雞子
黄二枚　阿膠三兩

右五味、以水六升先煮三物、取二升
去滓、内膠烊盡、小冷内雞子黄攪令
相得、温服七合日三服、

少陰病得之一二日、口中和其背惡寒
者、附子湯主之、

附子二枚　茯苓三兩　人參二兩　白朮

[201]

少陰病得之二三日、麻黄附子甘草湯
微發汗以二三日無裏證故微發汗也

麻黄二兩　甘草二兩　附子一枚

右三味、以水七升先煮麻黄一兩沸
去上沫、内諸藥、煮取三升去滓温服
一升日三服、

少陰病得之二三日以上心中煩不得
臥、若黄連阿膠湯主之

[204]

赤石脂末、方寸七、日三服

少陰病二三日至四五日、腹痛小便不
利下利不止便膿血者桃花湯主之

少陰病下利便膿血者桃花湯可利

少陰病吐利手足逆冷煩躁欲死者吳
茱萸湯主之

吳茱萸一升　人參二兩　生薑
大棗十二枚

[203]

三兩　芍藥三兩

右五味、以水八升煮取三升去滓、一
升日三服、

少陰病身體痛手足寒骨節痛脈沉者
附子湯主之、

少陰病下利便膿血者桃花湯主之

赤石脂一斤　乾薑一兩　粳米一升

右三味、以水七升煮米令熟去滓内

[205]

右四味、以水七升、煮取二升、去滓、温
服七合、日三服。

少陰病、下利、咽痛、胸滿、心煩者、豬膚湯
主之。

豬膚一斤

右一味、以水一斗、煮取五升、去滓、加
白蜜一升、白粉五合、熬香、和令相得、
温分六服。

[206]

少陰病、二三日、咽痛者、可与甘草湯、不
差、与桔梗湯。

甘草湯方

甘草二兩

右一味、以水三升、煮取一升半、去滓、
温服七合、日三服。

桔梗湯方

桔梗一兩 甘草二兩

[207]

右二味、以水三升、煮取一升、去滓、温
分再服。

少陰病、咽中傷、生瘡、不能語言、聲不
出者、苦酒湯主之。

半夏洗、破如棗核十四枚 雞子一枚去黃、內上苦酒、著雞子殼中

右二味、內半夏著苦酒中、以雞子殼、
置刀環中、安火上、令三沸、去滓、少少含
嚥之、不差、更作三劑。

[208]

少陰病、咽中痛、半夏散及湯主之。

半夏洗 桂枝去皮 甘草炙

右三味、等分、各別擣篩已、合治之、白
飲和、服方寸匕、日三服。若不能散服
者、以水一升、煎七沸、內散兩方寸匕、
更煮三沸、下火令小冷、少少嚥之。半夏有毒、不當散服

少陰病、下利、白通湯主之。

— 408 —

〔210〕

右五味、以水一斗、煮取一升六合、
膽汁人尿、和令相得、分溫再服（註薑）
膽亦可用

少陰病、二三日不已、至四五日、腹痛小
便不利、四肢沉重、疼痛自下利、其人或
欬或小便利、或下利或嘔者、玄武湯主
之、

茯苓三兩　芍藥三兩　白术二兩

生姜切

〔209〕

人尿五合　猪膽汁一合

葱白堊　乾姜一兩　附子一枚（生去皮破八片）

少陰病下利、脉微者、與白通湯、利不止、
厥逆無脉、乾嘔煩者、白通加猪膽汁湯
主之、（註）服湯脉暴出者死微續者生

右三味、以水三升、煮取一升、去滓、分
溫再服、

葱白堊　乾姜一兩　附子一枚（生去皮破八片）

〔212〕

脉微欲絶、身反不惡寒、其人面色赤、或
腹痛、或乾嘔、或咽痛、或利止脉不出者、
通脉回逆湯主之、

甘草二兩　附子大者一枚（生用去皮破八片）　乾姜三兩

右三味、以水三升、煮取一升二合、去
滓、分溫再服、

其脉即出愈、面色赤者加葱九莖、
腹中痛者去葱加芍藥二兩、嘔者加

〔211〕

三兩　附子一枚（炮去皮破八片）

右五味、以水八升、煮取三升、去滓、溫
服七合、日三服、

若欬者加五味子半升、細辛一兩、乾
姜一兩、若小便利者去茯苓、若下利
者去芍藥、加乾姜二兩、若嘔者去附
子、加生姜足前為半斤、

少陰病、下利清穀、裏寒外熱、手足厥逆、

[214]

咳者加五味子乾姜各五分并主下
利悸者加去支五分、小便不利者加
茯苓五分、腹中痛者加附子一枚炮
令折、泄利下重者先以水五升煮薤
白三莖渣取三升去滓以散三才寸
匕内湯中煮取一升五分温再服
少陰病下利六七日、欬而呕渇、心煩不
得眠者猪苓湯主之。

[213]

生姜二兩、咽痛者去芍薬、加桔更一
兩、利止脉不出者、去桔梗加人参二
兩 註 脉病悸子方細忘為乃服之
少陰病其人或欬或悸或小便不利或
腹中痛、或泄利下重者、回逆散主之。
甘中炙 枳実破 柴胡 芍薬
右四味、各等分、捣篩、白飲和服方寸
匕、日三服。

[216]

少陰病六七日、腹脹、不大便者急
下之、宜大承气湯。
少陰病脉沉者急温之、宜四逆湯
甘中炙 乾姜一两 附子一枚
右三味、以水三升煮取一升二合去
滓今温再服
強人可大附子一枚乾姜三两
少陰病、飲食入口則吐心中温欲吐復

[215]

猪苓 茯苓 阿膠 沢泻 滑石
各一两
右五味、以水四升先煮四物取二升
去滓内阿膠烊尽温服七合日三服
少陰病得之二三日口燥咽乾者急
下之且大承气湯。
少陰病自利清水色純青心下必痛口
乾燥者可下之、宜大承气湯。

不能吐始得之、手足寒、脉弦迟、不可下
也、若膈上有寒饮乾呕者、不可吐也、当
温之、宜四逆汤

少阴病、下利、脉微濇呕而汗出必
数更衣反少者、当温其背上灸之

脉经连言此胸中实当吐之

〔217〕

辨厥阴病

厥阴之为病消渴气上撞心、心中疼热、飢而
不欲食、食则吐蚘、下之利不止

厥阴中风脉微浮为欲愈不浮为
未愈

厥阴病欲解时从丑至卯上

厥阴病渴欲饮水者少少与之愈

诸四逆厥者不可下之虚家亦然

〔218〕

伤寒先厥後发热而利者、必自止
见厥復利

伤寒始发热六日厥反九日而利

凡厥利者当不能食今反能食者
恐为除中、食以索饼不发热者知
胃气尚在、必愈恐暴热来出而復
去也後三日脉之其热续在者、本发
期之旦日夜半愈、所以然者、本发

〔219〕

热六日、厥反九日、復发热三日、并
六日、亦为九日、与厥阴相应、故期
之旦日夜半愈、後三日脉之而脉
数、其热不罢者、此为热气有余、必
发痈脓也

伤寒脉迟六七日、而反与黄芩汤
彻其热、脉迟为寒、今与黄芩汤復
除其热、腹中应冷当不能食今反
能食此名除中

〔220〕

[221]

能食此名除中必死
傷寒、先厥後發熱、下利必自止、而
反汗出咽中痛者其喉為痺發熱
無汗而利必自止若不止必便膿
血便膿血者其喉不痺
傷寒二三日、至四五日厥者必發
熱、前厥者後必熱、厥深者熱亦深、
厥微者熱亦微、厥應下之、而反發

[222]

汗者必口傷爛赤、
傷寒病厥五日、熱亦五日、設六日
當復厥不厥者自愈、厥終不過五
日、以熱五日、故知自愈。
化若者陰陽氣不相順接便為厥（註）
厥若手足厥冷者是。
傷寒脈微而厥、至七八日、膚冷、其人
躁無暫安時者……為蛔厥也（註）

[223]

令此蛔〔蛔〕令病者靜而復時煩（註）
……蛔躁煩、蛔聞食臭復止、得食而嘔、又煩其
人當自吐蛔、蛔厥者烏梅丸主之（註）
又主久利。
烏梅三百枚　細辛六兩　乾薑十兩　黄連
十六兩　當歸四兩　附子六兩　蜀椒四兩
桂枝六兩　人參六兩　黄蘗六兩
右十味異搗篩合治之以苦酒漬烏

[224]

梅一宿去核、蒸之五斗米下、飯熟持
成泥和藥令相得内臼中與蜜杵二
千下、丸如梧桐子大、先食飲服十丸、
日三服、稍加至二十丸、禁生冷滑物
臭食等。
傷寒病、少厥微、指頭寒、嘿嘿不欲食、
煩躁數日、小便利色白者、此熱除
也、欲得食其病為愈、若厥而嘔

〔225〕

胃煩滿者其後必便血
病者手足厥冷言我不結胸小腹
滿按之痛者此冷結在膀胱關元
也
傷寒發熱四日厥反三日復熱四
日厥少熱多者其病當愈四日至
七日熱不除者必便膿血
傷寒厥四日、熱反三日復厥五日、

〔226〕

其病為進、寒多熱少陽氣退故為
進也、
傷寒六七日、脉微手足厥冷煩躁
灸厥陰厥不還者死
傷寒發熱下利厥逆躁不得臥者
死
傷寒發熱下利至甚厥不止者死
傷寒六七日、不利便發熱而利其

〔227〕

人汗出不止若死有陰無陽故也
傷寒五六日、不結胸腹濡脉虚復
厥者不可下、此亡血下之死發熱
而厥者七日下利者為難治
傷寒脉促手足厥逆者可灸之
傷寒脉滑而厥者裏有熱也白虎湯主
之
手足厥寒、脉細欲絶者、當歸四逆湯主
之

〔228〕

若其人内有久寒者宜當歸四逆加吳
茱萸生姜湯
又方
當歸三兩　桂枝三兩去皮　芍藥三兩
細辛三兩　甘草二兩炙　通艸二兩
大棗二十五枚擘一法十二枚
右七味、以水八升、煑取三升、去滓

下利、厥逆而恶寒者、四逆汤主之、

大汗若大下利而厥冷者、四逆汤主

之、

病人手足厥冷、脉乍紧者、邪结在胸

中、心下满而烦、饥不能食者、病在胸

中、当须吐之、宜瓜蒂散

伤寒厥而心下悸、宜先治水、当服茯

苓甘草汤、却治其厥、不尔水渍入胃

[230]

温服一升、日三服

当归四逆加吴茱萸生姜汤

当归三两　芍药三两　甘草二两炙

通草二两　桂枝三两去皮　细辛三两

生姜半斤切　大枣二十五枚擘　吴茱萸二升

右九味、以水六升、清酒六升和煮

取五升、去滓分温五服

大汗出热不去、内拘急四肢疼又

[229]

茯苓六铢　甘草六铢炙　石膏六铢碎绵裹

白术六铢　干姜六铢

右十四味、以水一斗先煮麻黄一

两沸去上沫内诸药煮取三升去

滓分温三服相去如炊三斗米顷

令尽汗出愈

伤寒四五日、腹中痛若转气下趣

少腹者、此欲自利也

[232]

必作利也

伤寒六七日、大下后脉沉而迟、手足

厥逆、与四逆汤、下部脉不至、咽喉不

利、唾脓血、泄利不止者、属麻黄升麻

汤

麻黄二两半去节　升麻一两一分　当归一两一分

知母十八铢　黄芩十八铢　萎蕤十八铢

芍药六铢　天门冬六铢去心　桂枝六铢去皮

[231]

傷寒本自寒下、医复吐下之、寒格更逆
吐下、若食入口即吐、乾姜黄芩黄連人
参湯主之。
乾姜　黄芩　黄連　人参各三两
右四味、以水六升煮取二升去滓分
温再服
下利有微热而渴、脉弱者令自愈
下利脉数有微热、汗出令自愈、設

[233]

後緊為未解。
下利手足厥冷無脉者灸之不温
若脉不還反微喘者死、小陰負跌
陽者為順也。
下利寸脉反浮數、尺中自濇者必
清膿血
下利脉沉弦者、下重也、脉大者為
未止、脉微弱數者、為欲自止、雖發

[234]

热不死。
下利清穀不可攻表、汗出必脹満
下利脉沉而遲、其人面少赤、身有
微热、下利清穀者、必鬱冒汗出而
解、
病人必微厥、所以然者、其面戴陽下
虚故也。
下利脉数而渴者令自愈、設不差、

[235]

必清膿血、以有热故也。
下利後脉絶、手足厥冷、晬時脉還
手足温者生、脉不還者死
傷寒下利日十餘行、脉反實者死
下利清穀裏寒外热、汗出而厥者通
脉四逆湯主之
热利下重者、白頭翁湯主之
白頭翁二两　黄蘗三两　黄連三两

[236]

〔237〕

秦皮三兩

右四味，以水七升，煮取二升，去滓溫
服一升，不愈更服一升。

下利腹脹滿，身体疼痛者，先溫其
裏乃攻其表，溫裏宜四逆湯，攻表
宜桂枝湯。

下利欲飲水者，以有熱故也，白頭
翁湯主之。

〔238〕

下利讝語者，有燥屎也，宜小承気
湯。

下利後更煩，按之心下濡者，為虛
煩也，宜梔子豉湯。

嘔家有癰膿者，不可治也，膿盡自
愈。

嘔而脈弱，小便復利，身有微熱見厥
者，難治，四逆湯主之。

〔239〕

乾嘔，吐涎沫，頭痛者，吳茱萸湯主
之。

嘔而發熱者，小柴胡湯主之。

傷寒大吐大下之，極虛復極汗出
者，其人外気怫鬱，復與之水以發
其汗因得噦，所以然者，胃中寒冷
故也。

傷寒，噦而腹滿，視其前後，知何部

〔240〕

不利，利之即愈。

辨霍亂陰病 霍亂

問曰：病有霍亂何？答曰：嘔，吐而利，
此名霍亂。

問曰：病發熱頭痛，身疼惡寒，吐利
者，此屬何病？答曰：此名霍亂，霍亂
自吐下，又利止復發熱也。

傷寒其脈微濇，本是霍亂，今是傷

吐利恶寒、脉微而復利、四逆加人参汤
主之

甘草二两　附子一枚生去皮破八片　乾姜一两半

人参一两

右四味、以水三升、煮取一升二合、去
滓、分温再服

吐利、头痛发热、身疼痛、热多欲饮水者、
五苓散主之、寒多不用水者、理中丸主

〔242〕

若脐上筑者、肾气动也、去术加桂四
两、吐多者、去术加生姜三两、下多者、
還用术、悸者、加茯苓二两、渴欲得水
者、加术、足前成四两半、腹中痛者、加
人参、足前成四两半、寒者、加乾姜、足
前成四两半、腹满者、去术、加附子一
枚、服汤後、如食顷、饮热粥一升许、微
自温、勿发揭衣被、吐利止而身痛不

〔244〕

寒、却四五日、至阴經上、轉入阴必
利、本呕、下利者、不可治也、欲以大
便而反失气、仍不利、此属陽明也、
便必鞕、十三日愈、所以然者、經尽
故也、下利後当便鞕、鞕则能食者、
愈、今反不能食、到後經中頗能食、
復過一經能食、過之一日当愈、不
愈者、不属陽明也

〔241〕

之

人参　乾姜　甘草炙　白术各三两

右四味、捣篩、蜜和为丸、如雞子黄許
大、以沸湯数合和一丸、研碎温服之、
日三四夜二服、腹中未热、益至三四丸、然不及湯、
法以四物依两数切用水八升煮取
三升去滓温服一升日三服

〔243〕

〔245〕

休若当消息、和解其外、宜桂枝汤（小和之）

吐利汗出、发热恶寒、四肢拘急、手足厥冷者、回逆汤主之

既吐且利、小便复利而大汗出、下利清谷、内寒外热、脉微欲绝者、回逆汤主之

吐已下断、汗出而厥、四肢拘急不解、脉微欲绝者、通脉回逆加猪胆汁汤主之

甘草（炙二两）乾姜（三两）附子（大者一枚、生用去皮破八片）

〔246〕

猪胆汁（半合）

右四味、以水三升、煮取一升二合、去滓、内猪胆汁、分温再服、其脉即来（註 无猪胆以羊胆代之）

吐利发汗、脉平、小烦者、新虚不胜谷气故也

〔247〕

辨阴阳易差后劳复病

伤寒阴阳易之为病、其人身体重、少气、少腹里急、或引阴中拘挛、热上冲胸、头重不欲举、眼中生花、膝胫拘急者、烧裈散主之

烧裈散方

妇人中裈、近隐处、取烧作灰

右一味、水服方寸匕、日三服、小便即利、阴头微肿（註 此为愈矣、妇人病取男子裈烧服）

〔248〕

大病差后劳复者、枳实栀子汤主之

枳实（炙三枚）栀子（擘十四个）豉（一升、绵裹）

右三味、以清浆水七升、空煮取四升、内枳实栀子、煮取二升、下豉、更煮五六沸、去滓、温分再服、覆令微似汗（註 若有宿食者、内大黄如博棋子五六枚、服之愈）

伤寒差以后、更发热、小柴胡汤主之、脉浮者、以汗解之、脉沉实者、以下

大病差後、喜唾、久不了了宜理中丸、曾三有寒、當以丸藥溫之

傷寒解後虚羸少気、逆欲吐竹葉石膏

湯主之

竹葉二把　　石膏一斤

麦門冬一升　人参二両

粳米半升

右七味、以水一斗煮取六升去滓内

粳米煮米熟湯成去米温服一升日

〔250〕

解之、

大病差後、従腰以下有水気者牡蛎沢

浮散主之

牡蛎熬　沢浮　蜀漆煖水洗去腥

商陸根熬　　海藻洗去鹹

栝蔞根　葶藶子熬　各等分

右七味、異擣、下篩為散更於臼中治

之白飲和服方寸匕日三服、小便利

止後服、

〔249〕

三服

病人脉已解而日暮微煩以病新差、

人強与穀脾胃気尚弱不能消穀故

令微煩損穀則愈

凡療治之方有奇恒之理奥毒薬之化

機又經旨之所秘多傳方文字傳法□

□□□□□□□□□□

□□□□□□□□

〔251〕

而後可令近四部之教習□也

中之學老講家傳之論況

康平三年二月十七日

侍医丹波雅忠

真和二年十二月十五日以家秘説

授典薬權助早

和氣朝臣嗣成　南山□上山秋五但謹書

□□□□□□□□□□

〔252〕

始于《伤寒论》 终于《伤寒论》
——译后小记兼论《伤寒论》之象思维

描述，观象，在证象流动与转化中体悟脉证方治本真本然，《伤寒论》式动态整体直观

当代中国象思维创始人王树人先生在《回归原创之思："象思维"视野下的中国智慧》一书中论述道：象思维是对中国传统思维的本质内涵和基本特征的概括，正是"象"或其他最高理念之作为动态整体的"非实体性"，决定了中国传统思想文化具有的"非对象性""非现成性"及"原发创生性"诸品格。非实体性范畴显示为一种动态的终极的原发创生性，所以不仅不能用概念思维，而且只有中止或"悬置"概念思维，或只有进入象思维，才有可能领悟，从而有可能使思与境界跃升至原发的创生境域。

笔者认为，《伤寒论》（包括《金匮要略》，后同）所呈现的正是中医临证之际的原发创生境域。《伤寒论》的"脉证并治"思维是中国传统思维在医学上的典范应用，是一种通过描述而观证象的方法，由脉证与方药共筑原象，从证象的流动与转化中体悟疾病及其治疗的本真本然。《伤寒论》在描述脉证及其方证关系中尽显象思维之"思"的精神运动，表现出"天人合一"式的动态整体直观。《伤寒论》式思维当属象思维，而非西方文化的概念逻辑的线性理性化思维。

现象学研究给人们的认知带来了新的启示，海德格尔的一个重要用语"缘在"（Dasein）所显示"存在"的意义，即不是概念的规定，而是一种描述。"缘在"不仅是动态的，而且是整体的即具有张力的整体。这种作为动态的整体，只要用概念思维方式加以规定，"存在"及其意义就因而被遗忘或遮蔽了。"存在"本身，或者说本真的"存在"，作为动态的整体，它是不可用概念思维的方式加以揭示的，王树人先生认为这里需要的倒是"象思维"体"道"的整体观。《回归原创之思》论述道，现象学的最重要目标是"回到事情本身"或"回到原初境域"。在概念思维的前提下，无论是经验主义的"解释"，还是科学主义的"分析"，从胡塞尔到梅洛-庞蒂都认为脱离了"事情本身"。现象学力图换一种视角，换一种方法，以便能更有效地"面向事情本身"。这种视角和方法，实质上都是在努力打破经验主义和科学主义在把握整体上的无能或局限性，也就是向整体直观的"象思维"趋近。梅洛-庞蒂在《知觉现象学》中提出"我是绝对的起源"，试图打破科学观点所作的"我"与世界的隔离或割裂，具有趋向"本真之我"的意义。其从知觉现象学的立场出发指出："应该描述实在事物，而不是构造或构成事物。这意味着我不能把知觉与属于判断、行为或断言范畴的综合等同起来"、"问题在于描述，而不在于解释和分析"、"纯描述的要求是既不采用分析的方法，也不采用科学解释的方法"。这些观点启示我们，"描述"不是概念判断的解释和分析，而是对"事情本身"的新发现，描述能比概念思维更接近把握"事情本身"。就是说，作为"绝对起源"的"我"，其"体验"和"知觉"，由于与所"体验"和"知觉"的世界是一体，所以不能用对象化的概念思维作判断、分析、综合，要把握这里的本真本然，则只能描述。

笔者认为，从整体上来看，《伤寒论》主要的方法即是描述，其中对脉证方药描述的比重远远大于解释，重要用语的形成也基本上使用描述的方法，而不是建立概念定义的方法，三阳三阴篇呈现出多种证候群、证象的发生、流动、转化和呼应，是一种描述的整体动态的"缘在"状态，以此揭示出方证治疗的关系。其"道理"蕴含在"恍兮惚兮"中，但并不强行基础理论体系的建构与阐释，如此"不立文字"，就是不诉之于语言，中止概念思维，非不能为，乃知其不可为也。

例如，"太阳病，发热，汗出，恶风，脉缓者，名为中风"揭示太阳中风证，是一种描述而非概念，不可以用现代医学对疾病进行定义的方式来建立太阳中风证的概念。"桂枝汤方，桂枝三两去皮，芍药三两去皮，甘草二两炙，生姜三两切，大枣十二枚擘"也是一种描述而非定义，不可以用药典中对如阿司匹林等西药的定义模式来规约桂枝汤。"太阳中风，阳浮而阴弱，阳浮者，热自发，阴弱者，汗自出，啬啬恶寒，淅淅恶风，翕翕发热，鼻鸣干呕者，桂枝汤主之"，更是一种描述，条文与组方、服法、将息法一起呈现为脉证与方药的共同筑象，而非逻辑与分析。事实上，不可以对太阳中风、桂枝汤下定义、建立概念，无法形成对太阳中风与桂枝汤方证之间的逻辑判断与分析，若"强字之曰"则易走入概念思维，偏离"事情本身"，而陷入"断桥"的僵局。

又如，《伤寒论》中有许多关于腹诊证候的描述，如果按照部位大致分类，心下部位则可见"心下濡""心下痞""心下痞硬""心下痞坚""按之心下满痛""心下满微痛""心下满而鞕痛""正在心下，按之则痛""心下痞鞕满，引胁下痛""心下痛，按之石硬""从心下至少腹鞕满而痛不可近""心下支结""心下悸"等；胸胁部位则有"胸胁苦满""胸胁逆满""胸胁支满""胸胁下满""胸胁满微结""胸下结鞕""胁下痞鞕""胁下素有痞，连在脐旁，痛引少腹入阴筋"等；腹部包括少腹、脐下等部位则描述为"腹濡""腹满""腹胀满""腹满痛""腹中急痛""苦里急""虚劳里急""少腹满""少腹硬""少腹当硬满""膀胱急，少腹满""少腹满如敦状""内拘急""少腹拘急""少腹里急，腹满""少腹急结""少腹坚痛""少腹肿痞，按之即痛如淋""脐下悸""脐下有悸"等。笔者认为，如果从腹诊角度来考察，上述腹证的一部分属于患者自觉，但更多更重要的是医者诊察的他觉，其中包括性质、形状、程度、范围等丰富的内容，每一个描述用语均呈现出具有特点的一种"腹象"，几乎不能互相代替使用。并且，显然这些腹诊证候也不能用概念定义的方式来表示，只能在描述中把握特征、形成"腹象"，以"触联"证治的联系。

可见在《伤寒论》，把握证候本质的最佳方式采用的是描述的态度与方法，描述，再描述，体悟证象。其所见体悟，不是概念、判断、推理所得出的结论，而是进入原象，在象的流动与转化中整体贯通的原发创生之境域。如此方得本真本然，方得源头活水，此乃老子所称"万物并作，吾乃观其复"的境界。所以，整体《伤寒论》表达的内涵，不可能用概念方式加以定义、诠释，不可能用逻辑思维进行推导、分析，却需要象思维的动态整体观来体悟。

　　《伤寒论》犹如一首恢弘精微的脉证方治长篇叙事诗，是古代医家参悟人身"天地"、把握证治经纬的哲思结晶，是中国古文化"早熟"特点在对人体生理、疾病、治疗领域即"醫"界的体现，以张仲景为首的《伤寒论》流派的开拓者、创造者们是一群高尚的先知。

　　笔者认为，日本汉方医学古方派正是体悟到《伤寒论》具有的这种原创性和启发原创性的深邃特质和雄浑底蕴，所以在治学中罢黜百家，独尊仲景，把《伤寒论》式思维发挥到极致，"始于《伤寒论》，终于《伤寒论》"（《临床应用伤寒论解说》）便是这种治学特点和学术境界的简约描述。

　　大塚敬节先生是现代古方派的代表，其治学的突出特点便是推崇《伤寒论》《金匮要略》，凸显仲景学说的原创性、根基性和指导性地位，践行"始于《伤寒论》，终于《伤寒论》"的方法论与境界观。笔者认为大塚先生对《伤寒论》《金匮要略》的学习理解与临床运用似可概括为以经学治经、以《论》理释《论》、以条文照应条文、从证候中得要领、"在病人身上读出《伤寒论》"等特点。

　　在大塚先生入于汤本求真门下学习汉方的最初阶段，汤本求真严苛地规定只许读《伤寒论》和《金匮要略》，不允许读第三本书。对此大塚先生在晚年感慨道："最初的两三年里，我全力以赴地做了《伤寒论》和《金匮要略》的研究。这样一来我达成了与汉方医学最根本经典的亲近和熟悉"，"像这样在学习的初期，没有涉及杂学，而能够直接全力攻读了《伤寒论》，这是汤本先生予我的恩赐"，"我想把《伤寒论》研究持续下去，直到生命的终点。"

　　汤本求真当时这样规范大塚敬节，大塚先生也这样教诲后人和弟子，大塚恭男先生记述道："父亲贯穿生涯而研究汲取的是《伤寒论》及其姊妹篇《金匮要略》，以此两书为核心，然后也面向后世方、本草学"，始终认为"必须彻底地做好《伤寒》《金匮》，这件事做好后可以去学习《千金》《外台》、金元流派医学及本草学，但是如果核心的东西没有牢固掌握，其所得也就成了百事通'万金油'。"

　　此语看似平常叙述，但是寓意深奥，入门伊始应该读什么样的书，形成怎样的最基本的框架，将怎样的根本认知方式深植心中，并且训练成自觉的操作意识和方法，对汉方医学的成长路径、成长类型及成长限度有着非常重

临床应用伤寒论解说

要的决定作用。入门阶段的大塚敬节先生并不懂如何去学习，他按照汤本求真的要求去做，并一生实践这种方式，明白了这样读书的好处，深谙其妙，深受其益，在自己的晚年感慨汤本先生的"恩赐"，可谓语重情深。

那么，《伤寒论》"核心的东西"指的是什么呢? 当然是疾病"脉证并治"的方法，但笔者认为如果在象思维视野下，"核心的东西"应指描述脉证、观其证象、在证象的流动与转化中体悟脉证方治的本真本然，这种《伤寒论》式动态整体直观。汉方医学古方派医家认为没有《伤寒论》就没有汉方医学，《伤寒论》式思维是汉方医学临床诊疗的全面的、根基性的、指导性思维，《伤寒论》君临万卷医书之上，不能把它当作是众多科目中的普通课程之一。所以医家们对张仲景和《伤寒论》的赞颂不吝言辞，如"自天地生以来，未见妙文如此者，此非圣作更为谁，当予盛赞"（宇津木昆台语）、"医学之有伤寒论，犹如儒学之有《论语》《孟子》"（喜多村栲窗语）、"伤寒中有万病，万病中有伤寒"、"一部《伤寒论》置于枕旁足矣"、"凡欲学古医道者，当先熟读《伤寒论》，而后择良师友事之，亲试诸事实。不然则虽读尽亿万卷之书，要无益于术焉"（永富独啸庵语）、"非至圣作为，谁人能得如此"（浅田宗伯语）。

大塚敬节先生本人赞赏《伤寒论》"尽善尽美"，在《临床应用伤寒论解说》中阐述的观点认为：无论如何，在汉方医学古典医籍中能够与《伤寒论》地位等同的医书是空前而又绝后的，即使是能够相提并论的也没有。如独啸庵所云，《伤寒论》论述了疾病的变化法则和顺应这些法则的治疗方法，这是其他书中绝无的，也是《伤寒论》能够君临万卷医书之上之所以然。《伤寒论》是前后相照应的一篇大文章，论述正而顾及变，使人看到病状的转变无常（定）之处，这个特点贯穿全书，所以必须抓住这个关联性来读《伤寒论》。《伤寒论》讲述疾病的变化和对于这种变化的治疗方法，并以此为例，阐释了一般疾病的治疗法则。像这样将疾病从发病到痊愈或直至死亡，追逐着时间过程而进行论述的做法，无可类比者，诚为空前绝后。读《伤寒论》者，必须留意这一点，就像要在病人身上读出《伤寒论》那样地去顾念倾心。古人有"汉方医学研究，始于《伤寒论》，终于《伤寒论》"的说法，我也想把《伤寒论》研究持续下去，直到生命的终点。

笔者认为，大塚敬节总结的"始于《伤寒论》，终于《伤寒论》"这十个字，既是治学方法，也是学术境界。这十个字讲的是一个过程，从《伤寒论》开始，长期研读与临证，无数训练与磨砺，体悟到《伤寒论》奥妙，千回百转，见遍山水，最后还是归结于本真本然的《伤寒论》。这十个字强调的是《伤寒论》式思维、《伤寒论》式认知方式和《伤寒论》具有的学术境界。这种学术的观点、思想、境界和思维方式，可谓继往圣之绝学，予后学以警示，值得中国 21 世纪的中医者借鉴、学习。

遮蔽理，见（xian）道，恢复一个灵魂比失去一个王国更要紧

《伤寒论》教示于人的方法，从总体上来看，其避开了理论体系的语言论述及对具体脉证、方药细节的机理阐释，淡化了理论王国的建构，侧重于描述脉证、证候群、证象，依据其流动与转化揭演证象与方药的关系，把握疾病的本质。这种方法显示出不同于理性概念与逻辑思维的特质，超越了理论的思维与表达的极限。乍看起来，朴素而简单，但实为大道至简，大象无形，回到事情的本身或原初境域，在主客混一、物我两忘中恢复具有原发创生性的能力和灵魂。

从现象学研究来看，使用语言文字建立概念、阐释机理、建构理论体系，不可避免地将事物对象化、概念化。这种思维方式从概念出发，而不是从"事情"本身出发，对于人本身是一种疏远化的思维方式，它在本质上并不关心处于整体性中活生生的人性。概念思维方式中包含着简化与僵化，单纯靠这种思维方式，不可能把握事物活生生的、有机变化发展的整体，反而会偏离有机的活生生的整体性和由此所生发的层出不穷的创造性。并且这种对象化活动的直线性，还会导致从对象化、疏远化到异化的产生。

另外，从符号学的角度看，语言文字在运用时会碰到"意义过剩"的问题。概念思维把语言文字作为定义、概念、判断、推理的分析解释会使得其所表达的意义难以确定，反而造成混乱，甚至出现"语言游戏"状态。

《周易》言："易者象也，象也者像也""观物取象""象以尽意"。易学家们也有"立象以尽意""尽意莫若象，意以象尽"的感悟。《回归原创之思》中象思维观点认为："我象思"的生命活力与原创性，不仅在于它中止了对象化的概念思维活动，解除了对象化僵化的束缚，还在于此时的"我"

感受力最强、触角最多，"我"的本真状态具有概念思维所不可比拟的广阔自由的思维时空。就是在这种"惟恍惟惚"中，在象的流动与转化中，本真的"我"会有所悟，或会有所发现。"大象无形"是最具创造活力的"原象"的原发创生境域，只能为"象思维"所体悟和把握，而为常识和概念思维所无法想象和把握。

在《伤寒论》产生的时代，医者对证候、证象的观察有极大的依赖性，久而久之，长期的训练具备了比现今医生对证象观察、描述、非概念化、非对象化处理及对证象的流动与转化所带来的启示的灵敏而深邃的体悟。如果站在象思维和现象学立场，"象以尽意"，可以理解为不足象则无以尽意、只有象方可尽意，所以甚至可以说在某种程度上只有依靠《伤寒论》的这种证象流动和转化才能接近或揭示疾病的本质，如果不采取这种方法就会偏离真相，就会无法逼近疾病的本质。相反，如果我们用《伤寒论》中并不存在的"理论"或者说并非主要的方法对《伤寒论》的"脉证并治"作过度解析或者说强饰，作层层分析阐释，反而会背离《伤寒论》真正的内涵和用意。也可以这么说，《伤寒论》遮蔽理以观道，"不说理"，道乃见（xian），遮蔽理，道乃见（xian）。反之，若沉湎于理，若纠缠于理，若醉意于理论盘带，从说理的左右逢源中而获得快感，则道反被遮蔽，不得到场与呈现，道必不见（xian）。西哲云：在纯粹的光明中，如同在纯粹黑暗中一样，也是什么也看不见的。《老子》也指出"为学日益，为道日损"这种认识的二重性，进而发出了"绝圣弃智"的呼唤。《庄子》应帝王篇"中央之帝""浑沌"被报恩者善意地"日凿一窍，七日而浑沌死"的悲剧，也提示了保持"道"的"浑沌"本性、本真、本然状态的重要性。

笔者认为，大塚敬节先生深谙此"道"。从著作中可以看到，已如前述，他对《伤寒论》的研究特点在于重考据、重证候、重方治、重疗效，不作过度的理论注脚，避免牵强的理论解释，观证候活生生的原态，悟其转化与演变，得到脉证方治的本真本然。对于一部分理论色彩较浓的内容不予深究，甚至质疑其是否为原著的原文，对机制阐释性文句如"所以然者……"一类文字认定为后人掺入文，警惕其对仲景原著的误导。这种不诉之于语言解释的做法，"悬置"已知之知，中止概念思维，最大限度地保障"医者之我"在本真状态中感受和进入《伤寒论》所提供的"象思维"的原发创生境界。这种治学方式兼具江户医学馆考证学遗风与提倡"实证亲试"的古方派学风，将绵密细致的学者审慎态度与救病挽逆的临床现场医者硬朗作风揉和在一起，形成了独特的学术风格与魅力，同时至少在临床治疗学角度最大程度地还原了作为临床渊源的《伤寒论》、也是被大塚先生自己称为"世界最高的论述治疗学的古典医著"《伤寒论》的本来面目。

娄绍昆先生讲述阅读《汉方诊疗三十年》的感触时道："时时亲切细腻地体验到具象的经方知识和大塚敬节先生的临床智能与技巧。在医案叙说的字与字关联之中，朦胧地传递着破解方证对应的密码，不知不觉之间欣喜地理解到临床时意向性思维的作用，渐渐地懂得从原始的临床资料去接近经方。还原方证这是经方医师的必须要经过的一道窄门。"（久久不能释怀的《中医之味》）真挚妙语，娓娓道来，每字每句均耐琢磨，笔者也从中参悟到了中止概念思维、直观进入本质的现象学内涵。同时娄先生也冷峻而犀利地指出："中医经方的方证辨证在日本却得到长足的发展。日本汉方家把庞杂的中医理论进行削尽陈繁留清瘦的扬弃，竟然尽显其仲景思想的本色之美。章太炎先生有'吾道东矣'一语，暗指这一令人难以启齿的历史事实。"彭坚先生率性而评：这个结论有如石破天惊，大胆而直率！在当今仍然处于半闭锁状态，一心向西看，不愿向东看的中医界，必将掀起一阵狂潮。（《中医思想者第二辑·漫漫从医路，切切经方情》）

笔者试图借助此时的语境再陈私见：其一，胡希恕先生提出的"辨方证是辨证的尖端"的观点，如果从象思维和现象学的角度思考，则可以感悟到胡老所据的高度，加深理解这个观点在于强调《伤寒论》式思维的唯一性、不可替代性，也就是说，在某种场合、某种情况下只有凭借《伤寒论》式思维才能够最大程度地逼近疾病的本质。其二，岳美中先生有一句名言："不以理论取胜"，窃思岳老的这句话在某种程度上是在强调《伤寒论》式思维，并非不要理论，要害在"胜"字，胜即胜利，也可以理解为同音字"盛"和"剩"，即盛气和过剩。理论上层层解析，看似明了，而实际上过多的盘带会削弱象思维取向，"渐行渐远渐无书，水阔鱼沉何处问"，结果反而是背离着疾病的本质。"大象无形""大音希声"，这些玄妙之门却在"醫"

之学术中尽显其实在得无以复加的致用价值。

有人会说，这种治学方法有偏颇。笔者认为，这种指摘适宜于任何一种学术流派或学术现象。易学史中，也产生了象数派与义理派及其论争，焦点乃在于象数的卦爻与作为卦爻辞的系辞哪个更根本更重要。朱子就此论云："先见象数，方说得理，不然事无实证，虚理易差。"在禅宗史上，一些禅师使用非佛教的如棒、打、斩、烧等方法启迪参禅者，对此，铃木大拙站在禅悟的立场上这样看待：恢复一个人的灵魂难道不比失去一个王国更为要紧吗？

回归《伤寒论》，回归象思维，回到我们阔别千年的家

王树人先生认为，"象思维"是人生来的一种本能，一种本原性的思维。只是在概念思维占统治地位之后，或者说概念思维成为思维的"常态"之后，这种"本能"或"本原"就经常被遮蔽或抑制，久之，甚至有所退化。应当恢复象思维，如同老子提倡的"复归于婴孩"，找回思或精神的原发生机，这种追根溯源，看似走回头路，实际上是真正向前开拓。

就中医而言，随着如岳美中先生为代表的成长于新文明新文化彻底洗刷时代之前、接受过正统传统文化教育与熏陶、具有深厚儒学修养、对中医基本文化和思维具有与生俱来的能力和境界、对"新文化"有强大"免疫力"的最后一代儒医的远逝，不为儒焉能"醫"的意识由淡化到丧失，中医者进入中医文化状态的能力逐代减弱，反而在现代科学概念逻辑方法、现代医学的认知方法的训练下，多熟悉与寄附于"科学技术"的方式，依赖于已有，只知"从有到有"，反而忘记了"从有到无"开拓思维空间的意义，更不知"有生于无"的"原发创生"。在进入中医经典创生的境界、熟稔古代医家当时的语境和意象、使用本真本然的传统思维认知疾病等问题上，可以说是群体失语、失忆，甚至有意无意间拒绝、反水。原本在传统中医中重体验重感悟的象思维，逐渐为科学的、技术的、理性的、逻辑的概念思维所取代。

对于人类越来越依赖技术的局面及技术本身，海德格尔这样指出："我们现在只还有纯粹的技术关系""技术在本质上是人靠自身力量控制不了的东西""技术越来越把人从地球上脱离开来而且连根拔起"（《海德格尔选集》，上海三联出版社）。对于人在异化中离开了"本真之我"，海德格尔又"惊慌

失措"地疾呼："人生而被抛""无家可归"。

与"儒医"岳老们对照，我们眼前的中医者生来即在现代文明为主流的世界，相对于西方文化无处不在的包围与诱惑、无孔不入的浸染与灌输，可以说本真的中国传统文化是与我们基本上无缘的。科学是理所当然的正统，我们是"科学技术教"的信徒，习惯于概念和逻辑思维，用科学的标准来衡量一切事物和现象的价值与意义，凡是不科学的即是不正确的或无价值的，甚至有害的，而对于传统文化内涵及"象"思维是隔膜的、陌生的，处于一种"被抛"的状态。我们憧憬科学的标榜，却浑然不知科学"伪善"和不雅驯的一面，虽然在呼吁学习经典、回归传统，但一旦进入实际操作，仍然习惯于用清晰的概念、严密的逻辑、可控的路径、强制性的规范来规定和评判中医活动，中医者与中医学的关系也在很大程度上成为"纯粹的技术关系"，理性技术将中医从象思维的家园中脱离开来而且连根拔起，中医正在面临着"无家可归"的境地。

"曝霜露，斩荆棘，以有尺寸之地"（苏洵《六国论》），《伤寒论》是张仲景为代表的医家们在艰苦卓绝的临证实践中开拓的一方领地，《伤寒论》的"脉证并治"是中医临床思维的故园，所显示的描述与"象思维"的内涵丰富而珍贵，临床效验历千年而不衰，实为世界医学的一大奇观。笔者吁请大家清晰地去看，从十七、十八世纪医家名古屋玄医、吉益东洞起，汉方医学古方派在回归《伤寒论》、回归象思维、回归临床思维故园的路上已经迈进了三百余年的时空，山重水复，柳暗花明，风景无限。"始于《伤寒论》，终于《伤寒论》"便是这一路行旅的罗盘与指归，众多医家的经验与感悟犹如一处处果实累累的采摘园，值得我们现代中医者去虚心地学习、借鉴。回归《伤寒论》，回归象思维，回到我们阔别千年的家，这应当成为我们学术灵魂的自醒、当仁不让的自负和传承责任的自觉。

该译后记实为学习尊敬的王树人先生名著《回归原创之思》的读书笔记，基本思路及大量文句几乎原样引自该著作。读张祥龙先生方知现象学，读王树人先生方知象思维，拜读先生文章与著作，其中的启迪性的观点与见解，挚爱与回护中华文化的精神与情怀，具体到象思维对象医学研究的启发，均深深受益，在此谨向王树人先生表示衷心的谢意！

　　译后记试图引进象思维、现象学的观点和原理来解读《伤寒论》及经方学派的思维，仅为尝试，自知生硬浅陋，极不成熟，但勉强为之之际却也感觉到认识在加深。笔者认为，象思维启发下的象医学研究，最关键和重要的阶段，也是最后最成功的结果，是进入实际临床体悟，把握活生生的"脉证方治"中象思维的灵魂，甚至需要建立专题研究基地，培养专门研究传承人才。

　　本中文版承蒙我国著名医家、经方学家、北京胡希恕研究室冯世纶先生和上海中医药大学张再良先生在百忙中分别作序言。在北京市仲景学说专业委员会学术活动中，多次承蒙冯老师的教诲，冯老师对仲景学说的深刻见解和坚毅恪守的精神令人敬仰，也让后学者发现自己的不足而奋起。笔者曾思考用最简洁的方式来概括《伤寒论》的特点，当看到冯老师序言的前四个字"道法自然"时，随即得悟：这正是《伤寒论》最基本的思维方式和境界的点睛之语，可谓，一语喝破，大道坦然。张再良老师著有多种《伤寒论》《金匮要略》研究专著，也是著名汉方医学研究学者，笔者在学习理解仲景学说、研究汉方及学习中医日语时多次拜读和使用张老师的著作，受益良多。张老师在序中精辟地揭示了汉方医学学术及大塚敬节先生治学的特点，令笔者增进了对汉方医学这一特殊领域的认识。当得知张老师曾参与翻译出版大塚先生的著作时，令笔者对张老师学界前辈的尊重顿加学术知音的亲近感。在此谨向两位先生表示衷心的谢意！

　　在本中文版的策划、翻译和出版过程中得到了中国、日本相关出版社各位的宝贵支持、热情指导和鼎力帮助，在此一并谨表衷心的谢意！

　　学术翻译犹如一剂"乌梅丸"，寒温俱有，五味杂陈，尽管笔者抱着无愧于作者、对得起读者、译出精品的态度做这项工作，但限于学识水平和文献条件，经常有思力如"病蚕食叶""慈葱中空"之艰涩、虚乏感，拙陋与错误之处不免多出，敬请读者指正、赐教。若对其过程略作描述，便是："三载甘辛，一朝付梓，千日昏晨，半窗收尽。"

王宁元　谨识

2014 年暮春 于北京市小清河未及古人斋